Max Dessoir

Über den Hautsinn

Max Dessoir

Über den Hautsinn

ISBN/EAN: 9783742812063

Hergestellt in Europa, USA, Kanada, Australien, Japan

Cover: Foto ©Lupo / pixelio.de

Manufactured and distributed by brebook publishing software
(www.brebook.com)

Max Dessoir

Über den Hautsinn

Ueber den Hautsinn.

Von

Dr. phil. et med. Max Dessoir,
Privatducenten an der Universität zu Berlin.

———

Separat-Abzug aus

Archiv für Anatomie und Physiologie.

Physiologische Abtheilung.

1892.

Ueber den Hautsinn.

Von

Dr. phil. et med. Max Dessoir,

Privatdocenten an der Universität zu Berlin.

In den folgenden Auseinandersetzungen wird der Versuch gemacht, eine Physiologie des „niedersten" Sinnes zu skizziren. Während die wissenschaftliche Erforschung der durch Auge und Ohr vermittelten Empfindungen bereits tief in Einzelheiten gedrungen ist, verharrt die Erkenntniss der übrigen Wahrnehmungskreise noch auf der Stufe einer ganz allgemeinen und häufig unklaren Uebersicht. Insbesondere sind die Sinnesthätigkeiten, die irgendwie an die äussere Haut gebunden sind, seit E. H. Weber's Zeit nicht mehr von dem Standpunkte systematischer Untersuchung aus durchleuchtet worden, so viel schätzbare Beiträge zu Einzelfragen die letzten Jahre auch immer geliefert haben. Die so verbliebene Aufgabe ist freilich im Folgenden nicht gelöst, denn über gar viele Probleme musste geschwiegen oder wenigstens schnell fortgegangen werden, aber sie ist vielleicht durch die theoretischen Erwägungen schärfer formulirt und durch die experimentellen Untersuchungen enger begrenzt worden. Jene Erwägungen füllen den ersten Abschnitt; an ihn schliessen sich an Untersuchungen über den Temperatursinn, die Berührungs-, Druck- und Muskelempfindungen und über die Gemeingefühle. Die beiden zuletzt genannten Theile werden aber erst nach einiger Zeit veröffentlicht werden können.

Bei meinen Arbeiten habe ich mich der werthvollen Beihülfe Anderer, besonders der Mitglieder unserer Berliner psychologischen Gesellschaft, erfreut. Die Herren, die mich bei den physiologischen Experimenten, den klinischen und histologischen Beobachtungen unterstützten, werden an den betreffenden Stellen mit dem Ausdrucke meiner Erkenntlichkeit genannt werden. Gleich zu Anfang aber muss ich meinem verehrten Lehrer, Hrn. Professor Hermann Munk, den herzlichsten Dank aussprechen: hat er doch nicht nur während der letzten drei Jahre mir ein Zimmer in dem von ihm geleiteten Laboratorium der kgl. thierärztlichen Hochschule in

76)-12

Berlin zur Verfügung gestellt und mit seltener Liberalität die Beschaffung
der nöthigen Apparate ermöglicht, sondern auch an vielen meiner Ueberlegungen förderndsten Antheil genommen. Möchte er finden, dass die
Abhandlung selbst ihm den schuldigen Dank in würdiger Weise abstatte.

Zur Lehre von den Empfindungen überhaupt.

I. Der Begriff der Empfindung.

A. Empfindung und Wahrnehmung.

1. Hermann von Helmholtz hat mit dem fruchtbaren Tiefsinne
wahrhaft philosophischen Denkens vielfach Wege gewiesen, die nachher die
gewissenhafte Einzelforschung gangbar machte und bis an's Ziel verfolgte.
Auch in der Auffassung des Verhältnisses von Empfindung zu Wahrnehmung ist die gegenwärtige Wissenschaft zum grossen Theile von Helmholtz' Begriffsbestimmungen abhängig. Von ihnen werden wir daher mit
Nutzen unseren Ausgang nehmen können.

Helmholtz lehrt: „Unsere Empfindungen sind Wirkungen, welche
durch äussere Ursachen in unseren Organen hervorgebracht werden."[1]
Diese Erklärung ist offenbar zu weit, denn sie umfasst auch alle die anderen
ungezählten Wirkungen der Aussenwelt auf unseren Organismus, die nicht
in Empfindungen umgesetzt werden. Demgemäss wird sie an anderer Stelle
dahin ergänzt, dass „Empfindungen Eindrücke auf unsere Sinne seien,
insofern sie uns als Zustände unseres Körpers (speciell unserer Nerven-
apparate) zum Bewusstsein kommen." Allein die Unrichtigkeit dieser ein-
geschränkten Definition lässt sich mit Händen greifen: die Lichteindrücke
beispielsweise erscheinen dem natürlichen Menschen niemals als Zustände
seines Körpers, sondern als Eigenschaften von Aussendingen, geschweige denn
als Zustände der Nervencentra, von deren Vorhandensein er ja doch gar

---

[1] Helmholtz, Thats. in der Wahrnehmung. S. 12. Phys. Optik. S. 192.
Aehnlich Cl. Bernard, La science expér. S. 218. „La sensibilité est l'aptitude de
l'être vivant à répondre aux sollicitations du dehors par des modifications qui lui sont
propres." — In Betreff der weiteren Litteraturangaben sei bemerkt, dass grundsätzlich
bloss neuere Schriften und von diesen nur diejenigen berücksichtigt worden sind, die
entweder eine sehr kennzeichnende, sei es den Auseinandersetzungen des Verfassers zustimmende, sei es widersprechende Ansicht enthalten, oder die den Leser
weiterzuführen geeignet sind. Die nach dem 1. November 1891 erschienenen Arbeiten
konnten nicht mehr benutzt werden.

nichts ahnt. Ausserdem liegt in dem „zum Bewusstsein kommen" gerade der Knotenpunkt des Problemes — wenigstens für die psychologische Auffassung. Wir kommen auch nicht weiter, wenn wir hören, dass Wahrnehmungen sich auf äussere Objecte beziehen, etwa innerhalb des Gesichtssinnes auf die Existenz, die Form und die Lage von Gegenständen; was wir aus allem dem entnehmen können, ist lediglich zweierlei: erstens die sicherlich falsche Auffassung der Empfindungen als subjectiver Modificationen des Bewusstseinsinhaltes und zweitens das Bestreben, die Wahrnehmungen als etwas verhältnissmässig Zusammengesetztes nachzuweisen.

Ehe wir indessen von hier aus weitergeben, müssen wir auf eine andere Unklarheit in Helmholtz' Bestimmungen aufmerksam machen. Sie betrifft den Gebrauch des Wortes „Vorstellung". Während manchmal (z. B. Optik, S. 427, 798) Vorstellung die Wahrnehmungen und die Erinnerungsbilder gleichmässig zu umfassen scheint, wird sie sonst (z. B. Optik 435) auf Bilder beschränkt, die von keinen gegenwärtigen sinnlichen Empfindungen begleitet sind. Wir werden uns im Folgenden aus bekannten Gründen[1] dem ersten Wortgebrauche anschliessen. Es ist im Interesse einer den Ausdrücken Gefühl und Wille gleichstehenden Bezeichnung wünschenswerth, einen Terminus für die ganze Klasse seelischer Thatsachen zu besitzen, von welcher Wahrnehmungen und Erinnerungsbilder nur Arten sind; ja es scheint im Hinblick auf Traumbilder und Hallucinationen durchaus erforderlich zu sein, an der gegebenen Bezeichnungsweise festzuhalten.

2. Der eine Grundgedanke der Helmholtz'schen Begriffsbestimmungen legt es nahe, die Wahrnehmungen und Empfindungen nach ihrer jeweiligen Stellung zum Bewusstsein zu unterscheiden. Eine kurze Ueberlegung zeigt indessen, dass trotz der weitschichtigen Litteratur, die hierher gehört,[2] dieser Gesichtspunkt nicht als einziger aufgestellt werden darf. Vor allen Dingen desshalb, weil in der Wissenschaft eine Einigkeit über Wesen und Umfang des Bewusstseins[3] nicht besteht; alsdann, weil wir über den Zusammenhang zwischen Empfindungs-Vorgang und -Inhalt nichts Bestimmtes wissen. Wie mir scheint, darf nur der Act des Em-

---

[1] Wundt, *Phys. Psych.* II, 1 f.; Scripture in *Philos. Stud.* VII, 2. S. 220.

[2] Bain, *Mental and moral science.* S. 2 ff, *Emotion and will.* S. 560 ff.; Brentano, *Psychol.* S. 102 ff.; Fischer, *Zur Theorie der Gesichtswahrn.* S. 183; Gutberlet, *Psychol.* S. 10 ff. u. 67; Lotze, *System der Philos.* I, 14 ff. II, 502 ff., *Grundzüge der Psych.* S. 1 ff., *Mikrokosm.*[2] I, 246 ff.; Ulrici, *Leib u. Seele.* S. 282; Uphues, *Wahrn. v. Empf.* S. VI ff., 10 ff., 40 ff.; Schuppe, *Erkenntnisstheoret. Logik.* S. 68; Wundt, *Logik* I, 12 u. 378.

[3] Meine eigene Anschauung habe ich dargelegt in dem Vortrage „Das Doppel-Ich." S. 2 ff. u. in der *Vierteljahrsschr. f. wissensch. Phil.* XV, 89 ff. u. 359 f.

pfindens und nicht sein Inhalt als im engeren Sinne des Wortes bewusst angesprochen werden. Dass ich sehe, ist ein Bewusstseinsvorgang, aber was ich sehe, ist nicht im gleichen Sinne in meinem Bewusstsein, sondern ausserhalb desselben in der Körperwelt. Wenn man nun will, mag man jenen Act einen Gegenstand der inneren, diesen Inhalt einen Gegenstand der äusseren Wahrnehmung[1] nennen, oder noch besser für jenen den Ausdruck Empfindung, für diesen den Ausdruck Wahrnehmung vorbehalten. Da nämlich bei dem Erfassen von Processen im eigenen Körper der Empfindungsvorgang den Empfindungsinhalt an Stärke erheblich übertrifft und umgekehrt bei dem Erfassen von Veränderungen draussen der Inhalt den Vorgang in den Hintergrund drängt, so würde die vorgeschlagene Theorie in erfreulichem Einklange mit der Uebung des gewöhnlichen Lebens stehen. Die Sprache sagt ja nicht: ich empfinde einen Apfel, sondern: ich nehme ihn wahr; nicht: ich nehme Müdigkeit wahr, sondern: ich empfinde sie. Kurz, mit der Wahrnehmung ist das Bewusstsein bloss synthetisch verknüpft, während die Empfindung es als analytisches Praedicat enthält. (Uphues.)

Abweichungen von dem normalen Verhältnisse finden sich gelegentlich und lassen sich unschwer erklären.[2] Die meist subjectiven Muskelempfindungen werden zu Wahrnehmungen, sobald wir die Schwere eines Körpers beurtheilen. Andererseits, wenn wir eine frische Auster schlürfen, vergessen wir die Auster ganz und sind nur noch Feinschmecker. Oder um ein edleres Beispiel zu wählen: erinnern wir uns an die Weihestunden musikalischen Empfängnisses, an jene Augenblicke, wo wir „ganz Ohr“ waren — gewiss darf man von ihnen sagen, dass in ihnen mehr empfunden als wahrgenommen wurde. Aus solchen Bewusstseinsverschiebungen ergiebt sich übrigens unmittelbar, dass die Dinge nicht so sind, wie wir sie wahrnehmen, und wohl auch, dass die Hauptmerkmale der Objecte in deren räumlicher Selbständigkeit und in der zeitlichen Stätigkeit ihrer Veränderungen bestehen.

Indessen, so geschlossen die vorgetragene Ansicht auch dem eigenen Nachdenken erscheinen mag, so gering ist die Hoffnung, mit ihrer Hülfe zu einer allgemein brauchbaren Unterscheidung der beiden Begriffe allein zu gelangen. Festsetzungen über den Antheil des Bewusstseins an Empfindung und Wahrnehmung bilden keine hinreichend solide Grundlage,

---

[1] So ausser Ulrici a. a. O. besonders Spencer, *Die Principien der Psychologie.* II, 246 f. Innere Bedenken gegen diese Terminologie von B. Erdmann aufgedeckt. s. *Vierteljahrsschr. f. wissenschaftl. Phil.* X, S. 320.

[2] Pesch, *Das Weltphaenomen.* S. 14 u. 24; Souriau in *Rev. phil.* XVI, p. 62—66; Stumpf, *Tonps.* I, p. 23; Wundt, *Logik.* I, S. 413, *System der Phil.* S. 271 u. in den *Phil. Stud.* VII, S. 33. Auf Pesch und Wundt bezieht sich der Schlusssatz des Absatzes.

da sie auf der schwankenden Conception des Bewusstseins ruhen. Wir sind daher genöthigt, nach anderen Hülfsmitteln Umschau zu halten.

3. Eine nicht selten ausgesprochene[1] Anschauung versucht wahrscheinlich zu machen, dass die Empfindungen mit stärkeren Gefühlen als die Wahrnehmungen durchsetzt oder sogar mit den Gefühlen zu identificiren sind. Gegen die letzte Behauptung möchte ich gleich hier entschiedenen Einspruch erheben. Wir besitzen in dem Worte „Gefühl" einen so vortrefflichen Ausdruck für die eine der drei Hauptgruppen seelischer Thätigkeit, für die Zuständlichkeiten Lust und Unlust, dass eine Vermischung desselben mit den dem Vorstellungsgebiet angehörenden Empfindungen geradezu eine Sünde gegen die Klarheit psychologischer Benennung und Auffassung bedeutet. Die theoretische Ueberlegung hat auch da streng zu scheiden, wo in Wirklichkeit die Grenzgebiete in einander fliessen: es thut daher der Berechtigung dieser Terminologie keinen Abbruch, wenn Gefühle alle Empfindungen schattenhaft begleiten sollten. Hat Goering doch aus dem gleichen Thatbestande gefolgert, dass die gefühlsfreien Wahrnehmungen Empfindungen heissen müssten.

Mit etwas grösserer Berechtigung hat man eine Zerlegung der Sinnesvorstellung in Wahrnehmung und Empfindung vorgenommen. Jede Vorstellung eines äusseren Gegenstandes, so sagt man, führt die Vorstellung eines inneren mit sich; jene wird dann Wahrnehmung oder Perception, diese Empfindung oder Sensation oder körperliches Gefühl genannt. Augenscheinlich deckt sich diese Theorie mit der unter 2. besprochenen Scheidung zwischen Empfindungsvorgang und -Inhalt; sie fügt ihr lediglich eine neue Nuance bei. Der Anschauungsvorgang ist danach zusammengesetzt und besteht in der Wechselwirkung zweier Factoren, „aus deren einem sich die objective, deren anderem sich die subjective Erfahrung gestaltet." „Das Bewusstsein verhält sich folglich gegenüber der ‚Empfindung' nicht rein empfangend, sondern zugleich selbstthätig; denn das Gefühl ist, wie schon seine Gleichartigkeit gegenüber der Ungleichartigkeit der Qualitäten beweist, die Rückwirkung der Thätigkeit des Bewusstseins auf dieses selbst" (Riehl), Indessen, auch wenn man an der Mitthätigkeit des Organismus bei dem Anschauungsprocesse die Gefühlsseite hervorhebt, werden die in dem zweiten Untertheil dieses Abschnittes hervorgehobenen Bedenken nicht hinfällig. Die Bedenken wachsen aber an Stärke bei dem unter Anderen von Aubert

---

[1] So von Malebranche u. Reid, wie Hamilton, *Lectures on Metaphysics*. II. p. 93 ff. 1870 darlegt. Ferner zu vergleichen: Enoch. *Begriff der Wahrn.* S. 32; Boohmer, *Die Sinneswahrn.* 1868. S. 162; Bergmann, *Grundlinien einer Theorie des Bewusstseins.* S. 35; Goering. *System der krit. Philos.* I, S. 47; Mach, *Beitr. zur Analyse der Empf.* S. 16; Joly in *Rev. phil.* XXII, 113; Riehl, *Phil. Krit.* II, 1 S. 38 f. u. 196.

12*

(Physiol. der Netzhaut §. 2) unternommenen Versuch einer Uebertragung in's Physiologische. Die dualistische Auffassung ist noch einer anderen als der eben erwähnten Spielart fähig. Man kann nämlich den Nachdruck nicht sowohl auf die Betheiligung des Gefühles als vielmehr des Verstandes legen.[1] Alsdann tritt freilich die Erklärung von Empfindung und Wahrnehmung als verschiedener Seiten eines und desselben Vorganges zurück zu Gunsten ihrer Definition als verschiedener Stufen einer im Wesentlichen gleichartigen Thätigkeit; und die Ansicht wandelt sich ferner dahin, dass auch das Object der äusseren Wahrnehmung als Bewusstseinszustand gefasst wird. Immerhin steht diese Lehre der bisher erörterten näher als der unter 4. zu besprechenden. Sie beschränkt sich entweder im Einzelnen darauf, bloss der Wahrnehmung den Charakter einer Erkenntnissthätigkeit, einer Auslegung und Verwerthung der Empfindung zuzusprechen, oder sie bemüht sich, diesen intellectuellen Factor zu zergliedern. Dabei werden nun die mannigfaltigsten Ideen laut, je nach dem philosophischen Glaubensbekenntnisse des Forschers. Das Mehr, das zu den Empfindungen hinzutritt, um aus ihnen Wahrnehmungen zu machen, soll sein: die Aufmerksamkeit, das Spiel der Associationen, das Bewusstsein, die Summe zugehöriger Erinnerungsbilder, das Sinnesurtheil u. s. f. Natürlich verzichten wir auf eine Kritik der besonderen Theorien, denn dergleichen lässt sich nicht im Vorübergehen erledigen. Aber man sieht schon aus der einfachen Aufzählung, wie innig die ganze Art der Unterscheidung zwischen Empfindung und Wahrnehmung mit psychologischen Gedankenkreisen, die zum Theil der Willkür des Einzelnen unterliegen, verbunden ist.

4. Eine letzte Anschauung, die auf den ersten Blick von den bisher geschilderten Gesichtspunkten völlig abzuweichen scheint, sucht die Unterscheidung aus dem Merkmale der Zusammengesetztheit abzuleiten. Der Inhalt der Empfindung soll ein einfacher, der der Wahrnehmung ein zusammengesetzter sein. Und genauer: die Wahrnehmung soll eine Anzahl von Empfindungen als ihre Componenten enthalten, z. B. die Wahrnehmung eines Klanges die reinen Tonempfindungen.[2] Daraus folgt, dass die Empfin-

---

[1] Aubert, Physiol. der Netzhaut. S. 9 in Uebereinstimmung mit E. H. Weber u. v. Helmholtz; Dewey, Psychol. S. 27; Liebmann, Ueber den objectiven Anblick. S. 13 ff. u. S. 126 ff.; Zieben, Leitf. der physiol. Psychol. S. 16 u. S. 137; Sully, Outlines of Psychol. S. 43 ff., 140 ff., 153; Handbook of Psychol. S. 104 ff., 120 ff. Durchgängig sind die citirten Bücher von Uphues und Fischer zu Rathe zu ziehen; neuerdings nun auch das erst nach der Niederschrift dieser Abhandlung veröffentlichte Werk von Hermann Schwarz: Das Wahrnehmungsproblem.

[2] Dewey, Psychol. S. 34; Fechner, Elemente der Psph.[1] II, 69; Fick, Lehrb. der Anat. u. Physiol. der Sinnesorgane. S. 29; Green in Contemp. Review. XXXI,

dung nicht immer bewusst zu sein braucht und in vielen Fällen nur durch Abstraction erschlossen wird, um den complicirten Inhalt einer Wahrnehmung verständlich zu machen. Sie entspricht dem „Atom" der Naturwissenschaft und bedeutet ein nicht weiter zerlegbares Element, einen letzten Bestandtheil der inneren Erfahrung. Insofern die Empfindungen in jedem Wahrnehmungsvorgange als in einem zusammengesetzten Process verbunden werden, kehren sie beim Wechsel der Objecte regelmässig wieder, ermöglichen Vorstellungen, Gefühle, Triebe und gelten als Grundlage aller übrigen psychischen Zustände. Ihnen fehlt also der Character des Raum-Zeitlichen, und was eng damit zusammenhängt, die zwangsmässige Verlegung nach aussen. Dass hingegen die zusammengesetzten Wahrnehmungen externalisirt werden, bedarf keiner Erklärung, weil es im Begriffe der Wahrnehmung selber liegen soll. — Diese Schwäche des Gedankenganges, wie eine andere minder bedenkliche, werden wir später erörtern; hier bloss eine Illustration. Wenn ein Kind fragt: was ist das für ein grosses Thier? so antwortet man ihm: eine Kuh; und wenn es weiter fragt: was ist denn eine Kuh? so erwidert man: solch ein grosses Thier. Aber sind wir Kinder, dass wir uns an derartigen Definitionen genügen lassen können?

Ueber die Entstehung der Wahrnehmung aus Empfindungen sind zweierlei Hypothesen möglich. Angenommen, ich höre einen Klang, meinetwegen das a^3 eines Klavieres, ohne mir der Obertöne bewusst zu werden: sind dann die diesen entsprechenden und von der Klangfarbe verschluckten Empfindungen wirkliche psychische, wenngleich unbewusste Zuständlichkeiten oder sind sie lediglich physiologische Processe? In solchen Fällen kann man zweifelhaft darüber sein, ob die Elemente der Wahrnehmung bereits psychisch sind oder erst das Endergebnis ihrer physischen Summation eine seelische Innenseite gewinnt. Wer Ernst macht mit der Lehre vom psychischen Atome, muss das erstere annehmen und die heutzutage epidemische Scheu vor dem Unbewussten überwinden; wer dagegen der zweiten Ansicht zuneigt, giebt die Definition der Empfindung als eines wirklich letzten Elementes preis. Jenem zufolge würde der physiologische Begleitvorgang in der Grosshirnrinde sich abspielen, diesem zufolge im Rückenmark oder in den tieferen Schichten des Grosshirns und erst als Resultat einer Sammelarbeit in die Rinde gelangen. Die psychophysische Theorie hätte einen Fall der Verschmelzung, die physiologische ein Beispiel

---

747; James, *Princ. of Psychol.* I, 150 ff. u. II, 2 ff.; Kuelpe in *Vierteljahrsschr. für wissensch. Phil.* XI, 424, wo Litteraturangaben aus Höffding, Horvicz, Lotze, Nahlowsky, Volkmann u. bemerkenswerthe kritische Ausführungen; G. Hermann Meyer, *Ueber Sinnestäuschungen.* S. 9; Seth, *Scottish Philosophy.* S. 89; Stumpf, *Tonps.* II, 65; Wundt, *Beiträge zur Theorie der Sinneswahrn.* S. 439.

der Summation zu verzeichnen. So das Problem, das wir hier nicht etwa lösen — behüte! — aber aufweisen, mit Fingern zeigen wollen.

Kehren wir nun zu der Begriffsbestimmung zurück und erinnern wir uns, dass wir anfangs zwischen Act und Inhalt der Wahrnehmung unterschieden hatten. Es scheint, dass, je einfacher eine Sinnesvorstellung ist, d. h. je mehr sie sich der Empfindung nähert, sie desto stärker die Betheiligung des Bewusstseins hervortreten lässt, und dass umgekehrt diese Betheiligung um so mehr verdrängt wird, je zusammengesetzter die Wahrnehmung ist. Man kann daher wohl beide Gesichtspunkte mit einander verknüpfen und folgende Definition aufstellen, die sowohl dem wissenschaftlichen Sprachgebrauche als auch den thatsächlichen Verhältnissen einiger.massen gerecht wird: Empfindung heisst eine vom Bewusstsein der seelischen Eigenthätigkeit getragene Sinnesvorstellung einfachster Natur, Wahrnehmung eine Sinnesvorstellung zusammengesetzter Natur, bei der die Betheiligung des Subjectes für die natürliche Auffassung zurücktritt. Da nun die Uebergänge vom Einfachen zum Zusammengesetzten und vom Innen zum Aussen schrittweise sich vollziehen, wird man im einzelnen Falle manchmal zweifelhaft sein können, zu welcher Art eine bestimmte Sinnesvorstellung zu rechnen sei und beliebig bald Empfindung, bald Wahrnehmung anwenden. Aber niemals werden wir von der Empfindung eines Apfels oder der Wahrnehmung einer einfachen Berührung sprechen, sondern grundsätzlich an der gegebenen Unterscheidung festhalten.

Mit der Empfindung als dem Bewusstseinselemente beschäftigt sich der nächste Abschnitt. Seine Begrenzung findet er in dem Plane der Abhandlung, der ja dahin geht, das Verständniss der Hautempfindungen zu fördern.

B. Die Eigenschaften der Empfindung.

1. Es ist eine Lebensfrage für die Psychophysik des Hautsinnes, ob die Empfindung als eine Grösse bezeichnet werden darf oder nicht.[1] Wenn nämlich diese Frage bejaht wird, so würden wir uns für die Darstellung des weittragenden Nutzens erfreuen können, den die angewandte Mathematik bietet und der darin gipfelt, dass in vielen Fällen durch ihre Zeichensprache ohne mühsame (logische) Ueberlegungen oder (psychologische) Experimente aus einer erkannten Beziehung neue abgeleitet

---

[1] Münsterberg, *Ueber Aufgaben und Methoden der Psychol.* S. 138 ff.; Preyer, *Elemente der reinen Empfindungslehre.* S. 17 ff., 26 ff,; 44 ff.; Henry in *Rev. phil.* XXVIII, 380.

werden. Die wissenschaftliche Discussion ist zwar bisher kaum je auf den Kernpunkt des Problemes näher eingegangen, im Allgemeinen aber der Ansicht beigetreten, dass in der Psychologie höchstens numerische Beschreibung auf Grund von Wahrnehmungsurtheilen, keine Berechnung auf Grund von Schlüssen möglich ist. In der That scheint es sich so zu verhalten, wie wir auf Grund einer Erwägung über den Begriff der Grösse andeuten wollen.

Jeder Ausdruck für eine Grösse besteht aus zwei Componenten: der Einheit der Grösse (n) — sagen wir Masse, oder Länge, oder Zeit — und ihrem Zahlbetrage z. B. 2. Da nun die Einheit einer gegebenen Empfindung eine Elementarempfindung sein müsste, keine Empfindung aber als das Doppelte oder Dreifache dieser Elementarempfindung bezeichnet werden kann, so ist die Uebertragung hinfällig. Es bliebe noch der Ausweg übrig die Zeit als Einheit anzusetzen. Denn würde die Zeitdauer einer Empfindung proportional zu ihrer Stärke und ferner in einem gesetzmässigen Verhältnisse zu der Dauer und Stärke der Reize wachsen, so könnte man die Empfindung als eine Zeitgrösse bezeichnen. Wir wissen jedoch nicht, ob die genannten Voraussetzungen zutreffen, und wir besitzen bisher — trotz allen Reactionsversuchen — kein Mittel, die Dauer eines psychischen Processes bezw. der Thätigkeit einer Grosshirnrindenzelle zu messen. Vielleicht dass aus einer Untersuchung von optischen Nachbildern und ihren Veränderungen durch Bewegungen des Körpers eine Handhabe entstehen mag. Aber auch dann bliebe der Beweis für die Richtigkeit namentlich der ersten Voraussetzung noch zu führen.

Ferner könnte man aus der Thatsache, dass Empfindungen nicht nur in ihrer Intensität, sondern auch in der Qualität eine Steigerung erfahren, einen Rückschluss zu Gunsten der Grössenlehre ableiten. Indessen fehlt das Bindeglied der Continuität. Eine Grösse ändert sich continuirlich, wenn sie bei dem Uebergange von einem Werthe zum anderen alle Zwischenwerthe nach einander annimmt; eine solche Aenderung aber kennen wir innerhalb des Empfindungsgebietes nichts. Auch Analogien mit Streckenverhältnissen sowie die wahrscheinliche Vermuthung, dass gewisse rein formale Verknüpfungsgesetze im Empfindungsacte realisirt sind, genügen für die strenge Entscheidung einer so wichtigen Frage nicht.

Eine letzte Möglichkeit, die Empfindung als Grösse zu behandeln, gründet sich auf den physiologischen Parallelprocess. Ebenso wie der Physiker die Stärke elektrischer Ströme an Winkelgrössen oder die Wärme einer Quecksilbersäule an thermometrischen Höhendifferenzen misst, ohne doch zu behaupten, dass der elektrische Strom eine Winkelgrösse oder die Wärmecapacität eine Höhendifferenz sei, ebenso, sage ich, vermag vielleicht der Psycholog an physischen Aussenvorgängen die psychischen Innenvorgänge zu messen, ohne dass er damit die unsinnige Behauptung ihrer Gleichheit aufstellt. In Rücksicht hierauf lässt sich nun die Empfindung als eine Hemmung, d. h. als eine Grösse auffassen. Bekanntlich stellt der Reflex die primitive Form der Wechselwirkung zwischen Organismus und Reiz dar und erfährt eine Hemmung, sobald das Bewusstsein zwischen den Angriff von aussen und die Reaction von innen tritt. Je grösser die in den Reflexmechanismus eingeschobene Summe psychischer Thätigkeit, desto später eine motorische Entladung. Für die ebenmerkliche Empfindung aber kann der Schwellenwerth als unendlich klein angenommen werden. Von diesen Voraussetzungen ausgehend hat Charles Henry eine mathematische Formel für die Empfindungen berechnet, die wenigstens mittelbaren Wert besitzt und die Thätigkeit eines Menschenschema's ausdrückt. In Worten lässt sie sich etwa so fassen: Die Grösse derjenigen Reflexhemmung, welche einer ebenmerklichen Empfindung entspricht, wird durch die Basis des Systems der natürlichen Logarithmen, die Grösse anderer Hemmungen durch Functionen der Zahl e und folglich auch die Intensität der Empfindungen durch Logarithmisirung der Reizstärken auszudrücken sein.

Man beachte wohl, dass Henry's Satz nur die Aussenseite des Seelenlebens, nicht dieses selbst berührt und das Grössenproblem der Empfindungslehre keineswegs im bejahenden Sinne löst. Von einer Praecisionspsychologie sind wir also noch weit entfernt. Es liegt kein triftiger Grund vor, die Empfindung eine Grösse (im Allgemeinen) und ihre Beschaffenheit eine extensive, ihre Stärke eine intensive Grösse zu nennen. Denn die Empfindungsstärke ist keine Quantität und die Qualität nichts Räumliches.

2. Nach der üblichen Anschauung[1] besitzt jede Empfindung die eben erwähnten beiden Seiten: Intensität und Qualität; ob der Gefühlston als Dritter in den Bund aufzunehmen ist, wird meist zweifelhaft gelassen. Und sicherlich bleiben jene beiden übrig, wenn man von einer beliebigen Wahrnehmung alles fortgenommen denkt, was fortgenommen werden kann, ohne sie selber zu vernichten. Hr. Preyer hat dieses rückläufige Verfahren mit Glück in seiner „reinen Empfindungslehre" durchgeführt, die nebenbei bemerkt an Schönheit der Wortbildung es der „reitenden Artilleriekaserne" gleichthut. Aber die Frage drängt sich auf: wie kann die Empfindung als etwas Einfachstes zwei gänzlich verschiedene Eigenschaften oder Momente umfassen?

Wenn Jemand, dessen Aufmerksamkeit abgelenkt ist, plötzlich ein kurzer

---

[1] Boas in Pflüger's *Arch.* XXVIII, 566; Exner in Hermann's *Hdb.* II, 2 S. 242 ff.; Stumpf, *Tonps.* I, 350, Löwy, *Die Vorstellung des Dinges auf Grund der Erfahrung.* S. 52 ff.

Reiz trifft, so kommt es vor, dass er zwar eine Empfindung erhält, jedoch eine qualitätslose: er vermag nicht zu sagen, ob es ein Stoss oder ein Dröhnen oder ein elektrischer Schlag war. Es tritt das ein, was Spencer mit Vorliebe den *nervous shock* nennt. Nicht selten auch verschwimmen die Qualitäten von Wahrnehmungen, indem beispielsweise Geruch und Geschmack beim Essen, die Erschütterung und das Geräusch bei der Perception langsamer Schwingungen ununterschieden bleiben. Diese Thatsachen, sowie die Erwägungen des vorangegangenen Abschnittes scheinen die Hypothese nahe zu legen, dass die Qualität auf die Wahrnehmungen zu beschränken und für die Empfindungen bloss eine veränderliche Intensität in Anspruch zu nehmen ist. Trotzdem bleibt die generelle Unterscheidung von Stärke und Beschaffenheit unangetastet. Es hat durchaus keinen Sinn, diese Verschiedenheit zu leugnen, so sicher es der Selbstbeobachtung auch ist, dass die Empfindung des Leisen nicht als Theil in der Empfindung des Lauten enthalten ist. Man gelangt sonst zu solchen Ansichten wie sie Hr. Loewy ausspricht: „ein intensiver Schmerz ist nicht stärker als ein milder, dem Inhalte nach; es ist auch kein Ton lauter als der andere." Die Blütenlese liesse sich leicht vermehren; ich stelle dem Herrn z. B. folgende Sätze zur Verfügung: es ist kein Mensch klüger als der andere; ein Kilo Gold ist nicht werthvoller als ein Gramm.

Ich wiederhole auch: wenn man von der Wahrnehmung eines fortissimo geblasenen *c* verlangt, sie müsse eigentlich ein Vielfaches des pianissimo gehauchten *c* darstellen, so verwechselt man Intensität und Quantität; nur von der letzteren kann man ein mathematisches Divisions- und Multiplicationsvermögen erwarten. Intensität und Qualität, Steigerung und Veränderung sind im Seelenleben von Grund aus verschieden: jene gebührt den Empfindungen und Empfindungscomplexen, diese den Empfindungscomplexen allein. Hierin liegt zugleich der wahre Grund dafür, dass die Wahrnehmungsclassen nach ihrer Qualität benannt werden.

Zwar nicht so allgemein anerkannt, wie die bisher erwähnten beiden Eigenschaften der Empfindung, aber doch sehr häufig herbeigezogen wird der Gefühlston der Empfindung. Man versteht darunter ihren angenehmen oder unangenehmen Beigeschmack. Ich kenne einen Maler, der halb im Scherze, halb in seinem guten Rechte auf die Frage: „Wie geht's?" mit „Sepia" oder „Danke, Ponceau" zu antworten pflegt. Für ihn ist Sepia so mit Unlust-, Ponceau so mit Lustgefühlen verkoppelt, dass er seine Stimmung am besten durch die von Gefühlstönen gesättigten Farben ausdrücken zu können glaubt. Wie wir gesehen haben und jetzt uns in's Gedächtniss zurückrufen wollen, ist die Betheiligung des Gefühls nicht als Unterscheidungsmittel zwischen Wahrnehmung und Empfindung zu verwerthen; wie wir sehen werden, auch nicht zwischen Sinn und Gemeingefühl.

An dieser Stelle erhebt sich vielmehr die Frage, ob die erwähnten
sinnlichen Gefühle eine bleibende Eigenschaft der Empfindung bilden oder
eine selbständige Bedeutung besitzen, und sie entspricht dem physiologischen Probleme: giebt es neben dem sensorischen Nervenprocesse noch
einen anderen, für sinnliche Lust und Unlust bestimmten? Zur Lösung
dieses Problemes fehlt bisher eine sichere Handhabe. Thatsachen aus
dem Gebiete des Schmerzes: Analgesie ohne Anaesthesie, Verlangsamung
der Schmerzauffassung bei Tabikern und ähnliche, schlagen hier nicht
ein, erstens weil sie bequemer ohne eigenen Hülfsapparat zu erklären
sind, sodann weil sie sich nicht mit denjenigen Unlustgefühlen decken,
die an andere Wahrnehmungen als an solche des Hautsinnes anknüpfen.
Das Peinliche eines grellen Tones darf nicht mit demselben Worte wie der
Schmerz beim Verbrennen bezeichnet werden, wenn nicht der Verschiedenheit
des psychischen Charakters Gewalt angethan werden soll. Daher sehen
wir uns auf die psychologische Zergliederung angewiesen. Diese nun lehrt,
dass es gefühlsfreie Empfindungen giebt; aber deren Existenz hindert
klärlich nicht, theoretisch den Gefühlston als eine regelmässige Eigenschaft
der Empfindung vorauszusetzen, denn auch Lust und Unlust treffen sich
in einem Nullpunkte,[1] der in Wirklichkeit recht häufig eintreten mag.
Trotzdem wird man sich fragen müssen, ob es nicht möglich ist, den Ge-
fühlston auf Qualität und Intensität zurückzuführen. In der
That ist es Stumpf[2] gelungen, für den Gehörsinn nachzuweisen, dass alle
Praedicate der Tonfarbe und damit der sogenannten Klangfarbe im engeren
Sinne des Wortes nicht neben der Höhe, Stärke, Grösse von Tönen bezw.
Klängen stehen, sondern theils Höhe, theils Stärke, theils Grösse sind.
Die Klangfarbe im weiteren Sinne hängt von einer Reihe kennzeichnender
Merkmale der Instrumente ab, der Klangcharakter beruht auf associirten
Vorstellungen und Gefühlen.

Ebenso verhält es sich nun, wie mir scheinen will, mit den Empfindungen
des Hautsinnes. Wenn wir eine räumlich kleine, d. h. spitze, jedoch schmerz-
lose Berührung unangenehm nennen, so associiren wir unwillkürlich die
Vorstellung hinzu, dass die Berührung bei etwas grösserer Stärke Schmerz
hervorrufen würde. Wenn ferner die Wahrnehmung des Rauhen Unlust,
die des Glatten Lust zu wecken im Stande ist, so liegt das nicht an den
einzelnen Empfindungen, die in beiden Fällen gleich sein können, sondern
an der grösseren oder geringeren Schnelligkeit, mit der sie aufeinander
folgen, mit anderen Worten, an einer allgemeinen Auffassungseigenthüm-

---

[1] Wundt, *Phys. Psych.*[3] I, 290. Vgl S. 508 ff.
[2] Stumpf, *Tonps.* II, 527 ff. im Widerspruche zu der I, 134 gegebenen Definition, die übrigens im Inhaltsverzeichniss fehlt.

lichkeit der Seele. Und so weit wir auch ausblicken mögen, nirgends werden wir finden, dass den Empfindungen der Haut, Gelenke, Muskeln u. s. w. als solchen noch neben ihrer Intensität und Qualität nothwendiger- und regelmässigerweise eine Gefühlsbetonung zukomme. Es hat daher seinen Grund, dass wir uns die Wahrnehmungen dieser Art zwar nicht ohne eine gewisse Stärke und Beschaffenheit denken können, wohl aber ohne das, was man ihren Klangcharakter nennt. Im Uebrigen bleiben natürlich die bekannten Erfahrungen über die Abhängigkeit des sinnlichen Gefühls von der Intensität und Qualität der Wahrnehmung sowie vom Ge- sammtzustande des Bewusstseins zu Recht bestehen.

3. Wir werden späterhin ziemlich oft von „Schwellen" reden; eine vorläufige Festsetzung der einschlägigen Bezeichnungen dürfte sich daher empfehlen.

Wir bezeichnen als das Gesetz der Merklichkeitsschwelle die Thatsache, dass Empfindungscomplexe eine gewisse Stärke erreichen oder durch die Aufmerksamkeit gesteigert werden müssen, um als bewusste Wahrnehmungen aufzutreten. Für die psychologische Theorie der Genesis der Sinnesvorstellung enthält freilich die Merklichkeitsschwelle eine Em- pfindungs- und eine Wahrnehmungsschwelle; aber nur von der letzteren wird künftig die Rede sein. Wir dehnen alsdann den Begriff der Schwelle auf die ebenmerklichen Differenzen innerhalb des Wahrnehmungsgebietes unter dem Namen der Unterschiedsschwelle aus. Und zwar zerlegen wir die Unterschiedsschwelle in drei Anwendungen. Die Schwelle, die der Empfindungsunterschied überschreiten muss, um merklich zu werden, heisse Grössenschwelle; diejenige, welche die räumliche Distanz zwischen zwei Reizen überschreiten muss, um die gesonderte Wahrnehmung ihrer Zweiheit zu ermöglichen, heisse Raumschwelle. Um schliesslich zwei der gleichen Classe angehörige und an demselben Punkt localisirte Reize eben schon als zwei zu percipiren, muss eine gewisse Zeit zwischen ihrem Auftreten verfliessen, und dieses Minimalintervall nennen wir die Zeitschwelle. Wenn also z. B. festgestellt wird, dass bereits eine Zu- oder Abnahme von 0·01 Theil der Lichtstärke in einem bestimmten Falle wahrzunehmen ist, so betrifft diese Feststellung die Grössenschwelle; zeigt es sich in einem anderen Falle, dass der räumliche Abstand eines halben Millimeters genügt, um zwei leuchtende Punkte auseinander zu halten, so bezeichnet diese Distanz die Raumschwelle; hat man ermittelt, wieviel tausendstel Secunden zwischen zwei Lichtblitzen vergehen müssen, damit beide isolirt erscheinen, so hat man die Zeitschwelle bestimmt.

Endlich bleibt die Reflexschwelle zu erwähnen, unter der die Grenze zwischen den von Reflexbewegungen begleiteten Wahrnehmungen und den von solchen nicht begleiteten zu verstehen ist. Eine Muskelthätigkeit tritt zwar immer im Gefolge der Sinneseindrücke auf, aber sie erreicht nur selten die Höhe von Reflexen; die Reflexschwelle als solche ist abhängig von Art und Stärke des Sinnesreizes und von der Natur des Individuums, die normal, hyperkinetisch (von gesteigerter Reflexerregbarkeit) oder hypokinetisch (von herabgesetzter Reflexerregbarkeit) sein kann.

In Verbindung mit dem Begriffe der Schwelle steht die Differenztheorie der Empfindungen.[1] Zur Aufstellung dieser Theorie haben vornehmlich folgende Thatsachen Anlass gegeben. Die Organgefühle werden nur in anormalen Zuständen, d. h. in Folge ihrer Abänderungen wirklich wahrgenommen; Druck stellt eine Abweichung vom stätigen Luftdrucke dar, Temperaturwahrnehmung eine solche von der Eigenwärme des Körpers[,] da Geschmacks- und Geruchsnerven fortwährenden inneren Erregungen ausgesetzt sind, so heben sich die eigentlichen Empfindungen von ihnen wie von einem unterschwelligen Hintergrunde ab; die Perceptionen der höheren Sinne stehen im Gegensatz zu dem Augenschwarz einerseits, dem subjectiven Ohrengeräusche anderseits. Nicht genug hiermit! Man hat darauf aufmerksam gemacht, dass ein Reiz unmerkbar bleiben kann, selbst nachdem er einen Grad der Stärke erreicht hat, in welchem er sonst Empfindung hervorrufen würde, dass sehr schwache Reize von vorhergehenden oder gleichzeitigen stärkeren völlig verschluckt werden, ja dass der successive Contrast die Relativität auch für die Qualitäten der Wahrnehmungen erweise. Was hat man nun aus allem dem gefolgert? „Damit ein Reiz empfunden werde .... muss er auf eine schon vorhandene Erregung treffen die zwar für sich nicht empfunden wird, aber die Bedingung der Empfindung jenes Reizes ist". (Riehl S. 41.) Zweitens. „Eine Empfindung, die zu keiner anderen Empfindung in Beziehung stünde, kennen wir nicht". (Höffding S. 141.) Dass die letzte Behauptung, die wir die Relativitätslehre nennen wollen, unhaltbar ist, hat Stumpf klar und bündig erwiesen: „Keine Empfindung ist an sich etwas Relatives, wiewohl sich Relationen auf alle gründen"; gegen die erste hingegen, die Differenztheorie, dürfte sich schwerlich etwas Entscheidendes einwenden lassen, und wir werden sie im Gebiete des Hautsinnes aller Orten bestätigt finden.

4. Die Empfindungen des Hautsinnes werden auch durch eine Betrachtung über den Vorgang beim Empfinden überhaupt in eine neue Beleuchtung gerückt. Im engsten Zusammenhange mit der Differenztheorie steht zunächst das physiologische Gesetz, dass ein, Nervenprocess nie durch

---

[1] v. Helmholtz, *Phys. Opt.*[1] S. 161; Aubert, *Grundzüge der phys. Optik.*[1] S. 485; Henle, *Anthrop. Vorträge.* II, 18; Preyer, *Physiol. Abhdlgen.* I, 61; Riehl, *Phil. Krit.* II, 1 S. 40; Hoeffding, *Psychol.* S. 133, 138, 141; Stumpf, *Tonps.* I, 1 ff. bes. S. 10—21.

einen Zustand des Gleichgewichtes, sondern nur durch Veränderungen im Nerven ausgelöst wird. Dieser Process durchläuft nun die Stationen des reizauffangenden Sinnesapparates, des Leitungsnerven und des Centralorganes, sodann in rückläufiger Richtung das Centralorgan, einen motorischen Nerven und den mit Spannungen oder Bewegungen reagirenden Muskelapparat. Für die ersten drei Glieder der Kette ist vor Allem zu beachten, dass einem constanten Reize nicht eine constante Empfindung zu entsprechen braucht. Es sei die von einem Reize in der Zeiteinheit gelieferte Arbeit A', die im Sinnesapparate vollzogene Arbeit a', die in der Rindenzelle ausgelöste Empfindungsarbeit a'. Mit A' bezeichnen wir also etwa den physikalischen Druck in der Zeiteinheit, mit a' die Grösse der Veränderung in den peripherischen Endigungen eines sensiblen Nerven, die in Folge des Widerstandes der Hautschichten kleiner als A' sein muss, und mit a' die Intensität der Druckempfindung in der Zeiteinheit, die in Folge des Energieverlustes auf dem Wege als $< a'$ vorausgesetzt werden müsste. Die Gleichung $A' > a' > a'$ entspricht aber für die Zeiteinheit den Thatsachen nicht, wie die Nachbilder und die Veränderungen durch Aufmerksamkeit und Uebung erweisen.

Aus diesem Grunde und weil in der landläufigen Anschauung die letzten Glieder des geschilderten Kreislaufes ungebührlich bei Seite geschoben werden, scheint die psychophysische Beschreibung des Wahrnehmungsvorganges einer Erweiterung zu bedürfen. Wahrnehmuungen sind nicht isolirte Processe, die ein einziges Organ, einen einzigen Nerven, eine einzige Rindensphäre betreffen; was auf diesem Wege vor sich geht, hat bloss den Vorzug, dass es am ehesten in's Auge fällt, dass es sich wie der Gesang über die Orchesterbegleitung erhebt. Jeder physiologische Reiz erschüttert vielmehr den ganzen Organismus und hat eine Vertheidigungsmaassregel[1] desselben zur Folge: ein Nebenerfolg dieser Vertheidigung ist die Empfindung, die durch erworbene Fähigkeiten genauer localisirt wird. Es braucht wohl kaum hinzugefügt zu werden, dass auch Erinnerungsbilder, wenn sie die Stärke von Hallucinationen erreichen, von Veränderungen in der Blutcirculation Athem- und Muskelthätigkeit begleitet sind; so habe ich einen Kranken beobachtet, der bei seinen Gehörshallucinationen deutliche Muskelspannungen am Masseter und Sternocleidomastoideus zeigte. In diesen Beziehungen macht die Modalität der Wahrnehmung keinen Unterschied, so dass aus der gleichmässigen Kraftentwickelung nach Reizung ein Hinweis auf die, leider noch wenig geförderte Mechanik der Lebensvorgänge sich ergiebt.

---

[1] Payot in *Rev. phil.* XXIX, 491 ff.; Féré, *Sensation et mouvement.* p. 32 ff.; Féré in *Rev. de méd.* 1890. p. 758; Münsterberg, *Die Willenshandlung u. Beitr. zur exp. Psych. passim. Aufg. u. Meth. der Psych.* S. 225.

Selbst das einfache Erinnerungsbild kann eine Intensität erreichen, die zu
einer bemerkbaren Bewegung führt, insbesondere fällt die Vorstellung einer
Bewegung immer mit dem Beginne der Bewegung selber zusammen. Der
Beweis hierfür liegt nicht nur in der Theorie der sog. Innervationsempfin-
dungen, sondern auch in Thatsachen der experimentellen Pathopsychologie.
Wenn man einer in tiefer Hypnose befindlichen, d. h. seiner Hemmungs-
vorstellungen beraubten Versuchsperson die Suggestion giebt, an eine beliebige Bewegung zu denken, so führt sie sie regelmässig aus. Gleichzeitig mit der Muskelcontraction lässt sich dann eine leichte Hyperaemie,
Volumenvergrösserung und Sensibilitätserhöhung des betreffenden Gliedes
feststellen.

Das einfachste und auf alle Wahrnehmungsmodalitäten anwendbare
Mittel der Messung der motorischen Veränderungen in der Peripherie ist
das Duchenne-Regnier'sche Dynamometer und der von Verdin gebaute Dynamograph.[2] Mit diesen Instrumenten haben vornehmlich fran-
zösische Forscher, nämlich die HH. Manouvrier, Delboeuf, Delaunay,
Féré und Henry ihre in den Grundzügen auch in Deutschland bekannten
Untersuchungen ausgeführt. Von den Ergebnissen dieser sowie meiner
eigenen dynamometrischen Untersuchungen, die an anderer Stelle veröffentlicht werden sollen, kann ich hier schweigen. Da aber im Verlauf der vorliegenden Abhandlung einmal ein dynamometrisches Resultat mitgetheilt
werden wird — freilich um längere Auseinandersetzungen zu vermeiden
nicht in graphischer Form — so seien ein paar Worte über Verfahrungs-
und Berechnungsweise der Dynamometrie verstattet. Es handele sich etwa
um das einfachste Problem: welche Abschwächung oder Verstärkung die
Kraft der Beugemuskeln der rechten Hand nach einer bestimmten Anzahl
von Meistanstrengungen erfahre. Hierbei kann man nun entweder die
durch den ersten Ruck erzielte oder die durch den letzten noch aufzu-
bringenden Ruck gewonnene Kilogramm-Zahl in Rechnung stellen; ich habe
stets das erste gethan. Beschränkt man sich auf zwei durch eine bestimmte
und in allen Experimenten gleichbleibende Zwischenzeit getrennte Druck-
leistungen, so wird der Unterschied ein sehr geringer sein, für den Zeitraum zweier Secunden etwa 0·5 ᵏᵍʳ. Der erste Druck also liefert z. B.
30 ᵏᵍʳ, der nach zwei Secunden erfolgende zweite einfache Maximaldruck
den Werth von 29·5 ᵏᵍʳ. Erfolgt aber in den zwei Secunden eine beliebige
Reizung eines beliebigen Sinnes, so verändert sich der zweite Werth und
erhöht sich sagen wir auf 30·5, so dass wir beim Wechsel der Reize und

---

[1] Die von Aubry construirten und von Henry benutzten „haltères dynamogè-
nes" sind etwas umständlicher.

einem irgendwie proportionalen Wechsel der Dynamometerzahlen in der Grösse der zweiten, variablen Zahl ein Maass der Reizwirkung besitzen. Allgemein gesprochen verhält sich demnach die Sache so. Es bezeichne T_0 die Abwesenheit eines jeden Reizes (cum grano salis!), E'_0 die erste, E''_0 die zweite Dynamometerzahl; alsdann misst der Bruch $\frac{E'_0 - E''_0}{E_0}$ $= f_0$ in dem Falle, dass f_0 einen positiven Werth erhält, die Abschwächung, im anderen Falle die Verstärkung der motorischen Kraft. Es bezeichne ferner T_1 die eben über der Merklichkeitsschwelle stehende Reizgrösse des zu untersuchenden Sinnesgebietes, T_2 die doppelt so grosse Reizstärke und es seien die entsprechenden Brüche aufgestellt:

$$\frac{E_1 - E'_1}{E_1} = \pm f_1; \quad \frac{E_2 - E''_2}{E_2} = \pm f_2,$$

wobei $E_2 = E_1 = E_0$ sein mag. Macht man endlich die naheliegenden Annahmen:

$$\frac{T_0}{T_1} = \frac{T_1}{T_2} = N; \quad \frac{\pm f_0}{\pm f_1} = \frac{\pm f_1}{\pm f_2} = N,$$

so erhält man folgende acht Möglichkeiten:

$$\frac{+ f_0}{+ f_1} \lessgtr N, \quad \frac{- f_0}{- f_1} \lessgtr N; \quad \frac{+ f_1}{+ f_2} \gtrless N, \quad \frac{- f_1}{- f_2} \lessgtr N.$$

Je nach dem Eintritt der einen oder der anderen wird das Ergebniss lehrreich sein.

Eine weniger umständliche, dafür aber auch ungenauere Methode besteht darin, dass der Durchschnittswerth für E_0 durch Ausgleichungsrechnung ermittelt und mit den Zahlen verglichen wird, welche die Druckleistung im Augenblicke einer Sinnesreizung ergiebt. Wir brauchen hier aber nicht näher auf die Details der Dynamometrie einzugehen, da es uns genügt, ihre grundsätzliche Bedeutung für die Empfindungslehre dargethan zu haben.

C. Mit- und Nach-Empfindungen.

1. In der Psychophysiologie der Hautempfindungen spielen die Mitempfindungen[1] eine wichtige Rolle. Ohne der Arbeit über die Gemeingefühle vorgreifen zu wollen, müssen wir doch schon an dieser Stelle die

---

[1] Bleuler u. Lehmann, *Zwangsmässige Lichtempfindungen durch Schall und verwandte Erscheinungen*, bes. S. 42 ff.; Kowalky nach *Jahresber. für Physiologie*. 1884. S. 26; Quincke in *Zeitschr. für klin. Med.* XVII, 430 ff.; Kosegarten. *Ueber eine künstliche Gehörverbesserung nach Trommelfellperforationen.* S. 15 ff.; Richet, *Recherches sur la sensibil.* S. 299 ff.; Wagner, *Neurolog. Untersuchungen.* S. 181; Eckhardt in Hermann's *Hdb.* II, 2, S. 24; Urbantschitsch in Pflüger's *Arch.* XXX, 120.

Grundlinien einer geordneten Auffassung des Gegenstandes zu zeichnen versuchen, wobei wir uns in vielen Punkten an Quincke's Darlegungen anschliessen werden.

Die am einfachsten organisirte Gruppe unter den Mitempfindungen bezeichnen wir als gleichartige Mitempfindungen oder Zusatzempfindungen. Sie bestehen darin, dass eine der Reizempfindung gleichartige Empfindung an nicht vom Reize getroffenen Stellen auftritt. Beim Zahnschmerz z. B. thut oft nicht bloss der cariöse Zahn, sondern die ganze Kieferpartie weh, bei umschriebener Hautverbrennung breitet sich der Schmerz meist auf die Nachbargebiete aus, Kitzel im Nacken pflegt weit über den Bereich der wirklich gereizten Stelle hinaus empfunden zu werden. Kowalky fühlte beim Haarziepen blitzartige, örtlich scharf begrenzte Schmerzen auf der Rückseite des Körpers in der Gegend des Schulterblattes und des Oberarmes. Neuralgien des dreigetheilten Nerven können durch Uebertragung auf andere Nervenstämme selbst in den Beinen Schmerzen hervorrufen. — Wenn nun die zweite Empfindung der Reizempfindung nicht nur gleichartig, sondern völlig gleich ist an Stärke, Localisation und räumlicher Ausdehnung, so sprechen wir von Doppelempfindung. Solche Doppelempfindungen kommen nach meiner Erfahrung gelegentlich bei Versuchen mit dem Weber'schen Tasterzirkel vor und sind jedenfalls in pathologischen Fällen nicht selten.

Der Ablauf des physiologischen Processes ist durchsichtig. Die Reizempfindung bildet sich auf der Bahn Peripherie, Leitung, Centrum, die wir durch p, l, c andeuten wollen, dann springt die Erregung seitlich über auf $l_2 c_2$ und erzeugt in c_2 die Zusatzempfindung, die entsprechend dem Gesetze der excentrischen Projection nach p_2 verlegt wird. Wo indessen die Uebertragung stattfindet, lässt sich nicht sagen. Die herrschende Ansicht, dass sie bei Ausstrahlung nach nahe benachbarten Nervengebieten in ziemlich peripher gelegenen gangliösen Apparaten vor sich gehe, z. B. in einem Hinterhorne eines Rückenmarksegmentes, kann weder den hierbei vorausgesetzten Zusammenhang zwischen der Entfernung der beiden Empfindungsstellen und der mehr peripherischen oder mehr centralen Lage der Uebertragungspartie beweisen noch überhaupt das Auftreten der an die Rinde geknüpften Empfindung in einfacher Weise erklären. Trotz dieser Unsicherheit jedoch können wir an dem Schema als solchem festhalten und mit seiner Hülfe uns einige Einzelfälle verständlich machen, die theils noch der gleichartigen Mitempfindung angehören, theils schon zur ungleichartigen überleiten.

Die auf der primären Bahn entstandene Empfindung in c kann sehr schwach oder gleich Null sein, so dass hauptsächlich oder ausschliesslich die Zusatzempfindung zum Bewusstsein kommt. Diese diagnostisch sehr unbequeme Empfindung wollen wir im prägnanten Sinne des Wortes übertragene Empfindung nennen; sie findet sich beispielsweise dann, wenn ein Leberkranker über Schulterschmerzen, ein Herzkranker über Armneuralgie klagt. — Die Erregung auf der zweiten Bahn kann ferner dort auf eine unabhängig von ihr von der Peripherie her verlaufende Erregung treffen. Alsdann sind zwei Fälle möglich: entweder verstärkt sie die letztere (Verstärkungsempfindung z. B. bei der Hörverbesserung durch Geräusche, Paracusis Willisii), oder sie schwächt die letztere (Schwächungsempfindung z. B. bei Herabsetzung der Empfindlichkeit des äusseren Ohres durch Mittelohrerkrankungen). Diese beiden Unterarten finden sich auch für die ungleichartige Mitempfindung: so kennen wir eine Verstärkung von Gesichts-, Gehörs- und Geruchsempfindungen nach Trigeminusreizung und eine Abschwächung von Schmerzen durch Druckwahrnehmungen, wie sie bei unwillkürlichem Reiben oder planmässiger Massage erzielt wird.

Von ungleichartigen Mitempfindungen sprechen wir, wenn die Mitempfindung einer anderen Art als die Reizempfindung angehört. Ich erinnere an das wohl Jedem bekannte Kribbeln in der Nase beim Blicken in die Sonne, das Kälteschaudern beim Quietschen eines Schieferstiftes und an das Schauergefühl, das einige Zeit nach einer kitzelnden Berührung entsteht, sich ausbreitet und in zuckenden Bewegungen der Rumpf- und Kopf-Musculatur entladet. Das Summen im Ohr bei heftigen Schmerzen hat ja zu der Redensart Anlass gegeben: „es thut so weh, dass man die Engel im Himmel pfeifen hört". Seltener scheinen die von Manchen bis in's Einzelste beschriebenen Lichtempfindungen durch Schmerzen und die ausgedehnten Druckgefühle nach Berührungen im Ohre zu sein.

2. Von den eigentlichen Mitempfindungen unterscheiden wir drei häufig mit ihnen zusammengeworfene Erscheinungsgruppen: die Begleitempfindungen, die secundären Erinnerungsbilder und die Empfindungsreflexe. Unter Begleitempfindungen verstehen wir die mit einer dominirenden Wahrnehmung verschmolzenen Empfindungen aus anderen Sinnesgebieten, meistens aus dem Gebiete des Muskelsinnes. So haben Viele beim Hören von Tönen begleitende Muskelempfindungen im Kehlkopfe. Dass diese nicht auch Mitempfindungen genannt werden dürfen, erhellt aus der völlig abweichenden physiologischen Entstehung. — Bei den secundären Erinnerungsbildern handelt es sich namentlich um Lichtvorstellungen durch Schalleindrücke, um die Schallphotismen Bleuler-Lehmann's oder die Audition colorée Gruber's. Es ist nämlich sehr unwahrscheinlich, dass solche Photismen wirkliche Empfindungen darstellen, sondern eher anzunehmen, dass sie lebhafte Erinnerungsbilder sind, die sich zwangsmässig an die Reizwahrnehmung associiren und als abgeblasster Rest aus dem

ungeregelten Vorstellungsleben des Kindes bei manchen Erwachsenen übrig geblieben sind. Daher müssen sie als besondere Klasse aufgeführt werden.

Ganz anders endlich gestaltet sich der Zusammenhang, sobald die Erregung der sensiblen Bahn zugleich auch auf eine centrifugal verlaufende übertragen und neben den Reflexsecretionen und Gefässreflexen die wichtige Reflexbewegung sammt dem Empfindungsreflex erzeugt wird. Damit Einschlag und Faden aus dem sehr feinen Gewebe der Thatsachen sich genugsam heraushebe, muss die Darstellung hier etwas weiter ausholen.

Wir theilen die Gesammtheit der hergehörigen Vorgänge danach ein, ob die centripetale Erregung empfunden wird oder nicht. Innerhalb der ersten Gruppe, in der also der den Reflex auslösende Reiz nicht zum Bewusstsein gelangt, kann nun zunächst auch der Reflex unbemerkt bleiben. Solche echten (physischen) Reflexe unterster Stufe hat der normale Mensch z. B. im Darmtracte, das der Sehsphaere beraubte Thier bei den Irisbewegungen nach Lichteinfall (Munk's Retina- oder Opticus-Reflex). Es kann aber ferner die Reflexbewegung bemerkt werden, wie etwa beim Lidschlag und Leerschlucken, und sie vermag endlich eine neue Erregung sensibler Fasern und dadurch das, was Quincke eine „kinogene" Empfindung nennt, zu erwirken. Hierher gehören die Kolikschmerzen, Blasentenesmen, juckenden Menstrualexantheme u. dgl. mehr. Wir kommen nunmehr zur zweiten Gruppe, welche sich durch das Bewusstwerden der Reizung auszeichnet und wiederum in die entsprechenden drei Unterabtheilungen zerfällt. Für den Fall, wo der Reflex unbemerkt bleibt, genüge als Beispiel die Pupillarreaction und die summarische Anführung der zahllosen dynamometrisch einzufangenden Bewegungen nach Sinnesreizung. Der zweite Fall — mit wahrgenommenem Reflexe — ist der echte Reflex oberer Stufe, den ich in Anlehnung an Ch. Richet den „psychischen Reflex" zu nennen vorschlagen möchte und der durch die Möglichkeit des Gehemmtwerdens charakterisirt wird. Beispiel: Munk's Schreflex. Verbindet sich mit einem derartigen Reflexe eine kinogene Empfindung, wie der pleuritische Schmerz beim Husten, so erhalten wir die dritte und letzte Unterabtheilung.

Die beiden erwähnten Arten kinogener Empfindungen erwecken leicht den Eindruck wahrer Mitempfindungen und sind selbst theoretisch manchmal von ihnen nicht zu trennen. Ob beispielsweise bei dem Rieselgefühl nach schrillen Geräuschen es sich um eine directe oder um eine indirecte, durch Contraction der Arrectores pilorum und Aenderungen im Tonus der Hautgefässe entstandene Mitempfindungen handelt, lässt sich kaum entscheiden. Gelegentlich, zumal bei Gleichzeitigkeit des Rieselns mit dem Geräusche, werden wir es mit jener, ein andermal mit dieser oder wohl

selbst mit einem Gemisch beider zu thun haben. Trotzdem dürfen wir
an der gegebenen Unterscheidung als an einer grundsätzlichen festhalten
und die Darstellung der Details uns für die Abhandlung über die sogenannten Gemeingefühle versparen.

3. Für das Verständniss der beim Hautsinne in hohem Maasse be-
deutungsvollen Nachempfindungen ist es wichtig, festzuhalten, dass sie
Empfindungen mit allen Eigenschaften dieser Vorstellungsklasse und daher
von jeder Art Gedächtnissbilder, selbst von den sogenannten primären zu
trennen sind. Ingleichen sind sie unterschieden von den Wiederholungs-
empfindungen, die sich nicht unmittelbar an einen Reiz anschliessen und
erst nach sehr langer Einwirkung des Reizes auftreten.

Die Eintheilung der Nachempfindungen, die wir verwerthen werden
ist eine zwiefache: sie bezieht sich einmal auf zeitliche, zum andern auf
so zu sagen sachliche Verhältnisse. Wenn die Nachempfindung unmittelbar, ohne die geringste Zwischenzeit der Reizempfindung folgt, wollen wir
sie continuirlich nennen; ist sie durch eine, wenn auch kurze, empfindungsleere Pause von der Reizempfindung getrennt, so heisse sie inter-
mittirend. — Die zweite Unterscheidung deckt sich in ihrem Wesen mit
der üblichen zwischen positiven und negativen Nachempfindungen. Aber
gegen diese Bezeichnungen müssen wir Einspruch erheben. Wenn man
zwei sonst gleiche Grössen *A* und *B* in ihrem Verhältniss zu einander
kennzeichnen will und *A* positiv, *B* negativ nennt, so sagt man damit,
dass *B* zu *A* hinzugefügt Null ergiebt. Aus der Lehre von den algebraischen Zahlen und von den zwei Richtungen auf der geraden Linie
ist diese Ausdrucksweise Jedermann geläufig. Nun spricht man z. B. von
einem negativen Schallnachbilde. Das müsste demnach bedeuten, dass die
Nachempfindung, zur Reizempfindung hinzugefügt, diese verringert bezw.
aufhebt, was nicht der Fall ist. Auch zwischen den Empfindungen
Schwarz und Weiss besteht nicht dasselbe Verhältniss wie zwischen
Positiv und Negativ, denn summirt ergeben sie nicht die Abwesenheit
jeglicher Farbenempfindung, sondern Grau. Die negative Nachempfindung
im Gebiete des Sehens unterscheidet sich vielmehr von der positiven dadurch, dass diese der Reizempfindung gleichartig, jene ihr ungleichartig
ist. Ich erlaube mir daher, an Stelle der gebräuchlichen falschen Ausdrücke die Bezeichnungen: homonome und heteronome Nachempfindung vorzuschlagen.

Damit soll nicht das Dasein wirklich positiver und negativer Nachempfindungen geleugnet werden. Nein, sie existiren und bilden eine Unterabtheilung der homonomen und heteronomen. Die beim Drehschwindel
unter gewissen Voraussetzungen auftretenden Bewegungsnachempfindungen

13*

besitzen die Eigenthümlichkeit, dass sie eine der ursprünglichen Richtung genau entgegengesetzte Richtung darstellen und zu deren primären Empfindungen hinzugefügt (wenigstens theoretisch) Null ergeben. Hier kann man also den meist missbrauchten Terminus mit Fug und Recht anwenden.

II. Das Gesetz der specifischen Energien.

A. Die physiologischen Reize.

1. Dass jede Empfindung von einer Reizung abhängt, unterliegt keinem Zweifel. Einige allgemeine Bemerkungen über dieses Abhängigkeitsverhältniss sind auch bereits in die vorangegangenen Erörterungen mit eingeflossen, eine genauere Untersuchung jedoch kann erst jetzt Platz greifen.

Die Eintheilung der physiologischen Reize darf nicht nach dem unbrauchbaren Gesichtspunkts „Aussen" und „Innen" vorgenommen werden, denn der hier gewählte Eintheilungsgrund stammt aus einem accidentellen, nicht aus einem wesentlichen Merkmale. Desgleichen ist die Eintheilung in homogene (adaequate) und heterogene (inadaequate) Reize keine sehr glückliche, weil diesen Ausdrücken die Vorstellung unterliegt, als ob es isolirte physikalische Vorgänge gebe, die irgend einem Sinne als heterogen verschlossen bleiben. Solche vereinzelte Vorgänge existiren nicht in der Aussenwelt. Nach dem Gesetze der allgemeinen Beziehung und Umsetzungsfähigkeit der Formen von Kraft lassen sich alle äusseren Processe als aus der Summe mehrerer Reizklassen bestehend denken; der einzige wahrhaft inadaequate Reiz findet sich in der Innenwelt als Willensimpuls. — Wir bevorzugen daher eine dritte Eintheilung, welche sich auf das Verhältniss des Reizes theils zum Sinnesorgan, theils zum Nervenverlaufe stützt. Wir unterscheiden zwischen unmittelbaren (Nerven-) Reizen und mittelbaren (Sinnes-) Reizen und solchen, die sowohl unmittelbar wie mittelbar wirken (doppelsinnigen Reizen). Der einzige schlechthin unmittelbare Reiz ist der Inductionsstrom, weil er, direct auf den sensiblen Nerven applicirt, ihn erregt und zur negativen Schwankung bringt. Mittelbare Reize sind solche physikalische Bewegungsvorgänge, die ausschliesslich mittels einer Umsetzung durch etwelche dem betreffenden Agens angepasste Hülfseinrichtungen am peripherischen Nervenende wirken: die Licht- und Schallwellen. Als doppelsinnig mögen die mechanischen, thermischen und chemischen Reize bezeichnet werden, weil sie in ihren höheren Graden den Nerven unmittelbar, in niederen Stärkegraden ihn mittelbar erregen.[1] —

---

[1] Die von Fick (*Lehrbuch der Anat. u. Phys. der Sinnesorgane.* S. 6) vorgeschlagenen 25, richtiger 36 Versuchsreihen fallen somit fort.

Man beachte, dass in dieser Eintheilung nirgends von Empfindungen die Rede ist.

Eine zweite Classification gewinnen wir unter Berücksichtigung der
physikalischen Art der Reize, welche durch die, ihrerseits wiederum von
der Zusammensetzung des Mediums abhängige Form der Bewegungswellen
bestimmt wird. So scheiden sich: a) Stossbewegungen (Gehörs-, Berüh-
rungs- und Temperaturwahrnehmungen [1]), b) Chemische Bewegungen (Geschmack und der durch Emanation bedingte Geruch), c) Aetherbewegungen
(Licht). — Eine dritte Classification beruht auf dem Verhältnisse der Reizgruppen zu zwei Grundeigenschaften der Seele, zur räumlichen Anordnung
und Empfindung von Stärkegraden. a) Räumlich angeordnet werden Licht-
und Tastreize einerseits, Gehörsreize anderseits. b) Intensiver werden für
das Bewusstsein durch Ausdehnung über eine grössere Reizfläche oder durch
längere Andauer die Geruchs-, Geschmacks- und Wärmereize.

Eine vierte Möglichkeit der Eintheilung mag als die mathematische
bezeichnet werden. Sie könnte an sich die allerbeste sein, denn wo die
mathematische Legitimation vorhanden, da herrschen Bestimmtheit und
Klarheit. Unglücklicherweise sind wir so lange ausser Stande, sie in der
Psychophysiologie mit Nutzen zu verwerthen, als wir gehindert sind, die
Empfindung als eine Grösse zu bezeichnen. Könnten wir dies mit gutem
Gewissen thun, so würde sich die eine oder andere der folgenden Bestimmungen als umfassender Ausdruck der Beziehungen zwischen den Reizen
und den Empfindungen vermuthlich aufstellen lassen. Die Vergleichung
zweier Grössen nur in Rücksicht auf ihre Menge erfolgt bekanntlich durch
die absoluten Zahlen, in Rücksicht auf ihre Richtung, insofern sie entgegengesetzte Qualitäten repräsentirt, durch die algebraischen, insofern sie
überhaupt verschiedene Qualitäten derselben Ebene ausdrückt, durch die
complexen Zahlen. Unter der nicht zutreffenden Voraussetzung der wesenhaften Gleichartigkeit von physischen und psychischen Vorgängen könnte
man beispielsweise demnach die physikalische Temperatur als absolute Zahl
und die Temperaturempfindung als algebraische Zahl darstellen, denn der
materielle Wärmeprocess zeigt bloss quantitative Unterschiede, während die
Wahrnehmungen sich nach den beiden Richtungen des Kalten und Warmen
ausdehnen, so dass etwa dem physikalischen W' entspräche das psychische
W'. (— 1) d. h. starke Kälte. Oder man dürfte die Farbenwahrnehmungen,

---

[1] Auch die leiseste Berührung und der gleichmässigste Druck erhalten durch die
Pulsationen des Blutes gegen die Hautoberfläche den Charakter der Stossbewegung,
s. Ziehen, Leitf. S. 24 u. 42. — Die strahlende Wärme, zu den Aetherbewegungen
gehörig, muss erst durch Hautthätigkeit in geleitete Wärme umgesetzt werden, um
einen Reiz zu bilden; die geleitete Wärme aber ist Stossbewegung.

die ebenso in einander übergehen wie gerade Linien durch stetige Drehung, ihrem Verhältnisse nach durch den Quotienten m (cos q + i sin q) bestimmen. Alsdann wären die Verschiedenheiten der Sinnesmodalitäten durch Quaternionenrechnung in Zahlen niederzuschlagen.

Unabhängig jedoch von solchen mehrweniger phantastischen Beziehungen zwischen Aussen- und Innenwelt existirt eine Eintheilung der als Reize wirksamen physikalischen Vorgänge auf Grund mathematischer Gedankengänge. Es heisse eine Gerade, die als eine bestimmte Strecke und eine bestimmte Richtung aufgefasst werde, ein Vector[1] und es bedeute die Gleichung $\alpha = x\,\beta$, dass die beiden Vectoren α und β entweder Theile einer Geraden oder parallel sein müssen. Es werde ferner die Zahl x, die durch Vergleichung der Vectoren α und β auf einer geradlinigen Scala gewonnen werden kann, ein Scalar genannt. Da nun jede solche Scalargrösse durch einen einzigen numerischen Werth definirt werden kann, der Vector dagegen als von der Richtung der Coordinatenaxen im Raume abhängig zu seiner Bestimmung dreier Zahlenwerthe bedarf, so lassen sich als Scalaren auffassen: der hydrostatische Druck in einem Punkte der Flüssigkeit, die physikalische Wärme und dergleichen mehr, als Vectoren: die Bewegung, der elektrische Strom und dergleichen mehr.[2]

Der grosse Vorzug dieser Unterscheidungen vor den üblichen physikalischen liegt darin, dass sie auf durchweg gültigen formalen Merkzeichen ruhen. Da jedoch in den Kreisen der Physiologen und Psychologen die für solche Eintheilungen nothwendigen Kenntnisse der Hamilton'schen Lehren wenig geläufig, ja selbst unter den Physikern nicht allgemein verbreitet zu sein scheinen, so werden wir diese Classification einstweilen hintansetzen und zu jener einfacheren zurückkehren, nach der die Reize sich in unmittelbare, mittelbare und doppelsinnige scheiden. Zwar fehlt ihr die so sehr zu wünschende mathematische Bestimmtheit, aber sie genügt doch von den mir denkbaren Eintheilungen noch am besten den Ansprüchen unserer Wissenschaft.

2. Gegenüber den Verschiedenheiten unter den Reizen, die eben in einer Eintheilung zum Ausdrucke gelangen sollen, stehen die allen in Bezug auf das Empfindungsleben gemeinsamen Eigenschaften.

---

[1] Auch auf Massen zu übertragen. Wenn $O\vec{A}$ der Vector der Masse A ist, so ist der Massenvector $O\vec{A} \cdot A$.

[2] Die Ausführung der angedeuteten Unterscheidungen findet sich bei Maxwell, *Matter and motion*. S. 49 ff. u. *Scientific papers* II, 257. Vgl. auch die einschlägigen Schriften von W. R. Hamilton, Tait, Odstřšil u. Preyer's „*reine Empfindungslehre.*"

Wir wollen sie in der knappen Form von Sätzen aufführen und, soweit überhaupt oder schon an dieser Stelle nothwendig, erläutern.

a) Zu einem Reize r muss, damit die von ihm erregte Empfindung *a* in eine noch eben merklich davon verschiedene *b* übergehe, ein um so grösserer Zuwachs x hinzugefügt werden, je grösser r selbst schon ist.

b) Schwache bis mässig starke Reize können Lustgefühle erregen, darüber hinausgehende sowie alle intermittirenden Reize erzeugen Unlust.

c) Die Modalitäten und Qualitäten der Wahrnehmungen sind durch die Schwingungszahl, die Intensitäten durch die Schwingungsamplitude der Wellen, die Amplitude wiederum durch die Dichte und Schwere des Mediums und die Stärke des Anfangsstosses bedingt. — Ein lehrreiches Beispiel giebt der Temperatursinn ab. Die sogen. mechanische Theorie der Wärme, wonach diese in einem Bewegungszustande der Molekel (zum Theil auch der Atome) besteht, lehrt, dass die Gradunterschiede der Temperaturen nicht auf Veränderungen in der Häufigkeit, sondern in der Schwingungsweite der Bewegungen beruhen. Dem Wechsel der Amplitude der Vibrationen würde demgemäss mittelbar der Wechsel der Temperaturempfindungen entsprechen, und es ist nun bemerkenswerth, dass dieser Empfindungswechsel ein lediglich quantitativer ist. Denn die Verschiedenheit von Kälte und Wärme können wir als auf anderen Verhältnissen begründet bei Seite lassen, wie die Besprechung der Hauttemperatur lehren wird; ebenso die Beobachtung von Kirchhoff und Balfour Stewart, dass bei sehr hohen Temperaturen Theilschwingungen auftreten, da es sich dabei um Grade handelt, bei denen die Haut sofort verbrennen würde. So finden wir auch hier bestätigt, dass innerhalb der Sinnesmodalitäten eine qualitative Aenderung nur durch Aenderung der Häufigkeit der Reizbewegungen stattfindet; ist letztere nicht gegeben, so fehlt jede Mannigfaltigkeit von Qualitäten.

d) Quantitative Aenderungen der Reize können qualitative Aenderungen der Empfindungen hervorrufen. — Ich denke vornehmlich an den Uebergang der Empfindungen von Druck, Wärme und Kälte zum Schmerz, wobei der Reiz bloss an Stärke zunimmt. Wenngleich solche Thatsachen des Hautsinnes die Unterlage dieses Satzes bilden, so finden sich doch auch Analogien innerhalb anderer Sinnesgebiete. Kneift man die Augen so weit zu, dass nur ein ganz kleiner Spalt zwischen den Lidern offen bleibt, so wird man an einem in grösserer Entfernung fixirten Objecte zwar noch die Umrisse des Ganzen wie seiner Theile, aber nicht mehr die Farben zu erkennen vermögen. Es verhält sich also bei diesem von Ottomar Rosenbach [1] beschriebenen Versuche wie bei der beginnenden tabischen Opticus-Atrophie, d. h. bei einer Herabsetzung der Leitungsfähigkeit des Sehnerven,

---

[1] Rosenbach in *Deutsche med. Wochenschr.* XV, 249.

in Folge deren, wenigstens nach Charcot, die Wahrnehmungsfähigkeit für
Farben weit eher als die für die übrigen Gesichtsqualitäten zu schwinden
pflegt. Und da nun die experimentell hervorgerufene Einschränkung der
Sehqualitäten augenscheinlich auf einer Verminderung der Reizstärke beruht,
so fällt diese Erscheinung unter das vorgenannte Gesetz.

c) Dauernde einfache Reize werden abwechselnd bald sehr deutlich bald
verschwommen empfunden.[1] — N. Lange hat zuerst in dieser Richtung
systematisch experimentirt und eine Periodicität zu bemerken geglaubt. Er
maass den Rhythmus für Gehörseindrücke als $3 \cdot 8$ Sec. betragend, für Lichteindrücke als $3 \cdot 4$ Sec., für die elektrischen Berührungsempfindungen als
$2 \cdot 5$ Sec., für Erinnerungsbilder als $2 \cdot 1$ Sec. und stellte die Theorie auf,
dass es sich bei diesen Thatsachen um Schwankungen in der Apperception
handele. Münsterberg verbesserte die Untersuchungsmethode und gelangte
zu dem, übrigens bereits früher von Kraepelin (in seiner Kritik Lange's)
gezogenen Schluss, dass die Schwankungen bei der Wahrnehmung bedingt
seien durch Veränderungen im peripherischen Sinnesapparate. Ob unter
diesen Veränderungen lediglich Bewegungen des Sinnesorganes zu verstehen
seien, erscheint zweifelhaft. Leumann vermuthet, dass die sogenannten
Schwankungen der Aufmerksamkeit mit der Athemperiode zusammenfielen,
Raggi, der für Gehörseindrücke sehr weite Grenzen angiebt, und Richet
erklären sie für bedingt durch Ermüdung des Leitungsnerven, Stumpf
denkt an einen Einfluss der Pulsation; E. Fick und Gürber haben die
Vermuthung ausgesprochen, dass das Erlöschen und Wiedererscheinen der
Gesichtsnachbilder, welches eintrete, auch wenn das Auge gar keine Bewegungen ausführe, vielleicht durch Verhältnisse des Blutkreislaufes bedingt
sei, eine Annahme, der G. E. Müller Wahrscheinlichkeit zuerkennt. Ueber-
blickt man die Fülle der Erklärungsmöglichkeiten und hält man daneben,
dass die Schwankungen meistens gar nicht periodisch genannt werden können,
so wird man sich mit der Folgerung begnügen: organische Einflüsse an
der Peripherie sind die Ursache der meisten Aufmerksamkeits-
schwankungen. Welche Einflüsse im besonderen Falle z. B. beim Temperatursinn vorliegen, muss das Experiment auszumitteln versuchen; auch
darf bei der Untersuchung nicht übersehen werden, dass das Urtheil über

---

[1] Hessler in Tröltsch' *Arch.* XVIII, 233 ff.; N. Lange in *Phil. Stud.*
IV, 390; Leumann, *Ebenda* V, 618; Lotze, *Medic. Psychol.* S. 510; G. E. Mül-
ler, *Grundlegung der Psychophysik.* S. 47 ff. u. S. 335 ff.; Münsterberg, *Beitr.
zur exp. Psychologie.* II, 69 ff.; Preyer, *Grenzen der Tonwahrn.* S. 72; Richet,
Recherches cliniques et expérimentales sur la sensibilité. S. 306; Politzer in
Tröltsch' *Arch.* XII, 109; Stumpf, *Tonps.* I. 40 u. 380; Urbaantschitsch in
Centralbl. für die med. Wissensch. 1875. S. 625 und in Pflüger's *Arch.* XXVII,
436 ff.

Stärke oder Schwäche der Empfindung als solches Veränderungen unterliegt, die im Zusammenhange mit dem gesammten Bewusstseinszustande stehen.

f) Von mehreren auf einander folgenden gleichen Reizen werden die ersten gleichmässig, die folgenden verstärkt, die letzten abgeschwächt empfunden. — Wie wir aus den Arbeiten von Fick (1863), Exner (1868 und 1876), Kunkel (1874 und 1877), Urbantschitsch (1881) u. A. wissen, wächst zunächst bei stetiger Reizstärke die Empfindungsintensität, um später etwas nachzulassen. Geruch, Geschmack und Hautsinn bieten gute, das Sehen minder gute und das Hören schlechte Beispiele hierfür; ein Einzelfall dieser Regel ist von Fechner zu einem „Parallelgesetz" erhoben worden. Die übliche Erklärung des Nachlassens der Empfindungsintensität durch „Ermüdung" des Nerven ist offenbar keine wirkliche Erklärung, denn sie enthält bloss ein leeres Wort und zwar dasselbe für die physiologische Seite des Vorganges wie für die psychologische. Aber, wie mir scheint, kann Heidenhain's bekannter Versuch den Weg zum Verständniss der Thatsache weisen. Der normale Muskel entwickelt unter einem Drucke Wärme, der ermüdete absorbirt solche, bis Zerfallsprodukte wie die Milchsäure auftreten; entsprechend verlaufen die Vorgänge im Nerven. Die Processe im normalen Nerven gehören also wahrscheinlich in das exothermische, die im ermüdeten oder verletzten Nerven in das endothermische System der Chemiker. Wenn nun die Biophysik die physiologische Ermüdung auf Dissoziation und somit vielleicht auf van't Hoff's Gesetz $\frac{d \log n K}{d T} = \frac{\beta}{2 T}$ zurückführen könnte, so wäre hierdurch mittelbar auch die Erklärung der seelischen Erscheinung angebahnt.

Noch ein paar Worte zu der in unserer These berührten Mehrheit von Erregungen.[1] Starke hat unter Anderen nachgewiesen, dass von zwei auf einander folgenden Schallreizen der zweite regelmässig stärker geschätzt wird; dehnt man die Versuche auf grössere Reihen aus, so gelangt man wohl zu dem angegebenen Grundsatze. Die Erklärung für das Anwachsen der Empfindung liegt darin, dass die zweite Wahrnehmung mit einem von Natur aus blasseren Erinnerungsbilde verglichen und überschätzt wird; das spätere Schwächerwerden beruht theils auf einem Abklingen der Erinnerungsbilder, theils auf einer „Ermüdung" des zuleitenden Sinnesnerven. —

Wir haben nunmehr die für unsere Zwecke wichtigen Verschiedenheiten und Gemeinsamkeiten der physiologischen Reize in den Hauptzügen kennen gelernt und uns damit die Grundlage für die durchaus nothwendige Erörterung des „Gesetzes" der specifischen Energien geschaffen. Treten wir zunächst in die Betrachtung der Thatsachen ein.

---

[1] Starke in *Philos. Stud.* III, 264; Merkel, *Ebenda.* IV, 137; Lehmann, *Ebenda.* VII, 204.

B. Die Thatsachen der Lehre von den spec. Energien.

1. Das Factum, das am frühesten den Gedanken an eine specifische
Fähigkeit nervöser Gebilde nahe gelegt hat, ist die von Alters her beobachtete Anpassung bestimmter Sinnesapparate an bestimmte physikalische
Vorgänge. In dieser Auffassung waren die deutsche Physiologie und Psychologie seit dem Ende des vorigen Jahrhunderts einig. Um nur ein einziges Beispiel herauszuheben, sei eine Aeusserung des gewöhnlich nicht
originell denkenden Erhard Schmid [1] angeführt. Er sagt: „Die Empfäng-
lichkeit der Nerven für gewisse Affectionen und die Anlage derselben zu
gewissen Thätigkeiten (Reactionen) ist specifisch; es giebt daher eine specifische Empfindlichkeit (Sensibilität) der Nerven. Am deutlichsten
sehen wir dies bei den Nerven der verschiedenen Sinne z. B. durch die
Gehörnerven empfinden wir bloss Schall u. s. f.“

Hiermit ist jedoch erst die minder wichtige Seite des Problems berührt; bedeutsamer ist die Frage nach dem Verhalten eines bestimmten
Sinnesnerven zu den unmittelbaren Reizen. Und die Frage hat zuerst
Ch. Bell [2] erörtert und zwar so treffend, dass, wenn man wollte, man von
dem Gesetze der specifischen Energien als von einem „Bell'schen Gesetze“
sprechen könnte. „An impression,“ lehrt er, „made on two different nerves
of sense, though with the same instrument, will produce two distinct sensations, and the ideas resulting will have relation to the organs affected.
Piercing the retina with a cataract needle gives a flash of light, and a
blow on the head make the ears ring and the eye flash light, but no
sound or light are present.“ Ganz richtig beurtheilt Bell ferner den
Antheil des Gehirns an dem geschilderten Thatbestande. Was Johann
Müller dieser Lehre lange Jahre später hinzugefügt hat, sind zunächst
Beobachtungen wie die folgenden: „Der vermehrte Reiz des Blutes erregt
in dem einen Organe spontane Lichtempfindungen, im dem anderen
Brausen, in dem anderen Kitzel, Schmerz u. s. w.“[3] Alsdann eine genaue
Formulirung: „Die Empfindung ist also nicht die Leitung einer Qualität
oder eines Zustandes der äusseren Körper zum Bewusstsein, sondern die
Leitung einer Qualität, eines Zustandes unserer Nerven zum Bewusstsein,
veranlasst durch eine äussere Ursache.“ Endlich die Ausdeutung im Sinne
des philosophischen Idealismus: „Wir sehen uns selbst in unseren scheinbaren Grössen auf der wahren Grösse der Netzhaut als einen Theil derselben.“

---

[1] Schmid, *Physiol., philosophisch bearbeitet.* 1801. III. 396.
[2] Bell, *Idea of a new anatomy of the brain.* 1811. S. 11. Ganz ähnlich sprach
sich Magendie ein Dutzend Jahre später aus in den *Annales de chimie et de
physique.* XXIII, 429. 1823.
[3] Müller, *Handb. der Physiol. des Menschen*. I. 667. 1844. (Erste Aufl. 1834).

Von Johannes Müller's Zeiten an hat der Lehrsatz fortgewuchert. Es lag zwar nahe, dass die Psychophysik gegen ihn Einwendungen erhoben hätte, weil sie die Empfindungen in ein Abhängigkeitsverhältniss zu den Reizen setzte, welche letztere Müller bei der Erklärung der Sinnesphaenomene streng ausgeschlossen wissen wollte — allein solche Einwendungen wurden kaum laut.[1] Im Gegentheil. das Dogma wuchs an Ansehen und erhielt seinen schroffsten Ausdruck in dem Donders'schen Satze: bei über's Kreuz verheilten Seh- und Hörnerven würden wir mit dem Ohre den Blitz als Knall hören, mit dem Auge den Donner als eine Reihe von Lichteindrücken sehen. Es erfuhr aber auch — wenigstens anscheinend — eine Erweiterung und Vertiefung durch Helmholtz's Versuch, seine Gültigkeit von den Modalitäten auf die Qualitäten der Wahrnehmungen auszudehnen. Eine Verallgemeinerung nach anderer Richtung, die von Rosenthal[2] vertreten wurde, bezog sich auf die motorischen und secretorischen Nerven und ergab die, auf andere Art längst „bewiesene" These, dass alle Unterschiede in den Wirkungen verschiedener Nerven nicht auf Unterschiede in diesen Nerven selbst, sondern auf die Verschiedenheiten der Organe, mit denen die Nerven verbunden sind, zurückzuführen seien. Einen begründeten Angriff auf die Annahme specifischer Energien unternahmen Lewes und Horwicz im Anschluss an entwicklungsgeschichtliche Gesichtspunkte, Wundt[3] aus Anlass physiologischer Erwägungen. Die Thatsachen indessen, auf die das Gesetz sich stützt, sind von den genannten Forschern nur nebenher berücksichtigt worden.

2. Prüfen wir diese Thatsachen. Wir denken den Fall, dass Jemand einen Faustschlag in die Schläfengegend erhält, und setzen voraus, dass er an der Haut Druck und Schmerz, im Auge Funkensprühen, im Ohre Dröhnen wahrnimmt. Nach der üblichen Anschauung soll hierbei ein einziger Reiz wirksam sein, der verschiedene Empfindungen auszulösen vermöge. Indessen das trifft nicht zu: der Vorgang des Faustschlages ist vielmehr ein sehr zusammengesetzter. Die Hand comprimirt einmal die Haut und erregt somit auf dem normalen Wege Druck und Schmerz, sie erzeugt aber auch durch die Erschütterung des Schädels Schallwellen, die mittels Knochenleitung dem Hörnerven übermittelt werden, und sie erwirkt

---

[1] Boehmer, Die Sinneswahrn. S. 241. 1868. B. zerlegt übrigens das grosse Gesetz der specifischen Energie in drei Nervengesetze: das der Sensibilität der Nervensubstanz, das?der stetigen Function mit veränderlichen Reizen und das der veränderlichen Function mit stetigen Reizen.

[2] J. Rosenthal im Biol. Centralbl. IV, 55.

[3] Wundt, Phys. Psych.[1] I, 382. Dort auch die Stellennachweise für Lewes u. Horwicz.

endlich aller Wahrscheinlichkeit nach photochemische Processe in der Netzhaut, wie sie in geringerem Maassstabe schon durch die Blutcirculation veranlasst und zum Sehen rother Pünktchen entwickelt werden können. Auf
keinen Fall darf die scheinbare Einfachheit der Schlagbewegung dazu ver-
leiten, in ihr einen einzigen physiologischen Reiz zu erblicken. Wir haben
es hier wie anderwärts immer mit zusammengesetzten Ursachen zu thun,
von denen die Sinne nur den Theil auffassen, an den sie adaptirt sind, so
dass man allenfalls von einer Electivität der Sinnesnerven bezw. der Bezirke auf der Grosshirnrinde, aber nicht von einer specifischen Energie
sprechen darf.

Es wird also vielleicht die Möglichkeit zugegeben werden müssen, dass
die mechanischen Reize Aetherschwingungen und somit Lichtempfindungen,
Luftwellen und somit Schallempfindungen, Molecularverschiebungen und
somit Druckempfindungen durch Umsetzung der Formen von Kraft hervorzurufen im Stande sind. Unter dieser Voraussetzung aber ist der
erwähnte Faustschlag nicht mehr ein unmittelbarer (inadaequater) Einheits-
reiz, sondern ein Gesammtreiz, dessen Theile adaequat (mittelbar) auf die
verschiedenen Sinnesorgane wirken. So erklärt es sich zugleich, weshalb
mechanische Reizung der Zunge und der Nase niemals Geschmacks- bezw.
Geruchswahrnehmungen zu Folge hat: eben weil der genannte physikalische
Process keine chemischen und emanativen Wirkungen in sich schliesst und
diese allein durch die betreffenden Nerven an die Centralstation gemeldet
werden. Dass es sich mit der Elektricität ebenso verhält, hat E. H. Weber
ausführlich dargethan; die Gehörswahrnehmung erklärt er durch eine Zu-
sammenziehung der Muskeln der Gehörknöchelchen, den Geruch aus Ozon-
bildung, den Geschmack aus Elektrolyse u. s. w. (a. a. O. S. 508 ff.)

Wenn schon durch diese Erwägungen über die Natur der physiologischen Reize das Gesetz der specifischen Energien einen argen Stoss
erleidet, so noch mehr durch die Zergliederung des subjectiven Momentes
in den als Stütze herangezogenen Erscheinungen.

3. Für den Gesichtssinn und zwar für die Modalität der Lichtempfindung haben Brenner und Neftel[1] nachgewiesen, dass bei der
Application des galvanischen Stromes im Gesicht und am Halse, aber auch
an Stellen, die noch entfernter von den Augen liegen, während plötzlicher
Stromesschwankungen Lichtblitze auftreten. Eine directe Erregung der Seh-
nervenfasern als Ursache der Wahrnehmung folgt meines Erachtens aus den
Experimenten keineswegs mit unumstösslicher Sicherheit: weshalb sollen
die Ströme nicht die Stäbchen der Netzhaut erreichen und deren Seh-

---

[1] Litteratur s. in Pierson-Sperling's *Elektrotherapie.*[1] S. 821.

purpur zersetzen? Oder weshalb nicht die Leitungsfähigkeit des Sehnerven
so erhöhen, dass das Eigenlicht der Netzhaut in veränderter Weise zum
Bewusstsein gelangt? Und wie stimmt es mit dem Gesetze zusammen, dass
je nach Art und Richtung des Stromes verschiedene Wahrnehmungen
auftreten (Helmholtz, Optik 197), wo doch der Nerv immer im gleichen
Sinne reagiren sollte? Erinnern wir uns doch ferner einmal der früher
besprochenen Mitempfindungen: da zeigt sich ja, dass z. B. vorübergehende
Steigerung des Lichtsinnes manchmal bei Druck auf das andere Auge
oder bei elektrischer Reizung der Nasenschleimhaut entsteht, dass ähnliche, oft für die specifische Energie in Anspruch genommene Thatsachen,
auch der Hörverbesserung nach Bougirung der Tuba sowie der Wirkung
des künstlichen Trommelfells zu Grunde liegen; leider aber ist diese Bedeutung der Mitempfindungen niemals berücksichtigt worden. Ferner sind
die vorliegenden Beobachtungen über Lichtempfindungen nach mechanischer
Reizung des Sehnerven durchweg ungenügend. Wir besitzen solche erstens von
Seiten älterer unzuverlässiger Chirurgen, z. B. Tourtuals[1], und zweitens von
Schmidt-Rimpler.[2] Weder der Letztgenannte noch Rothemund u. A.
haben jemals bei Kranken, deren Augapfel enucleirt werden musste und deren
N. opticus ganz leitungsfähig war, eine specifische Reaction constatiren
können. Und Hrn. Schmidt-Rimpler's wenige Experimente zu Gunsten
der Müller'schen Lehre leiden an dem Mangel, dass sie erstens, obwohl
an sechs geeigneten Patienten angestellt, nur bei zweien glückten, und dass
sie zweitens ohne Rücksicht auf den Unterschied von Empfindungen und
Erinnerungsbildern erklärt worden sind. Ausserdem begeht der berühmte
Augenarzt den Fehler, mechanische Reizungen der Netzhaut als Ursachen
von Wahrnehmungen vorauszusetzen; einen Fehler, den selbst Hr. Rosenthal[3] nicht vermeidet. Es bleiben noch die bekannten Lichterscheinungen
beim Druck auf den Augapfel zu erwähnen. Sie erklären sich indessen
ungezwungen durch die Bewegungen des in den Augenmedien vorhandenen
Aethers (Lotze, Metaph. 508) und wohl auch durch elektrische Störungen.

Was nun die Qualitäten des Sehens, nämlich die Farbenempfindungen betrifft, so werden sie kaum ganz streng im Sinne der specifischen
Energien von den neueren Theorien erklärt. Unter den neueren Theorien
verstehe ich die von v. Helmholtz und Hering, denn die dritte mögliche Annahme, dass in der Netzhaut nur Ein empfindliches Element vorhanden sei und dieses von Licht verschiedener Wellenlänge verschieden

---

[1] Vgl. Müller, Joh., Hdb. der Physiol.[4] II, 259.
[2] Schmidt-Rimpler im Centralbl. für die med. Wissensch. 1882. S. 1 ff.
[3] Rosenthal im Biol. Centralbl. IV, 116.

erregt werde, hat erstens heute wenige Anhänger und scheitert zweitens an
der Unmöglichkeit, die Functionen von Stäbchen und Zapfen sondernd zu
erklären und die Nachbilder verständlich zu machen.[1] Den Theorien der
genannten beiden Forscher ist nun gemeinsam, dass sie mehrere verschieden
empfindliche Retina-Elemente voraussetzen; jede Art nehme bloss Licht von
bestimmter Wellenlänge auf, sei bloss für Eine „Farbe" empfindlich. Damit
wird jedoch offenbar der Kernpunkt unseres Problemes nicht getroffen, der
ja in der eindeutigen Beantwortung beliebiger Reize liegt. Die elektrische Reizung der Faser a (b, c) müsste immer die Farbenempfindung
a (β, γ) setzen, wenn der Versuch und die Hypothese Werth für die Frage
der specifischen Energien gewinnen sollten. Die Annahme je dreier Zapfen
oder Sehsubstanzen, sowie einer Angepasstheit an je drei Wellenzüge gehört
zum Aussenwerk des Problemes.

Ganz ähnlich verhält es sich beim Hören.[2] Man kennt die sogen.
„Normalformel" für die „elektrische Reaction" des Acusticus. Diese Formel
bedeutet aber kaum, dass durch einfache Reizung des Nervenstammes
regelmässiger Weise eine Schallwahrnehmung entstehe. Letztere tritt vielmehr erst bei Stromstärken auf, die das Gehirn afficiren, oder bei hyperaemi-
schen und irritativen Zuständen im Gehörorgane; „der normale Hörnerv
gesunder, nicht an irgend einer nervösen Affection leidender Personen
reagirt nur in relativ seltenen Fällen (15 Procent) und nur bei hoher Stromstärke (!) auf galvanische Durchströmung". (Chvostek, a. a. O. S. 537.)
Ferner steht es fest, dass der bei Kathoden-Schliessung (Kn S), im Beginne
der Kathoden-Dauer (Ka D) und bei Anoden-Oeffnung (An O) gehörte Ton
ein objectiver Ton ist, der für gewöhnlich dem Resonanztone des schall-
leitenden Apparates entspricht und durch veränderte Zustände im Mittel-
ohre modificirt (in Kiesselbach's Fall von a^4 auf g^4 herabgesetzt) wird.
Dieser Resonanzton, mit dem das Höhlensystem des Mittelohres das fort-
während in ihm bestehende Blutgeräusch beantwortet, tritt erst dann in's
Bewusstsein, sobald die Erregbarkeit der Hörnerven pathologisch und elektro-
tonisch gesteigert ist.

In Betreff der Klangwahrnehmungen[3] herrscht die von Hensen

---

[1] Liesegang im *Centralbl. für die med. Wissensch.* 1891. Nr. 24 und 25,
bes. S. 134.

[2] Kiesselbach in Pflüger's *Arch.* XXXI. 377. Litteratur-Zusammenstel-
lungen bei Landois, *Compend. der Physiol.* S. 742; Pierson-Sperling, *Elektrotherapie.* S. 325; Chvostek in *Zeitschr. f. d. klin. Med.* XIX, 526.

[3] Für die Empfindung der einfachen Töne scheint Helmholtz' Theorie
nicht unbedingt nöthig zu sein. Aber auch für die Klangwahrnehmung betrachte ich
im Gegensatze zu Hermann (Pflüger's *Arch.* XLIX, 518) die elective Erregbarkeit
der einzelnen Hörnervenfasern als ein zerlegendes Moment und somit als ausreichend.

verbesserte und vielleicht durch Rutherford's und Waller's Theorien zu ergänzende Helmholtz'sche Lehre gegenwärtig vor. Darnach zerlegt das Resonatorensystem des Ohres den Klang in seine pendelartigen Componenten, es entspräche ausschliesslich oder wenigstens vorzugsweise jedem möglichen einfachen Tone eine mitschwingende saitenähnliche Faser der Basilarmembran. Setzen wir etwa den Fall, die radiäre Faser f sei auf den Ton t abgestimmt; würde sie nun isolirt von einem Tone t_1 getroffen, oder gedrückt, oder chemisch, thermisch, elektrisch gereizt, so würde sie nicht in Mitschwingung gerathen, den Nerven nicht erregen. Denn ihre Daseinsberechtigung liegt gerade darin, dass sie nur einem bestimmten physikalischen Einzelvorgange angepasst ist, den sie sich sogar meist erst aus einem Gesammtprocesse in der Aussenwelt (einem Klange) heraussuchen muss. Von einer specifischen Energie, von einer Reaction auf alle möglichen Reize, ist demnach keine Rede: eher noch könnte Voltolini für seine Anschauung, der zufolge jede einzelne Nervenzelle der Schnecke Alles hört, unser Gesetz in Anspruch nehmen. Nein diese Theorie der Klangwahrnehmung besagt nicht mehr und nicht weniger als das genaue Gegentheil der Joh. Müller'schen Lehre. Während letztere eine Interpretationshypothese ist, entsteht hier mit einem Male eine Identitätshypothese, erhebt sich die Behauptung der Identität des physiologischen mit dem physikalischen Vorgange. Während für die Netzhaut die Dreizapfentheorie bloss eine Aehnlichkeit zwischen dem physikalischen und dem physiologischen Processe voraussetzt, lehrt Helmholtz für die Schnecke die Gleichheit beider Processe und thut damit einen Schritt, der, soweit ich es beurtheilen kann, ihn nicht nur von seinen Grundansichten erheblich entfernt, sondern auch zu bestreitbaren Annahmen führt.[1]

4. Ueber den Geruch liegen ältere Arbeiten von Volta, Ritter, Pfaff u. A.[2] vor, die indessen unzulänglich sind. Ihnen zufolge soll durch sehr starke Ströme eine specifische Reaction des Riechnerven auftreten, die bei KaS und AnO zu ammoniakalischer, bei KaO zu säuerlicher Geruchswahrnehmung führe. I. Rosenthal dagegen konnte bei Durchleitung

---

[1] Vgl. König, *Quelques expériences d'acoustique*. S. 216 und Hermann in Pflüger's *Arch.* XLIX. 499 ff. bes. 517. — Will man den im Text angedeuteten Gedankengang bis in die äussersten Consequenzen fortsetzen, so gelangt man schliesslich zu der Anschauung, dass die Protoplasmafäden der Grosshirnrinde von verschiedener Länge sind, auf den ihrer jeweiligen Länge entsprechenden physikalisch-physiologischen Vorgang ausschliesslich reagiren und den physischen Untergrund der Empfindung bilden.

[2] Die ältere Litteratur bei du Bois-Reymond, *Untersuchungen* I, 343. S. ferner v. Vintschgau in Hermann's *Hdb.* III, 2. S. 153. I. Rosenthal in *diesem Arch.* 1860. S 27 u. im *Biolog. Centralbl.* IV. 119.

eines Stromes, wenn die eine Elektrode in Gestalt einer mit feuchtem Schwamm überzogenen Platte an der Stirn anlag, die andere in Form eines Drahtes in das mit Wasser angefüllte Nasenloch tauchte, keinen Geruch wahrnehmen. Methodisch genauer sind die Versuche Aronsohn's, der eine Elektrode in die mit Kochsalzlösung gefüllte Nase senkte und bei Stromschwankungen einen Geruch empfand. Aber für unsere Frage sind sie nichtsdestoweniger unbrauchbar. Die Elektricität wirkte hier auf die Endapparate der Riechschleimhaut und von diesen können wir ebensowenig annehmen, dass sie für den galvanischen Strom unmittelbar empfänglich seien, wie wir andererseits nicht voraussetzen dürfen, dass die Fasern des Riechnerven unmittelbar durch riechbare Stoffe erregt werden. Will man also Aronsohn's Versuche — die ich übrigens auf Grund eigener Experimente für nicht ganz einwandfrei halten möchte — für grundsätzlich richtig erklären, so muss man auf die elektrolytischen Wirkungen zurückgreifen, die den ungepassten chemischen Reiz darstellen. Demnach sind auch diese Beobachtungen als Stütze des Gesetzes der specifischen Energien nicht haltbar. Und über den etwaigen Zusammenhang einzelner Gerüche mit bestimmten einzelnen peripherischen Endorganen oder Nervenfasern ist bisher nichts festgestellt.[1]

In Bezug auf den Geschmackssinn hat man früher Zweifel daran geäussert, ob er überhaupt als Sinn und nicht vielmehr als eine Modification der allgemeinen Sensibilität aufzufassen sei. Seitdem man indessen weiss, dass überall, wo Geschmack empfunden wird, sogar am Kehldeckel,[2] eigenthümlich gebaute Apparate, die Schmeckbecher vorhanden sind und dass ferner der N. glosso-pharyngeus den Hauptleiter dieser Wahrnehmungsgruppe bildet, hat man wohl allgemein derartige Zweifel aufgegeben. Durch Chevreul's Anweisungen sind wir auch in den Stand gesetzt, die Berührungs- und Geruchseindrücke bei der Prüfung der Geschmackswahrnehmungen mit einiger Sicherheit auszuschliessen. Für die elektrische Erregung bestehen nun zwei Verfahrungsweisen. Man kann die eine Elektrode auf die Zunge aufsetzen; alsdann ist die Möglichkeit nicht abzuweisen, dass sich Elektrolyte abscheiden, die die peripherischen Endorgane chemisch reizen. Setzt man hingegen die Elektroden an den Wangen oder die eine an der Backe und die andere im Nacken bezw. im Rücken auf, so entsteht (nach der Einschaltung von mehr als acht Elementen,

---

[1] Ziehen, Leitf. S. 41, vermuthet: „Alle Geruchsnervenfasern sind wahrscheinlich identisch, jede kann jeden Geruch vermitteln."

[2] Michelson in Virchow's Arch. CXXIII, 389. — Elektrische Reizung der Epiglottis erzeugt Geschmackswahrnehmungen, vgl. Hermann in Pflüger's Arch. XLIX, 530. — Wichtig ist auch der Bericht von Urbantschitsch im Archiv für Ohrenheilk. XIX, 135.

wenigstens bei mir) beim aufsteigenden Strome saurer, beim absteigenden ein schwer definirbarer alkalischer Geschmack. Neuere, durch Hrn. Laserstein[1] ausgeführte Untersuchungen haben in schöner Uebereinstimmung mit meinen eigenen aus dem Winter 1888|89 herrührenden Versuchen ergeben, „dass diejenigen Gebilde, auf deren Veränderung durch den Strom der Geschmack beruht, in der äussersten Peripherie zu suchen sind." Die in die Schleimhaut einstrahlenden letzten Nervenfaserendigungen können nun deshalb nicht diese Gebilde sein, weil auf die sonst so wirksame Stromschwankung keine Reaction erfolgt, die Wahrnehmungsintensität bei Steigerung der Stromstärke kaum wächst und die beiden Stromrichtungen Wahrnehmungen zur Folge haben, die sich nicht nur in ihrer Stärke, sondern auch in ihrer Qualität auffallend unterscheiden. So lange wir aber die Nervenfasern in ihrer Continuität als indifferente Leiter betrachten, ist es undenkbar, dass der aufsteigende Strom eine andere Erregung im Nerven hervorrufen könne als der absteigende oder dass er z. B. bloss die „sauer empfindenden"(!) Fasern errege. Ebensowenig haltbar ist Rosenthal's[2] Vermuthung, dass erstens ein Eigengeschmack, zweitens eine grössere Empfindlichkeit der „sauer empfindenden(!) Nervenelemente" existire und aus diesen Voraussetzungen mit Hülfe des Katelektrotonus die Erscheinungen sich ableiten liessen. Vielmehr besteht aller Wahrscheinlichkeit nach die elektrolytische Theorie zu Recht; es werden ja auch gerade die beiden chemischen Constitutionen geschmeckt, die aus der Elektrolyse hervorgehen, nämlich sauer und alkalisch.[3]

Bleibt der Hautsinn. Lange Zeit hindurch hat der Aberglaube gewaltet, dass Reizung eines Gefühlsnerven in seinem Verlaufe allemal und ausschliesslich Schmerz hervorbringe. Erst Adolf Fick[4] hat diese Lrrlehre gründlich zerstört, indem er auf das excentrische Prickeln in eingeschlafenen Gliedern und bei elektrischer Reizung hinwies. Ihm schloss sich Hering[5] an, der zugleich eine methodische Untersuchung der Frage forderte. Sie zu leisten wird später versucht werden. Doch muss ich gleich hier darauf aufmerksam machen, dass vornehmlich diejenige Fühlqualität, die im Allgemeinen nicht als „Sinn" betrachtet zu werden pflegt, nämlich der Schmerz, am ebesten als Musterbeispiel der specifischen Energie aufgeführt werden könnte. Und zweitens ist hervorzuheben, dass die neueren Lehren über die Ausdehnung des Gesetzes auf den Hautsinn einem groben Missverständ-

---

[1] Vgl. Hermann in Pflüger's Arch. XLIX, 520 f. u. 528 ff.
[2] Rosenthal im Biol. Centralbl. IV, 120.
[3] du Bois-Reymond, Ges. Abh. I, 1 ff. L. Hermann in Pflüger's Arch. V, 223; VI, 312; XLII, 1 u 64; XLIX, 533.
[4] Fick, Lehrb. der Anat. u. Physiol. der Sinnesorgane. S. 39.
[5] Hering in Hermann's Hdb. III, 2. S. 416.

nisse ihr Dasein verdanken. Wenn wir von Hautsinn sprechen, um mit
einem einzigen bequemen Ausdrucke Druck- und Temperaturwahrnehmungen
zu umfassen, so bleiben wir uns doch des Unterschiedes dieses „Sinnes"
von den übrigen Sinnen bewusst. Weder entspricht der Hautsinn dem
Gesichtssinn, noch die Druck- oder Temperaturwahrnehmung einer bestimmten Farbenempfindung. Vielmehr sind Druck und Temperatur so
weit von einander getrennt wie Ton und Farbe. Wenn daher auch verschiedene Endpunkte für Druck- und für Temperaturempfindungen nachgewiesen werden, so bedeutet das noch nicht dasselbe wie die verschiedenen
Zapfen im Auge. Die Puncttheorie im Allgemeinen ist nicht eine Uebertragung der Helmholtz'schen Lehren auf den als einheitlich vorausgesetzten
Hautsinn.

Soweit wäre vorläufig unsere Umschau über das Erscheinungsgebiet
beendet.

C. Wesen und Sitz der specifischen Energie.

1. Ausser den bisher erörterten Bedenken gegen die Gültigkeit der
specifischen Energien, die lediglich aus Thatsachen fliessen, hat man [1]
Einwände gegen dieses Gesetz erhoben, die in theoretischen Erwägungen
wurzeln.

Besonders Wundt sucht nachzuweisen, dass die einzelnen Sinnesnerven
nur darum unveränderliche Empfindungsarten liefern helfen, weil sie in
Stammes- oder Individualentwicklung sich vollkommen an je eine Klasse
von Reizen angepasst haben; durch diese Adaptation entstehe der Anschein
einer von vornherein gegebenen Einzelbefähigung des centralen Nervenendes.
Diese Annahme widerspricht, wie Stumpf gezeigt hat, der üblichen Lehre
durchaus nicht in entschiedener und entscheidender Weise, denn das beim
normalen Menschen vorhandene Ergebniss der Anpassung deckt sich mit
dem in der zu bekämpfenden Theorie ausgedrückten Thatbestande. Ausserdem bleibt für die Wahrnehmungsgruppe, die zuerst allein den Plan beherrscht haben mag, etwa die des Drucksinnes, der abgewiesene Begriff in
voller Gültigkeit.

Das zweite Bedenken Wundt's betrifft weniger das Verhältniss der
Nerventhätigkeit zum Reizvorgang als das Verhältniss der Empfindungsart

[1] G. H. Meyer, *Untersuchungen über die Physiol. der Nerven.* S. 54 ff. 1843;
Lotze, *Kl. Schriften.* II, 31 u. *Med. Psych.* S. 186 ff.; Wundt, *Phys. Psych.*[2]
I, 322 ff. Ich citire nach Stumpf, *Tonps.* II, 118. Munk's Stellung zu dem vor-
liegenden Probleme ergiebt sich aus den Auseinandersetzungen in *Functionen der
Grosshirnrinde.*[2] S. 87, 155, 280 ff., 291.

zum physischen Parallelprozesse im Centralorgane. Man dürfe nicht annehmen, dass z. B. die Wahrnehmung von Licht unweigerlich an dieselben bleibenden Elemente der Grosshirnrinde gebunden sei; vielmehr sei vorauszusetzen, dass eben diese Elemente andersartige psychische Zuständlichkeiten z. B. Tastwahrnehmungen erwirken könnten, sofern nur die entsprechenden Reize durch das intracentrale Fasernetz zu ihnen geleitet würden. Hiergegen hat Munk drei Gegenbeweise in's Treffen geführt, von denen der zweite auch uns interessirt. Während Wundt eine Veränderlichkeit der centralen Sinneselemente als im Widerspruche mit der Lehre von den specifischen Energien ansieht, hebt Munk hervor, dass die für die Träger der Empfindungen beanspruchte Specificität keine andere ist als die bei vielen sonstigen Körperbestandtheilen vorhandene z. B. bei den secernirenden Zellen der Drüsen. Eine gewisse Variabilität darf hier wie dort vorausgesetzt werden: eine ganz starre Unveränderlichkeit organischer Gebilde ist überhaupt undenkbar. Eine Veränderungsfähigkeit in grösserem Maassstabe aber existirt nicht und somit auch keine Stellvertretung von Rindenfunctionen unter einander. Wundt's Einwendungen scheinen daher nicht Stich zu halten.

2. Ehe wir nun zu ermitteln versuchen wollen, welche Ansichten über Sitz und Wesen der specifischen Energien die grösste Wahrscheinlichkeit besitzen, müssen wir uns über die Tragweite des Begriffes klar werden und zunächst einer neuerdings beliebten übermässigen Ausdehnung desselben entgegentreten.

Carl Stumpf (Tonps. II, 124) schlägt im Hinblick auf den Nativismus vor, auch für das räumliche Moment des Empfindungsinhaltes specifische Energien anzunehmen.[1] Er versteht darunter „räumlich getrennte Nervenelemente, welche vermöge einer verschiedenen materiellen Beschaffenheit verschiedene Orte in der Empfindung erzeugen," und glaubt hierdurch sowohl eine bestimmte Abnormität in der Organisation des Tonsinnes als auch das Verhältnisse zwischen Sinneswahrnehmungen und Gemeingefühlen zu erklären. Abgesehen davon, dass die genannte Hypothese keine Erklärung, vielmehr nur eine Verschiebung nach rückwärts bedeutet, erscheint es als recht unzweckmässig,[2] einen bloss für die Empfindungsmodalitäten üblichen Ausdruck ohne Noth auf andere Verhältnisse zu übertragen. Man kommt schliesslich dahin, jede ursprüngliche Veranlagung des psychophysischen Lebewesens eine „specifische Energie" zu nennen. In der That

---

[1] Aehnlich Rosenthal im *Biol. Centralbl.* IV, 84.

[2] Es ist kennzeichnend, dass Stricker aus gleichem Grunde gerade umgekehrt das Wort Energie auf die Sinnesempfindungen beschränkt und mit Qualität noch Raum- u. Zeitsinn bezeichnet. *Sitzungsber. der Wiener Acad.* LXXV, 293.

nimmt Stumpf den Terminus auch für den Process der Verschmelzuug in Anspruch und spricht von „specifischen Energien höherer Ordnung" oder „specifischen Synenergien." „Unter einer solchen würden wir also verstehen eine in der Hirnstructur gründende bestimmte Art des Zusammenwirkens zweier nervöser Gebilde, wodurch jedesmal, wenn diese Gebilde die ihnen entsprechenden Empfindungen erzeugen, ein bestimmter Verschmelzungsgrad dieser Empfindungen miterzeugt wird." Wie gesagt: ohne Rücksicht auf die — übrigens angreifbare — sachliche Berechtigung wird man allein schon aus praktischen Gründen eine derartige Begriffsausdehnung verwerfen müssen.

Eine weitere Schwierigkeit verbirgt sich in der Frage, ob das Gesetz der specifischen Energien auf die Modalitäten der Sinneswahrnehmungen zu beschränken oder auch auf ihre Qualitäten auszudehnen ist. Das letztere hat v. Helmholtz gethan — wenigstens in physikalischer Beziehung, denn erkenntnisstheoretisch und physiologisch vertritt er bloss den Müller'schen Standpunkt.[1] Da aber die Verwandtschaft zwischen Müller's Gesetz: dass ein Sinnesnerv auf alle beliebigen Reize mit derselben Empfindung antworte, und der Helmholtz'schen Lehre, dass z. B. die einzelnenen Corti'schen Fasern von Schallwellen nur die aufnehmen, auf die sie gerade abgestimmt sind, eine sehr entfernte ist, so thut man gut, diese beiden Theorien ganz auseinander zu halten. In vollem Umfange hat Helmholtz übrigens seinen physikalischen Grundsatz nur beim Gehörssinn durchgeführt, weniger ausgiebig und besonders weniger glücklich beim Auge. Seine Farben-Theorie nämlich erklärt die folgenden Thatsachen nicht: die durch Polarisationsströme entstehenden Nachbilder, die Function der Stäbchen, die König'schen Erfahrungen an Augenkranken. Sie ist aber auch in der hier zu erörternden Beziehung unzureichend. Denn sobald man annimmt, dass sämmtliche Farbenunterschiede auf combinirten Erregungen dreier Fasergattungen beruhen, fügt man mit der „Combination" zu den Leistungen der drei Gattungen ein ganz neues Moment hinzu, welches das Gesetz durchlöchert. Während der Klang in sich die ihn zusammensetzenden Elemente (Grundton und Obertöne) als verschiedene hören lässt und die Accord die ihn bildenden Klänge, zeigen die Mischfarben auch dem geübtesten Auge keine Mehrheit von Componenten.

Was die übrigen Sinne angeht, so darf wohl auf die oben gegebenen Auseinandersetzungen zurückgewiesen werden; nur beim Hautsinn liegt die Sache anders. Da es sich nämlich darum handelt, die Beziehung unseres Gesetzes zu den Qualitäten innerhalb der Empfindungskreise auszumitteln, so fragt es sich zunächst, welche Empfindungen Modalitäten und welche

---

[1] von Helmholtz, *Phys. Opt.*[1] S. 194; *Thats. in der Wahrn.* S. 12.

Qualitäten beim Hautsinne sind — man sieht, es muss vorher ein anderes Problem gelöst werden. Das kann aber erst später geschehen.

3. So viel dürfte aus dem Vorangegangenen sich bereits ergeben haben, dass mit dem Begriffe der specifischen Energie eine hauptsächlich physiologische Thatsache umschrieben zu werden pflegt. Es hat daher seinen guten Sinn, nach ihrem Sitze zu forschen, so lange man sich auf gleichem Boden mit der herrschenden Anschauung stellen will. Offenbar nun sind drei Grundfälle möglich: die specifische Energie kann ihren Sitz in dem peripherischen Sinnesapparat oder in dem leitenden Nerven oder in dem Centralorgane haben, d. h. an einer dieser drei Stellen kann endgültig die Beschaffenheit der Empfindung bestimmt sein. Des Ferneren ist es denkbar, dass man den Sitz in alle drei Glieder des Gesammtverlaufes legt oder in je zwei, d. h. dass man aus dem Zusammenwirken von drei oder zwei Nervengebilden die Art der Empfindung bestimmt denkt. Aber wir werden nicht in eine, mit dem Gegenstande auch den Leser erschöpfende Besprechung aller dieser Möglichkeiten eintreten, sondern uns mit einem Ueberblicke begnügen.

Die Ansicht, dass dem leitenden Sinnesnerven allein die specifische Energie zukomme, ist in der neueren wissenschaftlichen Litteratur wohl nur einmal vertreten. Die Verschiedenheit der Wahrnehmungsmodalitäten soll nach Rudolf Arndt[1] durch chemische Verschiedenheit der Nerven zu Stande kommen, ähnlich wie die Differenz der Intensitäten auf Dichtigkeitsdifferenzen der Nervenfasern beruhe. Indessen, was Arndt zur Stütze dieser mit einem Grundsatze der heutigen Physiologie widerstreitenden Vermuthung anführt: das Sehroth und die optischen Wirkungen des Santonin und Atropin, die akustischen des Atropin und Nicotin, die tactilen des Ergotin u. s. w. — dies Alles lässt sich durch Verhältnisse in den peripherischen und centralen Apparaten (besonders Rückenmark) erklären. — Häufiger hat man denn auch die Nervenfaser in Verbindung mit dem centralen Endgebilde herangezogen.[2] Da aber kein einziger Beweis dafür erbracht ist, dass die gesuchten Unterschiede bereits in dem Leitungsnerven liegen, da vielmehr ziemlich sicher festgestellt ist, dass der Erregungsvorgang in allen Nervenfasern der gleiche ist,[3] dass ferner jeder centripetale

---

[1] Arndt, Art. Empfindung in Eulenburg's *Realencyclop.* S. 206.
[2] Joh. Müller, *Zur vergleichenden Physiol. des Gesichtssinnes.* S. 44. *Lehrb. der Physiol.*[4] II, 261; Mach in *Oesterr. Zeitschr. f. pract. Heilk.* 1873. S. 835; Blix in *Zeitschr. für Biol.* XX, 142; Hering in *Lotos* N. F. V, 115, IX, 21; *Sitzungsb. d. Wiener Acad.* 1889. I, 70. Theilweise auch Stumpf, *Tonps.* II, 107—111.
[3] Bernstein, *Die fünf Sinne.*[2] S. 103 und Fick, *Lehrb. der Anat. u. Phys. der Sinnesorgane.* S. 5. Weshalb, wie Fick meint, jede Aussicht auf Erklärung der Energien unter diesen Umständen schwinde, ist nicht recht verständlich.

Nerv mit einem bestimmten Theile des Centralorganes in anatomisch gegebener und unveränderlicher Weise verknüpft wird, so wird man wohl oder übel die Unterschiede zunächst im Centrum, ebenda wo die Empfindung ihre materielle Unterlage hat, suchen müssen.

Ganz vortrefflich ist, was der alte Ernst Heinrich Weber[1] in dieser Rücksicht bemerkt. Einen Einfluss des Leitungsnerven lehnt er ganz energisch ab und fährt dann fort: „Von dem Baue der verschiedenen Hirntheile, zu welchen sich die verschiedenen Sinnesnerven begeben, hängt es unstreitig mit ab, dass die durch die Sinneseindrücke veranlassten Bewegungen entweder auf eine besondere Weise oder gar nicht von unserer Seele aufgefasst werden.“ Noch zuversichtlicher sprechen sich die Neueren aus. Seitdem es gelungen ist, bei Thieren Rindenpartien von verschiedener Function, so genau es durch das Messer sich ermöglichen lässt, zu umgrenzen, scheint der Schluss auf eine specifische Fähigkeit solcher Regionen die naheliegendste Hypothese zu sein. „Weil mit der Abtragung der Sehsphaeren alle Lichtempfindung für immer aufgehoben ist, müssen innerhalb der Sehsphaeren und dort allein alle centralen Elemente, wenn man will alle Ganglienzellen gelegen sein, mit deren Erregung die Lichtempfindung verknüpft ist.“ (Munk a. a. O. S. 281.) Obwohl das „müssen“ vielleicht etwas allzu bestimmt klingt, kann doch jedenfalls zugegeben werden, dass die in dem Schlusssatze des Syllogismus enthaltene Aussage die bequemste Erklärung der Thatsache enthält. Allerdings ist die hierin verborgene Gleichsetzung von specifischer Energie und Wahrnehmungsmodalität keineswegs selbstverständlich. Es lässt sich wohl denken, dass bereits in dem Sinnesapparate die nervöse Erregung in ihrer Beschaffenheit fixirt und von den Rindenelementen nur reproducirt wird, d. h. dass sich peripherisches und centrales Nervenende in ihrer Function ähnlich verhalten wie Sprechvorrichtung an der einen, Hörvorrichtung an der anderen telephonischen Station.

Angenommen nun, die Ergebnisse der durch die Pathologie gestützten physiologischen Untersuchungen seien endgültig und der Sitz der specifischen Energien finde sich ausschliesslich in der Grosshirnrinde localisirt: inwiefern, wird man dann fragen, erleichtert der anatomische Befund die Annahme der anderen Wissenschaften? Augenscheinlich werden zu diesem Zwecke drei Thatbestände gefordert werden müssen: isolirter Verlauf der Nervenfasern vom Sinnesorgane zur entsprechenden Rindengegend, Besonderheiten in der Structur verschiedener Sphaeren, histologisch bestimmbare Grenzlinien zwischen den Sphaeren. Was den ersten Punkt betrifft, so kommt Golgi auf Grund seiner Forschungen zu dem Ergebnisse, „dass

---

[1] Weber in Wagner's Hdb. III, 2. S. 500 f., 506 f.

in den Centralorganen die Nervenfasern keinen unabhängigen und isolirten Verlauf beibehalten, sondern vielmehr die charakteristische Eigenschaft darbieten, dass sie eine Vielheit von Beziehungen zu Ganglienzellen zeigen".[1] „Man darf höchstens Gebiete vorwiegender und mehr direkter Ausbreitung annehmen, Gebiete also, mit welchen die von der Peripherie kommenden oder nach ihr gerichteten Nervenfasern einen innigeren oder direkteren Zusammenhang haben würden, als mit anderen unmittelbar benachbarten oder entfernteren Partien, welche zwar in Verbindung mit diesen selben Fasern stehen würden, aber in einer weniger direkten und innigen Weise". Gleichfalls negativ sind die neueren Untersuchungen über Besonderheiten in der Structur der einzelnen Bezirke ausgefallen; man fand die feinere Organisation aller Hauptwindungen unter sich identisch. Daher kann drittens von einer histologisch nachweisbaren Umgrenzung der Provinzen auf der Grosshirnoberfläche keine Rede sein. Nimmt man hinzu, dass eine gewisse Veränderlichkeit der Ganglienzellen besteht, wie sie oben zugegeben wurde und zur Erklärung der Verfeinerung von Sinneswahrnehmungen durch Uebung benöthigt wird, dass ferner die centrale Nervensubstanz activer Bewegungen fähig zu sein scheint,[2] so wird man Alles in Allem die anatomischen Resultate als ungünstig für die Hypothese der specifischen Energien bezeichnen müssen. Es ist jedenfalls nicht völlig sicher oder lückenlos nachgewiesen, dass die Unterschiede der Sinneswahrnehmungen unter sich lediglich auf einer Verschiedenheit centraler Elemente beruhen.

Deshalb ist es von Wichtigkeit, die Bedeutung der peripherischen Endapparate möglichst klar zu erkennen. Drei Vorstellungen hierüber sind denkbar. In dem Sinnesorgane werden verschiedene Endausbreitungen — man denke an die Retina-Mosaik und die Schneckenclaviatur! — gereizt, diese Erregungen werden fortgepflanzt und wiederholen sich, als Abklatsch jener ersten an der Peripherie, im Gehirne, wo entsprechende Endpunkte getroffen werden und unterschiedliche Empfindungen setzen. Eine zweite mögliche Anschauung ist durch Franz Boll[3] vertreten worden, welcher sagt: „Ich finde es einfacher, anzunehmen, dass die Qualität der Empfindungen sich schon in der Retina selber feststellt und dass die Seele ganz direkt an der Peripherie die verschiedenen Zustände der Sinnesnervenendigungen abliest, die dann nicht erst weiter nöthig. haben, innerhalb des Centrums

[1] Golgi im *Anatom. Anzeiger*. V. 426. Vgl. 396, 429 f., 427 f.
[2] Wiedersheim im *Anatom. Anzeiger*. V. 679. Die Beobachtung leidet freilich an Mängeln und bedarf dringend der Bestätigung.
[3] Boll in *diesem Arch.* 1877. S. 33 ff.

in einem besonderen Aufnahmeapparate registrirt und von diesem an die Seele zur Empfindung übermittelt zu werden." Was hieran richtig ist, wurde bereits früher von uns erwähnt; aber wie ein unmittelbares Bewusstwerden peripherischer Nervenprocesse denkbar sein soll, sagt Bull leider nicht. Ueber die weitere Entwickelung seiner Theorie, der zufolge die objectiven Veränderungen in den Endapparaten der Sinnesnerven identisch sein sollen mit dem Inhalte der durch sie erzeugten Empfindungen, gestatte man uns zu schweigen.[1] — Es bleibt eine dritte Vermuthung zu erwähnen, die indessen nur für den Hautsinn aufrecht erhalten werden könnte, so lange man das Vorhandensein besonderer Apparate für Druck, Temperatur und dergleichen in Abrede stellt. Sie zu prüfen, wird uns die Besprechung der Blix-Goldscheider'schen Punkte Gelegenheit bieten.

Im Allgemeinen angesehen scheint die Bedeutung der Sinnesorgane eine teleologische und zwar eine von den Reizen abhängige zu sein. Die Hauptgruppe der Reize hatten wir, wie erinnerlich, mittelbare genannt, weil sie zu ihrer Wirkung einer Umwandlung durch specifische, dem betr. Agens angepasste Hülfseinrichtungen am peripherischen Nervenende bedürfen; denn wenn am centralen Ende des N. acusticus ein Ton erklingt oder dem centralen Stumpfe des N. opticus eine Farbe vorgehalten wird, so setzt Beides keine Empfindung, ebenso wenig wie die in der Retina ausstrahlenden Opticusfasern durch Aetherschwingungen erregt werden. In der Umformung physikalischer Vorgänge zu Nervenreizen liegt also die Aufgabe der Sinnesorgane. Es entsprechen demnach den Unterschieden in den normalen äusseren Reizen die angepassten Unterschiede der Sinnesorgane, und den Differenzen innerhalb jeder Reizklasse die Differenzen innerhalb jeder entsprechenden Modalität, was selbst für den Geruchssinn von Ramsay und Haycraft erfolgreich nachgewiesen worden ist. Dieser zu Tage liegende Zusammenhang aber darf nicht unterschätzt werden, wie es von Seiten der subjectivistischen Zeichentheorie geschieht. Man darf nicht mit Joh. Müller alle Spielweite in die Hirncentren verlegen, denn alsdann wäre die wunderbar kunstvolle Anordnung der Sinnesapparate von dem naturwissenschaftlich-teleologischen Standpunkte aus ganz unverständlich. Nach der anderen Seite geht wieder Meynert[2] zu weit, wenn er

[1] Nicht ganz so unmöglich, aber für den nicht auf der Töpferscheibe des Materialismus abgedrehten Psychologen gleichfalls unannehmbar sind Wilhelm Müller's zwei „Leitungsstationen" in der Retina, von denen die eine mit den „Sehzellen", die andere mit den Bewegungs- u. „Denkzellen" in Verbindung stehen soll. S. Ueber die Stammesentwickelung des Sehorgans der Wirbelthiere. S. 52.

[2] Meynert, Psychiatrie. I, 126.

der Rindenzelle eine gleichmässige Empfindungsfähigkeit zuschreibt und die Differenzen in den anatomisch differenten Endorganen allein sucht.

4. Nunmehr naht sich der lange Weg, den wir haben zurücklegen müssen, seinem Ziel: wir gelangen jetzt zur Begriffsbestimmung der specifischen Energie. Johannes Müller's wesentlich erkenntnisstheoretische Definition gipfelte darin, dass die Empfindung bezeichnet wurde als Leitung eines Zustandes unserer Nerven zum Bewusstsein, veranlasst durch eine äussere Ursache. Der richtige Kern hierin ist der: es besteht keine Uebereinstimmung zwischen dem Wesen einer Wahrnehmung und dem Wesen physikalischer Vorgänge. Vergessen wir übrigens nicht, dass auch der Erregungsprocess im Nerven und sogar in der Ganglienzelle der Grosshirnrinde vollständig unvergleichbar mit dem psychischen Effecte ist und ein unmittelbares Ursachverhältniss im strengen Sinne des Wortes zwischen den beiden Factoren nicht gedacht werden kann. Nun wird jedoch mit den Müller'schen Bestimmungen noch etwas anderes, mehr Physiologisches als Erkenntnisstheoretisches ausgedrückt, was ebenso rückhaltslos anzuerkennen wir nicht in der Lage sind. Als nämlich die Grundverschiedenheit von Wahrnehmung und molecularer Bewegung in der Sinnesphysiologie anerkannt war und die gleichmässige Folge (d. h. die Muskelzuckung) von anscheinend verschiedenartigen Einwirkungen auf den motorischen Nerven an den Tag trat, zog man die Folgerung, dass jeder beliebige Reiz als Vehikel der z. B. in der Sehsubstanz ruhenden Kraft müsse dienen können. So gelangte man zu der hyperidealistischen Forderung einer völligen Unabhängigkeit zuerst der Modalität, später gar der Qualität der Wahrnehmung von der Beschaffenheit des Reizes. Wollen wir diesem zweiten, anfechtbaren Hauptgedanken der herrschenden[1] Theorie eine möglichst dehnbare Fassung verleihen, so können wir sagen: Unter specifischer Energie versteht man die Eigenschaft eines nervösen Gebildes, in Folge einer ihm eigenthümlichen physischen Beschaffenheit auf einen beliebigen Reiz hin eine Wahrnehmung in ihrer Eigenthümlichkeit zu bestimmen. Wir wiederholen aber zusammenfassend: was an diesem Lehrsatze richtig ist, ist die Thatsache, dass ein bestimmtes Nervengebilde immer nur eine bestimmte Wahrnehmungsart liefert, was Wundt mit Unrecht bezweifelt; falsch dagegen scheint zu sein, erstens dass ein und derselbe Reiz diese verschiedenen Empfindungen hervorbringe, denn er ist eben nicht ein- und derselbe, und

---

[1] Exner in Hermann's Hdb. II, 2. S. 207; Goldscheider, Die Lehre von d. specif. En. S. 1 ff; Blix in Zeitschr. f. Biol. XX, 141; Stumpf, Tonps. II, 106 u. 107 Anm.; Landois, Lehrb. der Physiol.[1] S. 862; Munk, Functionen der Grosshirnrinde.[1] S. 281.

zweitens, dass eine grössere Anzahl von Reizclassen (vor allem Sinnes- und
elektrischer Reiz) ein und dieselbe Wahrnehmungsart erzeuge, denn das
ist für die unmittelbaren Reize nicht erwiesen. Insbesondere fehlt der Beweis
dafür, dass auch die Qualitäten innerhalb einer Modalität an getrennte
Fasern und Ganglien gebunden seien, vielmehr ist es wahrscheinlich, dass
sie, von dem besonderen Reize abhängig, durch eine Verschiedenheit der
Nervenprocesse in den gleichen nervösen Elementen bedingt werden.

Somit treten an Stelle der zuletzt gegebenen Definition zwei einfache
Thatbestände: einmal die Zusammengehörigkeit gewisser physikalischer Vorgänge mit gewissen Sinnesapparaten und zum anderen die specifische Function umgrenzbarer Hirntheile. Fassen wir diese Erkenntniss kurz zusammen,
so erhalten wir folgendes Gesetz der specifischen Energien: Es
kommt einem jeden Sinnesapparate eine specifische Erregung,
jedem Grosshirnrindenbezirke eine specifische Function zu.
Eine dürftige Ausbeute! Aber alles, was darüber hinausgeht, ist vom
Uebel. So nützlich die Hypothese in ihrer älteren Fassung für den Fort-
schritt in sinnesphysiologischen Untersuchungen gewesen ist, so sicher steht
es fest, dass sie jetzt vorsichtiger und vielleicht am besten in der gegebenen
Form ausgesprochen werden muss.

In der gegebenen Formel sind freilich noch zwei Fragen enthalten,
die der Beantwortung harren, nämlich: welche unterscheidbaren Grosshirnrindenbezirke sensorischer Natur und wieviel Sinnesapparate giebt es?
Denn wenn die Wahrnehmungsmodalitäten durch die Beschaffenheit der
Nervencentren bestimmt sind, so werden so viele Modalitäten existiren,
wie es verschiedene Sphaeren auf der Rinde giebt, deren gesonderte Erregung möglich ist. Hierüber nun wissen wir, dass Sehen, Hören, Fühlen
bestimmte Regionen beherrschen und Schmecken und Riechen gleichfalls
gewissermassen „localisirt" sind. Ueber etwaige Abtheilungen für Tem-
peratur- und Schmerzwahrnehmungen sowie für Wollust, Schauer und dgl.
ist bisher nichts bekannt, und von eigenen Untersuchungen hierzu kann
erst an einer späteren Stelle berichtet werden.

Die entsprechende Unsicherheit besteht für die peripherischen Endapparate der letztgenannten Wahrnehmungsarten. Sie sind auf der Haut
nicht in anatomisch greifbarer Weise von einander geschieden, so dass die
Versuchung nahe liegt, sie einem einzigen überall in der Haut verbreiteten
Organe oder den sog. „einfach sensiblen" Nerven aufzubürden. Hiergegen
hat man jedoch schon frühzeitig auf Grund einer seelischen Thatsache Einspruch erhoben. Diese seelische Thatsache ist die Erfahrung der subjectiven Grundverschiedenheit gewisser Wahrnehmungsclassen, so der Druck-
und der Temperaturempfindungen. Man beachte, wie an diesem Punkte mit
den physiologischen Daten ein Befund der Selbstbeobachtung sich verwebt.

Weil im Gebiete des Hautsinnes der Schluss von besonderen Organen auf besondere Wahrnehmungen nicht gezogen werden kann, schliesst man umgekehrt von den besonderen Wahrnehmungen auf besondere Organe. Wonach beurtheilt aber die innere Erfahrung die Besonderheit einer Wahrnehmung?[1] Danach, dass jeder Uebergang von ihr zu einer anderen Modalität unmöglich, jedes Aehnlichkeitsverhältniss ausgeschlossen erscheint; nicht etwa nach dem Gesichtspunkte eines in Worte zu fassenden Unterschiedes, da ja die Seele über die hierfür erforderlichen negativen Vorstellungen nicht verfügt.[2] Indessen ruht dieses Urtheil keineswegs auf festen Grundlagen. Die Fülle der Mitempfindungen und namentlich der secundären Sinnesvorstellungen zeigt überraschend enge Zusammenhänge zwischen den Wahrnehmungskreisen, und aus Münsterberg's Untersuchungen wissen wir, dass in der That eine Vergleichbarkeit von Empfindungen verschiedener Modalitäten möglich und die Frage, ob eine abgetastete Entfernung dieser oder jener Lichtstärke mehr entspreche, nicht ganz und gar unsinnig ist. Wichtiger als alles das ist schliesslich der Umstand, dass auch diejenigen Empfindungen, die man unter physiologischem Gesichtspunkte als „specifische" zu bezeichnen sich scheut, im Lichte psychologischer Auffassung sicherlich „specifische Empfindungen" sind. So Kitzel, Schauer, Wollust, Hunger, Durst u. s. w.

Es giebt nun zu guter letzt noch ein Mittel, durch das die Wissenschaft den Umkreis der specifischen Sinnesorgane, bezw. Rindenbezirke abgesteckt hat, natürlich wiederum in Verquickung mit allen möglichen abseitsliegenden Theorien. Ich meine die „Objectivirung" der Wahrnehmungen. Wirkliche Sinnesempfindungen, so sagt man, sind diejenigen, die objectivirt werden, und bloss auf sie ist das Gesetz der specifischen Energien anzuwenden. Diesen Satz und vornehmlich den Begriff der Objectivirung zu zergliedern, ist die Aufgabe des folgenden Abschnittes.

III. Die „Objectivirung" von Wahrnehmungen.

A. Excentrische Projection.

1. Die Thatsache, dass Empfindungen nicht als Thätigkeit des Gehirnes, des Centrums, sondern in gewissen Fällen als Vorgänge in den übrigen Körpertheilen aufgefasst und somit

---

[1] Meissner in Zeitschr. für ration. Med. IV, 264; Helmholtz, Thats. in der Wahrn. S. 8; Funke in Hermann's Hdb. III, 2. S. 293 ff.; Valentin, Lehrb. der Physiol.[1] S. 4207.

[2] Mit den hierin angedeuteten Ueberlegungen scheinen mir Meissner's Ausführungen widerlegt.

aus ihrem eigentlichen „Sitze" heraus projicirt werden, bezeichnet man als die excentrische Projection.[1] Sie ist nicht, wie die Erholungsphilosophie mancher Naturforscher lehrt, etwas Ungewöhnliches, Seltsames, Unbegreifliches, vielmehr das Primitive und Natürliche. Aber sie umspannt nur einen Theil des Wahrnehmungsgebietes. Während gewisse Wahrnehmungen in die Objecte der Aussenwelt als deren Eigenschaften verlegt (externalisirt) werden, projiciren wir andere, so namentlich die elementaren Wahrnehmungen des Hautsinnes in die peripherischen Endorgane der Nerven, an diejenige Stelle, wo die erregende Ursache einwirkt. Diese Stelle kann natürlich sowohl an der Oberfläche wie im Inneren des Leibes gelegen sein, in Fällen Amputirter auch an Punkten, die garnicht mehr existiren.

Der Unterschied zwischen Externalisation und excentrischer Projection ist theoretisch kein specifischer, denn in beiden Fällen findet eine Verlegung ex centro statt und zwar einerseits in den Raumtheil welchen unser Körper ausfüllt, andererseits in die übrige Raumwelt. Aber für die thatsächliche Beurtheilung ist diese Differenz von entscheidender Bedeutung. Um es zunächst ganz populär auszudrücken: wenn ich die Farben eines Gemäldes beschaue, denke ich kaum je daran, dass ich das Roth, Grün, Blau u. s. w. empfinde, ich habe vielmehr das Bewusstsein: da draussen sind diese oder jene Farben. Bei einer Berührung oder Wärmereizung dagegen fühle ich mich sofort betheiligt. Wenn eine Stecknadel mir in die Hand gestochen wird, so schreibe ich den Schmerz mir zu und zwar dort, wo der Reiz einwirkte; sehe ich die Nadel an, so lege ich ihr die Attribute der Form und Farbe bei. Für die Erklärung hat man daran gedacht, dass viele bloss projicirte Wahrnehmungen den Charakter des Seltenen und Ungewöhnlichen tragen, wohingegen die externalisirten Wahrnehmungen einer regelmässigen Thätigkeit bestimmter Sinneswerkzeuge ihr Dasein verdanken. Daraus würde sich indessen höchstens die verschieden grosse Genauigkeit der Localisation ableiten lassen und überdies eine Menge von Widersprüchen entstehen, z. B. der Umstand, dass die excentrisch projicirten Berührungsempfindungen sehr genau, die externalisirte Wahruehmung eines Donnerschlages sehr ungenau localisirt werden.

Auf die richtige Art der Erklärung werden wir durch gewissenhafte Selbstbeobachtung und namentlich durch dynamometrische Untersuchungen

[1] Bernstein, Die fünf Sinne.[2] S. 9 u. S. 20 f.; Fischer, Theorie der Gesichtswahrn. S. 101 u. 104; Riehl, Phil. Krit. II, 1. S. 197. Durch Riehl's Berufung auf zweierlei Innervationsgefühle finde ich das „Gesetz" nicht „erläutert". Sehr lehrreich und von intimem Reize sind die tiefgründigen Analysen Souriau's in Rev. phil. XVI, 58 ff. Vgl. auch Bonatelli Ebenda. XVII, 172.

geleitet. Lässt man beispielsweise im Augenblicke einer Farbenempfindung das Instrument pressen und ein andermal im Momente einer Berührungsempfindung, so erhält man zwei Zahlen, von denen die zweite im Mittel 27·3 Procent grösser ist, als die erste. (Nach Beobachtungen an Hrn. Moll.) Auf mich selbst habe ich im Dunkelzimmer plötzliche Farbeneindrücke, Gehörs- und Druckreize einwirken lassen und folgende Durchschnittszahlen für die rechte Hand gewonnen.

Person	Datum	Reiz	Arith. M.	M. Var.	Anzahl der Vers.
M. D.	27./IX. 1891	Rothe Scheibe	30	2	5
		Händedruck links	49	3	5
S. X. 1891		Stimmgabel	25	1	5
		Händedruck links	47	2·5	5

Nach der genaueren, früher (S. 191) besprochenen dynamometrischen Methode gewann ich für f_0 den Mittelwerth + 0·05, bei dem Versuche mit der rothen Scheibe, deren Reizstärke jedoch nicht bestimmt war, für f_1, das also nicht den in der Theorie vorausgesetzten genauen Deutungswerth besitzt, — 0·03, beim Stimmgabelversuch — 0·01, beim Händedruck — 0·17. Mehr und sorgsamere Versuche anzustellen hinderten mich ungünstige äussere Umstände. Immerhin scheint sich schon aus den vorliegenden zu ergeben, dass die innigere Antheilnahme unseres Ich an vielen Wahrnehmungen des Hautsinnes auf der bei ihnen statthabenden stärkeren Allgemeinerregung des Muskeltonus beruht. Es werden demnach Empfindungen dann externalisirt, wann sie von einer geringen oder örtlich beschränkten Summe von Muskelarbeit begleitet sind; dann excentrisch projicirt, wann sie in höherem Maasse oder auf weite Strecken hin die Muskelkraft verstärken oder wenn man lieber will, durch diese verstärkt werden. Es liegt auf der Hand, dass im ersten Falle die durch Muskelcontraction und die übrigen anschliessenden Veränderungen geschaffenen Empfindungen erstens sehr schwach, zweitens weniger mit dem Gefühl einer Allgemeinthätigkeit des Organismus verbunden sind. Das Bewusstsein der Selbstbetheiligung an dem Vorgange wird also zurücktreten müssen gegenüber dem im anderen Falle vorhandenen Bewusstsein, wo der ganze Körper zu einer merkbaren Leistung veranlasst worden ist. Die Selbstbeobachtung scheint mir dieses Ergebniss zu bestätigen.

Im Anschluss hieran lassen sich bereits zwei der Gründe entwickeln, welche die Umtaufung der „Objectivirung" zur „Externalisation" rechtfertigen sollen. Der erste Grund ist der, dass der Begriff der Externali-

sation klarer und weniger umfassend ist. Gewöhnlich freilich denken wir
ja das, was unabhängig von uns zu sein scheint, auch als ausser uns, die
Objecte auch als externalisirt. Aber bei aller Anerkennung der Macht
dieser gewohnheitsmässigen Association muss doch darauf hingewiesen werden,
dass ein System nicht veräusserlichter Kenntnisse, so zu sagen eine Welt
ohne Aussenraum, denkbar bleibt. Man kann sich eine Welt vorstellen,
die objectiv wäre, ohne ausser uns zu liegen, und man findet sie bei gewissen Geisteskranken, die fremde Menschen in dem eigenen Körper vorhanden wähnen, zum Theil verwirklicht. Zweitens nun fliessen Objectives
und Subjectives nicht selten in einander über. Und zwar wird manchmal
Subjectives fälschlich für Objectives gehalten, so wenn wir uns die Gefühle
und Gedanken Anderer vergegenwärtigen; in dem Falle beispielsweise, wo
Jemand das Wort an uns richtet, nehmen wir nicht nur seine Stimme,
seine Mienen und Bewegungen objectiv wahr, sondern ebenso auch seine
Gedanken, die wir unweigerlich ihm, nicht uns zuschreiben. Umgekehrt
verwandeln sich manchmal objective Vorgänge in subjective Erlebnisse.
In jenen Augenblicken, von denen man nicht sagen kann, ob sie dem
seligen Selbstgenusse der Gottheit oder dem träumerischen Hindämmern
der Pflanzenseele gleichen, nimmt man die Eindrücke der Aussenwelt als
eigenste Erfahrung in sich auf: das Blau des Himmels, das Murmeln der
Quelle, der Duft der Blumen erscheinen dem in Weltvergessenheit Ver-
sunkenen als sein Eigenthum — das Aussen versinkt in das Innen.

2. So viel hier von dem Wesen und den Grenzen der Externalisation.
Die reine Externalisation hatten wir zu Anfang dieses Kapitels der reinen
Projection gegenübergestellt. Nun steht aber zwischen jener und dieser
ein Mittelding, das wir hyperexcentrische Projection nennen wollen.[1]
Das Musterbeispiel für sie ist Weber's Stäbchenversuch. „Wenn wir ein
Stäbchen gegen die Tischplatte stemmen, so haben wir sowohl an seinem
oberen Ende, dort wo die Finger es halten, eine Empfindung, als auch
an dem unteren Ende, dort wo das Stäbchen auf die Platte aufstösst."
(Gleichsam zwei Empfindungen an zwei durch die Länge des Stabes getrennten Orten. Wir haben es also hier mit einer Art Verlängerung der
excentrischen Projection, nicht etwa mit einer Externalisirung von scheinbar
unempfundenen Eigenschaften oder Vorgängen oder gar Gegenständen zu
thun. Wenn wir an einer verschlossenen Gatterthür rütteln, glauben wir
in einer einzigen Wahrnehmung die bewegten Mitteltheile und die beiden

---

[1] Weber in Wagner's Hdwb. III, 2. S. 483 ff.; Lotze, Med. Psych. S. 428 ff.;
Boehmer, Die Sinneswahrn. S. 283; Fick, Lehrb. der Anat. und Phys. der
Sinnesorgane. S. 47 ff.; Lipps, Grundthatsachen des Seelenlebens. S. 382; James,
Princ. of Psych. II, 38; Seydel in Vierteljahrsschr. f. wiss. Phil. XV, 20.

festen Endtheile zu empfinden; „selbst wenn man einen gespannten Faden
aus seiner Gleichgewichtslage entfernt, fühlt man nicht nur, dass er an
zwei Orten fixirt ist, sondern man hat auch eine fast unmittelbare Wahrnehmung von der Länge des Fadens, man vermag selbst zu beurtheilen,
ob man ihn in der Mitte oder nahe an einem Endpunkte berührt hat.[1]

Diese Beobachtung kann durch einfache Wandlungen zu einem lehrreichen Versuche umgestaltet werden. Befestigt man das Stäbchen unbeweglich an den Tisch, so fällt die Empfindung an seinem unteren Ende,
befestigt man es unbeweglich an den Finger, die Empfindung am oberen
Ende fort. Solche Veränderungen treten gelegentlich auch von selbst ein:
der am Griffe fest unschlossene Spazierstock vermittelt hauptsächlich die
Wahrnehmung des Pflasters, bleibt er aber zwischen zwei Steinen stecken,
so fühlen wir bloss den Druck in der Hand und nichts von der Beschaffenheit der Fuge. Während gesunde Zähne nur an dem freien Ende der
Krone Wahrnehmungen vermitteln, rufen wacklige Zähne sowohl hier wie
in der Zelle selbst bei jedem Biss eine Wahrnehmung hervor. Erweitern
wir den Stäbchenversuch noch mehr, indem wir mit dem oberen Ende des
Stäbchens einen Kreis beschreiben, so fühlen wir ausser der Drehung auch
die kleinen Excursionen, das seitliche Abheben und Aufsetzen des unteren
Endes. Hieraus leitete Weber eine Erklärung der hyperexcentrischen Projection ab. Da das Stäbchen in allen hinter einander von ihm eingenom-
menen Lagen in gewissen Richtungen Widerstand leiste, so urtheilen wir
nach Weber, dass am Vereinigungspunkte dieser Richtungen ein Widerstand leistender Körper befindlich sein müsse, der, weil er unbeweglich ist,
von dem beweglichen Stäbchen unterschieden wird. Die Fadenscheinigkeit
der Beweisführung ist ersichtlich: sie schiebt das, was zur Erklärung aus-
steht, fix und fertig in den Vordersatz hinein, um es dann aus dem Nach-
satze wieder hervorholen zu können. Denn bei jeder einzelnen Lage, die
das Stäbchen während der Rotation einnimmt, findet sich ja die Erscheinung der doppelten Empfindung, und der Umstand, dass die entferntere
Empfindung immer an ungefähr derselben Stelle bleibt, ist ein neben-
sächlicher.

Mit grösserer Wahrscheinlichkeit wird die Erklärung auf den Grundsatz zurückgreifen, dass wir an den meisten Bewegungserscheinungen nur
ihren Ansatz, nicht den Verlauf wahrnehmen. Das Sinnesurtheil über die
bei einem Drucke auf die Haut vor sich gehenden Veränderungen in der
Haut selbst, den Nervenendapparaten, den Leitungsfasern und dem Centralorgane, bezieht sich lediglich auf den Anfang der Molecularverschiebungen.
Liegt dieser Anfang nun ausserhalb der Haut, so ändert das offenbar nichts

---

[1] Lotze. a. a. O. S. 432.

an dem Sachverhalte. Die Schwingungen beginnen jetzt am unteren Ende
des Stäbchens und pflanzen sich durch Stäbchen, Haut, Endapparate, Faser
bis zum Hirne fort; wird nun in solchem Falle auch bloss der erste Au-
stoss der Vibrationen aufgefasst, so ist die Empfindung gewissermaassen
jenseits des eigenen Körpers localisirt. Daher verblassen die Empfindungen
am Stäbchen um so mehr, je weniger elastisch es ist, und die übrigen
erwähnten Beobachtungen beziehen sich lediglich auf gut schwingungs-
leitende Körper. Bei der gerüttelten Gatterthür wird die Vorstellung eines
Widerstandes auf diejenigen Punkte bezogen, in denen die durch die Lage-
veränderung entstehenden Linien zusammenstossen, also auf die zwei Punkte,
durch welche die Schwingung des bewegten Objectes mitbestimmt wird.

B. Entstehung der Externalisation.

1. Eine ziemlich verbreitete Ansicht[1] nimmt an, dass der Neugeborene
bei dem ersten Gebrauche der Sinne alle Eindrücke nur als eine Veränderung seines eigenen Empfindungszustandes auffasse und erst allmählich
durch Vergleichung und Auslegung gewisse Wahrnehmungen als Gegenstände oder Eigenschaften von Gegenständen deuten lerne. (Vgl. Weber
a. a. O. S. 562.) Ob hierbei eine von vornherein gegebene Anlage oder die
langsam sich entwickelnde Beziehung gleichzeitiger Gesichts- und Tast-
empfindungen auf ein und dieselbe Ursache die Hauptrolle spiele, bleibt
alsdann dem Belieben des Beurtheilers überlassen. Die Nativisten glauben
ohne ursprüngliche Elemente auch hier nicht auskommen zu können, während
die Empiristen jedes Ursprüngliche ablehnen.

Nach einer anderen Anschauung,[2] der wir uns anschliessen zu müssen
glauben, ist das Nachaussensetzen das Primitive und die Beschränkung auf ein Ich das Abgeleitete. Ebenso wie die sprachlichen Ausdrücke für seelische Erscheinungen der Körperwelt entnommen
sind, entsteht das Bewusstsein des Empfindungsactes aus der Thatsache
eines Empfindungsinhaltes. Auge und Ohr richten sich erst nach aussen,
dann nach innen. Solange Fremdwelt und Eigenkörper in einander fliessen,
gehört dieser jener an; aus dem Ganzen heben sich nacheinander die unbe-

[1] u. [2] Cabanis, *Rapport du physique et du moral.* Ed. Peisse, Paris 1843.
S. 114 ff.; Dilthey, *Realität der Aussenwelt. Sitzungsber. der Berl. Acad.* 31. Juli
1890. S. 996 u. 1011; Hoeffding, *Psychol.* S. 2—7; James, *Princ. of Psychol.*
II. 32; Kussmaul, *Unters. über das Seelenleben des neugeborenen Menschen.* S. 35;
Max Müller, *Vortr. über die Wissenschaft der Sprache.* II, 320; Pikler, *The
psychol. of belief in objective existence.* I, 50 ff.; Preyer in Pflüger's *Arch.* XI, 587;
Riehl, *Philos. Kriticismus.* II, 1. S. 195. Uphues, *Wahrnehmung u. Empfindung.*
S. 51—61.

einflussbaren Dinge, die beweglichen Glieder, der Zwang von aussen und
der Widerstand von innen ab. Es ist kein Zufall, dass Licht- und Be-
rührungsreize sofort nach der Geburt percipirt werden.

2. Ich habe während des Winters 1888/89 Gelegenheit gehabt, ein
Kind in seinen ersten vier Monaten fast täglich zu beobachten. Seitdem
unterliegt es für mich keinem Zweifel mehr, dass im Beginne des extrau-
terinen Daseins die Vorstellungen nicht als subjective Modificationen der
Sinnlichkeit auftreten, und es erscheint mir glaubhaft, dass auch zur Zeit
der intrauterinen Existenz die Wahrnehmungen der gehemmten Bewegung
objectivirt werden. Wer je gesehen hat, wie das kleine Kind dem Fusse
Nahrung anbietet, sich selber in den Arm beisst, die Bettkanten als Schmerz-
erzeuger und Schmerzträger schlägt, der kann kaum noch an eine Entwickelung von innen nach aussen glauben. Sogar das ureigenste Gefühl
des Schmerzes gilt vor der Hand als etwas Räumliches: es sitzt dort unten
an der Zehe, es wüthet in der mittleren Bauchgegend oder es quält die
Ohren. Der werdende Mensch verlegt nicht weniger den Schmerz in den
Leib, als er den Leib in den Schmerz localisirt. Und davon, dass er einer
speculativen Physiologie zu Liebe die Objecte für Zustände seines Nervenapparates halte, kann gar keine Rede sein. Denn die räumlich aufgefassten
Sinnesinhalte treten sehr spät (nach meiner Beobachtung gegen Ende des
dritten Monats) in ein Verhältniss zu den Sinnesorganen, welche letzteren
dann in das vorhandene Weltbild eingeordnet werden. Allgemach dämmert
schliesslich die Erkenntniss auf, dass das Bewusstsein in den Kopf hinein
gehört.[1]

Es fragt sich noch, in welchem Sinne bei diesem Werdegang zunächst Alles veräusserlicht, dann dieses und jenes verinnerlicht ist. Eine
dreifache Auslegung ist denkbar.[2] Man kann behaupten — und man hat
es wirklich gethan, — dass das subjective Bild mit dem objectiven Gegenstande verwechselt werde. Als ob das Kind den Regenbogen, nach dem
es greift, für seine Freude, der Affe sein Stichgefühl für die Laus und die
Laus für sein Stichgefühl halte! Nicht minder verkehrt nimmt sich die
Annahme einer Gleichheit von Wahrnehmungen und Dingeigenschaften
aus. Versteht man hierunter, dass z. B. die Farbe einem Objecte als zweites
Object anhafte, so gilt das eben Gesagte; meint man die Identität von
Eigenschaft als solcher und Empfindung, so lässt man sich durch den
sprachlichen Ausdruck zu der unsinnigen und nicht existirenden Vorstellung

---

[1] Stricker, Untersuchungen über das Ortsbewusstsein. *Sitzungsbericht der
Wiener Acad.* 1877. LXXV, 287—290.
[2] R. Seydel, *Vierteljahrschrift für wissenschaftliche Philos.* XV, 1. S. 3 ff.
S. Hansen, *Ebenda.* S. 53. 1891.

verführen, dass die Farbe sich selber percipire. Es bleibt die dritte Auslegung: die Dinge haben Eigenschaften, die wir in Empfindungen erkennen. Diese Auffassung entspricht nicht nur dem Urtheile des natürlichen Menschen, sondern geniesst auch in der Wissenschaft ein berechtigtes Ansehen. Aber sie bedarf von unserem Standpunkte keiner besonderen Würdigung.

3. Nach der vornehmlich von Zeller und Helmholtz ausgebildeten Theorie besitzt der Mensch a priori die Causalitätskategorie und sieht sich durch sie genöthigt, die Empfindungen als Wirkungen aufzufassen, auf Ursachen zu beziehen und als solche Ursachen äussere Objecte anzunehmen. Hiergegen ist einzuwenden, dass eine blosse „Beziehung" niemals im Stande sein kann, Bewusstseinszustände in räumliche Phaenomene umzuwandeln. Auch Erinnerungsbilder ruhen auf causaler Unterlage und werden trotzdem nicht externalisirt, alles Beziehen ist fruchtlos, so lange der objective Reiz fehlt.[1] Des Ferneren bleibt unerklärlich, wie aus der erschlossenen Realität einzelner Dinge die Vorstellung einer Aussenwelt überhaupt gewonnen werden kann. Endlich würde ein derartiger fictiver Logismus unserem Glauben an körperliche Objecte nur den Werth einer Hypothese belassen. Es entspricht aber nicht dem Zwangscharakter der Externalisation, wenn wir lediglich durch Unterordnung unter den Begriff der Ursache ein Aussen im Denken construirten. Daher haben Bain und Dilthey den Versuch gemacht, in den Erfahrungen der Krafthemmung und des Widerstandes gegen Bewegungen den Ursprung einer nothwendigen, unmittelbaren und eindeutigen Conception des Aussen nachzuweisen. Da dieser Versuch jedoch bloss unter der unbeweisbaren Voraussetzung der Gleichheit von Willen und Leben Gültigkeit besitzt, so kann er als ausreichend nicht angesehen werden.

Wir kommen daher auch auf dem Umwege der Kritik zu der vorgetragenen Lehre zurück, der zufolge das Aussen von Anfang an gegeben ist. Es wird weder durch causales Denken noch durch Triebgefühle erworben, sondern es ist da, noch ehe das Kind das Licht der Aussenwelt erblickt. Später gestaltet es sich zu einem Correlatbegriff des Innen, indem es zu einer bestimmten psychischen Qualität gewisser Vorstellungen wird. Was jedoch erklärt werden muss, ist die Entstehung der Subjectivität. Den ersten Schritt in ihrer Entwickelung bedeutet die Unterscheidung der unbeeinflussbaren Objecte von den eigenen Gliedern, deren Bewegungen jedem Impulse den erwarteten Gehorsam leisten. Einen eingeschlafenen Arm hält man so lange für etwas Fremdes, bis man sich von seiner Bewegungsfähigkeit überzeugt hat; beim Erwachen aus der Narcose gewinnt

---

[1] Fischer, *Theorie der Gesichtswahrnehmung.* S. 47, 51, 189; Aubert, *Physiologie der Netzhaut.* S. 9, spricht sogar von einer „Combination unserer Empfindungen mit der reinen Vorstellung vom Raume!"

man sich selbst gleichzeitig mit der ersten Willkürbewegung wieder. Das zweite Stadium beginnt mit dem Bewusstsein, durch Willensanstrengung Erinnerungsbilder wachrufen zu können, was bei dem Kinde etwa im dritten Lebensjahre der Fall ist, und von da ab geht es schnellen Schrittes vorwärts.

C. Thatsachen der Externalisation.

1. Gleichviel nun, wie es sich mit der Entstehung der Externalisation verhalten möge, ob sie primär oder secundär ist, auf der causalen Beziehung reproducirbarer und associïrbarer Vorstellungen oder auf dem kernhaften Triebleben sich gründet, — jedenfalls ist an ihrer Geltung für einen weiten Bereich der Erfahrung[1] nicht zu zweifeln. Der Umkreis dieses Bereiches lässt sich ohne grosse Schwierigkeit abstecken, sobald man an dem Begriffe „Externalisation" mit aller Schärfe festhält. Ich habe absichtlich diesen Ausdruck an Stelle der gebräuchlichen „Objectivirung" gewählt, weil es sich nicht um den Gegensatz von objectiv und subjectiv, sondern um den davon unterschiedenen Gegensatz zwischen aussen und innen handelt. Dazu kommt, dass die Bezeichnung passend für einen ähnlichen Vorgang in der Zeit gewählt werden muss. Denn wenn ich an Vergangenes zurückdenke (oder Künftiges vorausnehme), so externalisire ich dies gewissermaassen aus meinem gegenwärtigen Ich heraus. Gegenwart und Vergangenheit verhalten sich zu einander wie innen und aussen. Da man nun auf dem zeitlichen Gebiete sicherlich nicht von der Vergangenheit als von der Objectivirung sprechen kann, so empfiehlt sich auch aus diesem Grunde ein neuer Terminus. Im Uebrigen erfährt die erwähnte Analogie eine Einschränkung dadurch, dass die Raumanschauung eine continuirliche, die Zeitanschauung eine discontinuirliche Vorstellung ist, das heisst dass wir von demselben Standort aus uns zwar jeden Punkt im Raume als einen Endpunkt und als zusammenfallend mit einem Anfangspunkte denken können, aber einen zeitlichen Endpunkt in der Zukunft niemals als identisch mit einem Anfangspunkt in der Vergangenheit.

Dass zwischen Externalisation und excentrischer Projection sorgsam unterschieden werden muss, haben wir bereits gesehen. Die von mir wahrgenommene Farbe meiner Hand wird externalisirt, eine Berührung an ihr excentrisch projicirt. Aber ob ich das Wahrgenommene einer Thätigkeit

---

[1] Funke in Hermann's Hdb. III, 2. S. 300 f.; Goldscheider, Die Lehre von der specifischen Energie. S. 36; Henry, Rapporteur esthétique. Paris 1888. S. 9; Hoeffding in Fichte's Zeitschr. XCIV, 277; Melsmor in Zeitschr. für rationelle Med. IV, 266; Münsterberg, Beiträge zur exp. Psychol. Heft 2; Preyer in Pflüger's Arch. XL, 611.

in der Aussenwelt oder in dem Eigenkörper zuschreibe, das kann in einigen
Fällen zweifelhaft und der Erörterung werth zu sein scheinen. Die allein
entscheidende, die experimentelle Untersuchung darf jedoch nicht so geführt
werden, dass sie nur die äusseren Reize regelt und die inneren den zu-
fälligen organischen Veränderungen oder den uncontrolirbaren seelischen
Einflüssen überlässt. Denn sie würde Gefahr laufen, eine infolge gespannter
Aufmerksamkeit eintretende Sinnestäuschung gleich zu setzen mit einer
etwa durch Blutüberfüllung veranlassten Realempfindung. Es genügt also
nicht, wenn man beispielsweise folgendermaassen verfährt. In einem Dunkelzimmer erscheinen an bestimmter Stelle in unregelmässigen Zeitabständen
ebenmerkliche, gleichbleibende Lichtreize; die Versuchsperson hat anzugeben,
wann sie etwas zu sehen glaubt und das Gesehene für die Wirkung eines
objectiven Reizes oder für rein subjectiv hält. Sondern man müsste plan-
mässig zwischen objectiven und subjectiven Reizen abwechseln. Das ist
aber, soweit ich urtheilen kann, technisch nicht gut möglich, und daher
muss die aufgeworfene Frage in ihrer genauen Fassung fürs erste un-
beantwortet bleiben.

2. Das Sinnesurtheil über eine externalisirte Empfindung wird bei
Licht und Farben in der Weise gefällt, dass man denkt: der Gegenstand
ist hell oder ist roth. Diese Bezeichnung ist der einfachste Ausdruck für
die Thatsache, dass der betreffende Gegenstand mit derjenigen Beschaffenheit ausgestattet ist, welche die Strahlen zurückgeworfen werden lässt, die
bei dem normalen Menschen die Empfindung „roth" hervorrufen. Bei
Geruchs- und Geschmackswahrnehmungen giebt es nur die Projection in
Nase und Mund. Von Tönen glaubt man nicht, sie seien „Dinge" draussen,
aber doch, sie schlügen als aussen befindliche Wirkungen von Objecten an
unser Ohr: wir sagen nicht „dort ist ein Ton", sondern „der Ton kommt
von dort". Wiederum bleibt es gleichgültig, ob dies „dort" die Fremdwelt oder, wie beim Tauchen unter Wasser, bei gefüllten äusseren Gehör-
gängen, bei Kopfknochenleitung und so fort, der Eigenkörper ist. Die
Ampullennerven vermitteln lediglich ein Raum- und Richtungsgefühl.

3. Was die Temperaturwahrnehmungen betrifft, so kann man über
ihre Einordnung im Ungewissen sein. Die Sprachverführung legt eine
Identification des Wärmegefühls mit der Ofenwärme, noch mehr mit der
Körperwärme nahe. Zumal da wir Wärme und Kälte messen können,
sind wir geneigt, sie den Farben gleich zu behandeln. Indessen, schon die
naivste Auffassung bemerkt, dass Temperaturen uns nicht näher über die
besondere und bleibende Beschaffenheit eines Objectes belehren; die Wärme
einer gekochten Kartoffel und eines erhitzten Löffels verschafft dieselbe, die
gleiche Kartoffel nach einer halben Stunde eine verschiedene Temperaturwahrnehmung.

Von der Berührungsempfindung hat Meissner mit besonderem Nachdrucke behauptet, dass sie einen zwingenden Grund für die Seele in sich trage, die Vorstellung eines äusseren Objectes zu bilden.[1] Die Selbstbeobachtung scheint mir jedoch gerade das Gegentheil auszusagen. Dazu kommt, dass wir zwar von einem Dinge glauben, es sei roth, warm, mache Geräusch, rieche stark und schmecke süss, aber niemals, es sei „berührend“, um ein thatsächlich gar nicht vorhandenes Wort zu bilden. Erst die Combinationen von mehreren Tast- und Bewegungsempfindungen wie „rauh“ „glatt“, „stumpf“ werden einem Gegenstande als Eigenschaft beigelegt. Verbindet sich andererseits der Druck mit einem Widerstande gegen Bewegungen, so kann eine Art Externalisation eintreten, ohne welche Willenshemmung jedoch die Tastempfindung uns absolut nichts liefert als sich selbst d. h. ein rein subjectives Erlebniss. (Seydel, a. a. O. S. 14.) Der Muskelsinn[2] im allgemeinen wird von dem beherrschenden Bewusstsein der Eigenthätigkeit getragen und nur im Gebiete der Kraftwahrnehmungen unabweislich auf schwere Körper bezogen.

Besondere Beachtung verdient die Externalisation in dem Falle der Berührung zweier Körpertheile derselben Person.[3] Sind die Theile gleich temperirt, so soll nach Weber und Funke dasjenige Glied „objectivirt“ werden, das sich bewegt. Der Versuch lehrt jedoch, dass diese Behauptung nicht völlig zutrifft. Fahre ich mit der Innenfläche des linken Daumens über den gekrümmten Rücken oder auch über den Teller der rechten Hand, so nehme ich ausnahmslos die rechte Hand als Object wahr; streiche ich dagegen mit der Dorsalseite jenes convex gebogenen Daumens über die möglichst eben gelagerte Handvola, so tritt die Figur des Daumens in den Vordergrund des Bewusstseins. Welche Hand sich bewegt, ist gleichgültig, die Externalisation hängt von der ebenen oder gekrümmten Beschaffenheit der Oberfläche ab. Sind die Körpertheile ungleich temperirt, so wird der am meisten von der Körperwärme abweichende durch die Beurtheilung hervorgehoben, aber nur in Bezug auf seine Temperatur. So kommt die folgende merkwürdige Erfahrung zu Stande. Erwärmt man durch Zusammenpressen die Innenfläche einer Hand über die Norm und legt sie auf die Stirn, so empfindet man einerseits dort die Wärme, andererseits aber die Formen der Stirn. Eine Vermischung zwischen der Kühle der Stirn und der Wärme der Hand tritt niemals ein und erst der angestrengtesten Aufmerksamkeit gelingt es, hie und da etwas von der Kälte zu er-

---

[1] Hiergegen 1. Rosenthal, De energiis nervorum specificis. Berl. Diss. 1859. Seite 27.

[2] E. Leyden, Ueber die Sinneswahrnehmungen. S. 6 f. 1868.

[3] Weber in Wagner's Hdwb. III. 2. S. 802.

haschen. In allen anderen Beziehungen erweist sich die Richtung der Aufmerksamkeit als einflusslos.

4. Die sog. Gemeingefühle werden wir an anderer Stelle so ausführlich besprechen, dass hier eine kurze Andeutung über ihr Verhältniss zur Externalisation genügen dürfte. Bis zum Ueberdrusse liest man: die Gemeingefühle „werden lediglich als veränderte Zustände des Bewusstseins aufgefasst" (Funke S. 301), niemals „objectivirt" d. h. auf eine Ursache in der Aussenwelt bezogen, dadurch endlich von den Sinneswahrnehmungen unterschieden, dass sie uns nicht die Beschaffenheit eines Gegenstandes erkennen lehren. So viel Worte, so viel Fehler. Wenn ich mir die Hand verbrenne, so fühle ich den Schmerz ebenda und nicht im Bewusstseinsorgane — ganz so, wie bei einer einfachen Erwärmung der Hand die Temperaturempfindung dorthin projicirt wird. Zweitens. Ein Gemeingefühl wird nicht mehr und nicht weniger als eine beliebige andere Empfindung des Hautsinnes auf eine Ursache bezogen. So oft etwas meine Hand berührt oder kitzelt und schmerzhaft drückt, suche ich nach einer Veranlassung in der Aussenwelt. Von einer unfehlbaren obgleich „fehlerhaften" Verlegung der Qualität in das Object, von einem sondenmässigem Eindringen in die Erscheinungen ist hier freilich keine Rede. Aber auch nicht beim Riechen, Schmecken und bei der einfachen Berührung. Und im Uebrigen fehlt eine derartige Externalisation nicht ganz, denn wir sprechen von einem schmerzhaften Lichte, wir neigen dazu, die Schärfe des Schwertes als seine Schmerzqualität zu betrachten, wir kennen ein Juckpulver u. dgl. m. Ausserdem würde der so oft herangezogene, aber wie man sieht nicht absolute Wortmangel doch nur beweisen, dass die unbenannten Processe einen geringen Erkenntnisswerth besitzen und deshalb eine häufige Bezeichnung und Verwendung im Gedankenaustausch nicht erfordern. Trotz dieser Auffassung bleibt die Bedeutung der Antheilnahme des Ich vollkommen zu Recht bestehen. Wir lächeln mit Lotze über den „Zahnschmerz, den Niemand hat" und wir vergessen nicht, wie oft die stärkeren Grade der Gemeingefühle den allgemeinen Lebenszustand des Subjectes derart afficiren, dass sogar die Localisirung fehl schlägt oder kaum versucht wird. Der dritte Punkt erledigt sich durch das, was oben von den Temperaturwahrnehmungen bemerkt wurde: ebensowenig wie die Leistung des Temperatursinnes belehrt uns die des Gemeingefühles über die bleibende und auszeichnende Eigenschaft eines Dinges.

5. Zur näheren Erläuterung der Externalisation mögen einige lose angereihte Bemerkungen gestattet sein.

Wem der Unterschied zwischen der unbewussten, unmittelbaren, mit der Empfindung verschmolzenen Raumvorstellung und dem bewussten, in-

tellectuellen Process des Ursachesuchens klar geworden ist, der wird
verstehen, dass der letzterwähnte Vorgang für die Entwickelung der „Gemeingefühle" eine gewisse Bedeutung besitzt. Denn das Individuum findet
beim Suchen nach der Ursache des Schmerzes, Juckens und dgl. sie zum min-
desten ebenso oft im eigenen Körper wie in fremden Objecten; bei Hunger,
Durst, Ekel und dgl. ausschliesslich in sich. Hierdurch zum ersten wächst
das Begleitbewusstsein der Subjectivität, auf das mit Vorliebe hingewiesen
zu werden pflegt.[1]

Zum zweiten wissen wir, dass den externalisirten Wahrnehmungen
nur eine geringe oder örtlich beschränkte Muskelarbeit entspricht und
demgemäss bei ihnen das Gefühl der Selbstbetheiligung zurücktritt. Oder,
was dasselbe sagen will: ihnen fehlt nicht selten jede Färbung durch Lust
bezw. Unlust. Aber das trifft doch bloss für Licht- und Tonempfindungen
zu und kann somit nicht zu Gunsten der üblichen Trennung von Sinnen
und Gemeingefühlen geltend gemacht werden; Riechen und Schmecken
nämlich sind immer von Lust oder Unlust durchsetzt. Worauf es indessen
für die Lehre von der Externalisation noch mehr ankommt, ist dies:
dass der Sachverhalt als ein Ergebniss aus der Betheiligung der Muskelthätigkeit erkannt wird. Ganz im Vorübergehen möchte ich auch eine
später zu erweisende Verschiedenheit der Beuger und Strecker andeuten
und auf das Ritter-Rollet'sche Phaenomen verweisen.

Des Ferneren kommt die zeitliche Dauer der Nachempfindungen
in Betracht. Die Nachempfindung eines starken Geschmackes kann Tage,
die eines Schmerzes Stunden lang dauern, während Reize anderer Gruppen
kurze Folgen dieser Art nach sich ziehen. Die Zweckmässigkeit dieser
Einrichtung im Verhältniss zur Externalisation leuchtet ein. Noch er-
sichtlicher ist sie bei einer Vergleichung der Structur und Bewegungsfähigkeit eines Sinnesorganes mit der ihm gestellten Aufgabe der „Objectivirung." Derjenige Apparat wird offenbar zur Externalisation in hohem
Maasse geeignet sein, dessen Theile erstens einzeln gereizt, zweitens willkürlich gegen und miteinander verschoben werden können. Das Auge vermag wegen dieser seiner beiden Vorzüge die Objecte nebeneinander, in
räumlicher Veränderung und als unabhängig von der in Bewegungen ausgedrückten Eigenthätigkeit aufzufassen. Die ersten beiden Punkte werden
uns in dem Abschnitt über den Aussenraum näher beschäftigen; daher

---

[1] Bain, The senses and the intellect. S. 364 ff.; Dreher, Die Bewegung vom
Standpunkte der Psycho-Physiologie. „Die Natur." XL, 10. S. 109; Fick, Lehrb.
der Anat. und Physiol. der Sinnesorgane. S. 10; James, Princ. of Psych.d. II, 31;
Helmholtz, Tonempfindungen.' S. 101; Ladd, Physiol. Psychol. S. 387; Lieb-
mann, Ueber den obj. Anblick. S. 67 ff.; Schopenhauer, Satz vom Grunde.
S. 58; Sergi, Psychol. physiol. S. 187.

hier nur über den letzten Punkt noch etwas. „Wenn ich das Auge nach rechts bewege und der Gegenstand geht nicht mit, so gewinne ich in meiner denkenden Erfahrung das Bewusstsein einer Unabhängigkeit von meinem Willen." (Dilthey S. 995.) Die Beobachtung, dass die Drehung unseres Kopfes auf eine gesetzmässige Weise die Stärke der Klangempfindung abändert, führt uns zu der Vermuthung, dass die Ursache des Schalles an demselben Orte bleibe, mithin ausser uns existire.[1] Die Sinnesapparate hingegen, die den erwachsenen Menschen nicht zur ausgeprägten Externalisation zwingen, sind so eingerichtet, das daselbst weder die eigene Bewegung noch die Bewegung der wahrzunehmenden Objecte eine hinreichend bemerkbare Abänderung der Empfindung hervorbringt. (Weber S. 485 und 490.)

Ist es nöthig, dass ich zu guterletzt der Untersuchung noch hinzufüge, dass die Begriffe Externalisation und Realität der Aussenwelt sich nicht decken? Zu der vollsten sinnlichen Lebendigkeit der Gesichtshallucinationen muss noch ein Mehr hinzutreten, damit ihr Gegenstand für wirklich, ja noch mehr: für vollwerthig mit der übrigen Wirklichkeit gehalten werde Ich sah einmal bei dem Besuche eines Irrenhauses einen hallucinirenden Melancholiker, der mir gegenüber nach seiner Frau jammerte, obwohl er allnächtlich durch Sinnestäuschung sie zu sehen, zu hören und zu fühlen wähnte. Ich machte den naheliegenden Einwand: weshalb er sich nicht mit diesen nächtlichen Begegnungen zufrieden gebe? Ob seine Frau ihm denn nicht leibhaftig erschiene? „Doch, ganz leibhaftig," versetzte er, „aber es ist doch ganz etwas Anderes."

IV. Die Eintheilung der Wahrnehmungen.

A. Die Eintheilungsgründe im Allgemeinen.

1. Die bisherigen Betrachtungen haben uns den Weg geebnet, den die wissenschaftliche Erörterung über Art und Zahl der Sinne betreten muss. Der jetzige Zustand ist einfach unhaltbar. Denn die meisten Forscher haben die Schwierigkeiten dieses Grundproblemes der Sinnesphysiologie in weitem Bogen umgangen, sich mit der altehrwürdigen Zahl Fünf oder dem modernen Wechselbalge Sechs begnügt und im Uebrigen von dem tröstlichen „u. s. w." den ausgiebigsten Gebrauch gemacht. Aber an ernstlichen Bemühungen, Klarheit in das Gewirr der Thatsachen zu bringen, mangelt es in hohem Grade.

---

[1] Neueste Litter. über das Erkennen der Schallrichtung bei Titchener im *Mind.* Nr. LXIV. S. 528.

Fast ausnahmslos schliesst sich die wissenschaftliche Eintheilung der
Wahrnehmungen an die im Leben übliche Aufstellung von Sinnesklassen
nach Maassgabe getrennter anatomischer Apparate[1] an. Auge,
Ohr, Nase, Mund laden in der That dazu ein; aber sobald wir die Haut
in Betracht ziehen, beginnen die Schwierigkeiten sich aufzuthürmen. Da
nämlich die Haut den Sitz der Vermittelung zweier grundverschiedenen
Qualitätenkreise, der Berührungs- und Temperaturwahrnehmungen, bildet,
geht bei dem „Hautsinn" die sonst vorhandene Gleichheit von Apparat und
Sinnesmodalität in die Brüche. Ausserdem ist nur die Empfindung der
Wärme und Kälte an die Haut und die histologisch im Ganzen mit ihr
identische Schleimhaut gebunden, während Druck auch in den Eingeweiden,
am Periost, kurz: an hautlosen Stellen percipirt wird. Deshalb und weil
der Drucksinn so ziemlich dem ganzen Körper gemein ist, hat man ihn
wohl als wahres Gemeingefühl aufgefasst, damit jedoch zugleich die
gewöhnliche Terminologie verlassen. Ebensowenig verwendbar ist Delboeuf's
Classification in allgemeine, besondere und gemischte Sinne. In die erste
Gruppe soll der Temperatursinn gehören, „s'exerçant uniquement par des
organes adventices, c'est à dire (?!) répandus uniformément sur tout le
corps", in die zweite Gesicht, Gehör, Geruch, und in die dritte Gruppe
die Berührungsempfindung, „ayant à son service des organes permanents,
mais donnant aussi lieu à la formation d'organes adventices". An dieser
Eintheilung scheint mir mehr der Reichthum der Wortbildung als die Tiefe
der Einsicht bewundernswerth zu sein.

Auf einem ähnlichen Gedankengange beruht der öfters unternommene
Versuch, von den vier oberen Sinnen die Haut- und Gemeinempfindungen
als solche abzutrennen, die fast über den ganzen Körper verbreitet sein
und durch die Identität der Erregungsherde zusammenhängen sollen.[2] Indessen ist hiermit die Thatsache nicht vereinbar, dass z. B. der Ekel deutlich in Gaumen und Schlund localisirt wird. Mit grösserer Berechtigung
könnte man meines Erachtens die anatomische Sonderung auf der Grosshirnrinde in Anspruch nehmen und diejenigen Empfindungsarten, die
eigene Bezirke besetzen, als „centralisirte" von den übrigen „acentralisirten"
scheiden. Allein unsere mangelhafte Kenntniss der Rindensphären erlaubt
gegenwärtig nicht eine strenge Durchführung dieses Gesichtspunktes.

---

[1] Enoch, Der Begriff der Wahrnehmung. S. 7; Beaunis, Les sensations
internes. S. 1; Funke in Hermann's Hdb. S. 290; Delboeuf, Théorie générale
de la sensibilité. S. 80 u. 81.

[2] Kröner, Das körperliche Gefühl. S. 31. Gegen ihn Kuelpe in der Vierteljahrsschr. für wissenschaftl. Philos. 1887. S. 429.

2. Vielversprechend sieht auch der Anschluss au die Lehre von
deu specifischen Energien aus.

Was zunächst das Merkmal der Externalisation betrifft, so ist seine
Unverwerthbarkeit vielleicht durch die früheren Auseinandersetzungen dargethan. Desgleichen genügt die Trennung „specifischer" Wahrnebmungs-
klassen [1] in der inneren Erfahrung strengeren Anforderungen nicht. Denn
einerseits sind — ein Beispiel unter vielen! — Hunger und Wollust ebenso
heterogene Modalitäten wie Hören und Sehen, andererseits verbinden sich
Riechen und Schmecken ebenso innig wie die Empfindungen der Berührung
und des Kitzels.

Versuchen wir es daher mit der Mannigfaltigkeit der physiologischen
Reize. Hr. Wundt [2] hat mit Hülfe dieses Gesichtspunktes eine Reihe
beachtenswerther Sätze gewonnen. Er theilt im Allgemeinen nach äusseren
und inneren Reizen die Empfindungen in Sinnes- und Gemeinempfindungen
ein. Hiermit steht jedoch in Widerspruch, dass bekanntermaassen Gesichts-,
Gehörs- und Wärmewahrnehmungen aus inneren Reizen entstehen können
und in ihrer völligen Gleichartigkeit mit den in den entsprechenden
Apparaten von aussen her erzeugten Wahrnehmungen die von Wundt
beliebte Unterabtheilung der „Organempfindungen" hinfällig zu machen
scheinen. Es ist doch wohl nicht erlaubt, die Wärmeempfindung, wenn
sie zufällig nicht durch die Sonnenstrahlen, sondern durch Blutüberfüllung
zu Stande kommt, zu einer besonderen Organempfindung zu stempeln.
Auch die weitere Classification in mechanische (Druck, Gehör) und chemische
Sinne (Temperatur, Geruch, Geschmack, Gesicht) giebt zu Bedenken Anlass. Sind nicht mechanische und chemische Processe im Grunde beide
Bewegungsvorgänge? Und lässt sich die Behauptung beweisen, dass bei
der physiologischen Leistung des Temperatursinnes „eine tiefer greifende
chemische Transformation" erfolgt?

Eine etwas abweichende Eintheilung könnte von der oben gegebenen
Classification der Reize in mittelbare, doppelsinnige und unmittelbare Gebrauch machen oder die Empfindungen in zwei grosse Gruppen scheiden,
je nachdem sie einer besonderen peripherischen Einrichtung bedürfen oder
nicht, und innerhalb der ersten Gruppe zwischen Wahrnehmungen theilen,
die wie Gesicht, Gehör, Geschmack auch durch Erregung des Nervenverlaufes entstehen, und solchen, bei denen wie bei Geruch, Getast und dem
Temperatursinn es nicht der Fall ist. Allein die Mängel eines derartigen

---

[1] Stumpf, Tonpsychol. II. 47. Ueber Geschmack u. Geruch: Fick, Lehrb.
der Anat. u. Physiol. der Sinnesorgane. S. 192; Brücke, Vorlesungen über Physiol.⁴
II, 243; v. Vintschgau in Hermann's Hdb. III, 2. S. 146 f. u. 207 f.
[2] Wundt, Physiol. Psychol.³ I, 290—297.

Gesichtspunktes springen in die Augen, sobald man sich unserer früheren Auseinandersetzungen erinnert. Soweit wir also auch den Blick umhersenden mögen: nirgends scheint eine vollbefriedigende Lösung auf Grund der Energien-Theorie sich darzubieten.

3. Nur weniger Worte bedarf die Kritik für den Standpunkt, der die Wahrnehmungen nach dem Grade der Gefühlsbetheiligung classificiren will.[1] Schon Fries theilt ein in Lebensempfindungen, bei denen die Wirkung auf Lust und Unlust überwiegt, und in Organempfindungen, bei denen stufenweise die Sinnesanschauung wächst; und er hat die Gründe hierfür mit sorglich feiner Hand gezeichnet. In der That kann nicht geleugnet werden, dass die mit deutlichen Gefühlen verbundenen Wahrnehmungsklassen bloss einen unbestimmten Beitrag zur Erkenntniss der Gegenstände liefern, durch deren Wirkung sie entstehen. Auch werden, wie schon Aristoteles für den Geschmack bemerkt, die Differenzen unter den Qualitäten eines Sinnes durch die daran geknüpften Gefühle merklicher, als sie an sich würden. Hiermit stimmt sehr gut überein, dass die höheren Sinne sich bereits durch äusserst schwache Reizungen erregen lassen und nach quantitativer wie qualitativer Hinsicht die feinsten Abstufungen auffassen. Ihr Reich ist unschwer übersehbar, weil völlig systematisch und am weitesten von lebentragenden Functionen entfernt.

Das Alles scheint in bester Ordnung zu sein. Aber es verhilft uns leider nur zu ganz allgemeinen und schwankenden Begriffen. In dem Augenblicke, wo dieser Eintheilungsgrund auf Einzelheiten angewendet werden soll, versagt er: ich erinnere beispielsweise an die lebendigen, tiefgreifenden Gefühle, die den Sehact begleiten können, oder an die geringe Gefühlsbetonung, die unter Umständen an einen körperlichen Schmerz sich anschliesst. Ueberhaupt herrscht in Sachen Lust-Unlust eine so erhebliche Unsicherheit,[2] dass auf diesem Boden nicht gut bauen ist. Auch Henry's

---

[1] Ch. Henry in *Compt. rend de l'Assoc. franç. pour l'avancement des sciences.* 1888. S. 1073 u 1095; Fries, *Psychische Anthropol.* 1837. S. 112 f.; Riehl, *Philos. Kriticism.* II, 1. S. 86 ff., 68, 77.

[2] Selbst A. Riehl ist den seit Jahrhunderten auf der Gefühlslehre lastenden Gefahren nicht entgangen. Er gebraucht das Wort Gefühl in vier himmelweit verschiedenen Bedeutungen, nämlich: 1. für das Active in der Empfindung, 2. für Lust-Unlust, 3. für Berührungsempfindung, 4. für die Empfindungen des Rauhen, Glatten und sogar des Kitzels. Diese vier Begriffe bilden dann die „vollständige Induction" zum Beweise, dass jede Empfindung zugleich eine Gefühlsseite habe. Das heisst doch geflissentlich leeren Schall über's Haberfeld schicken! Und noch schlimmer wird die Unklarheit an einer späteren Stelle, wo ein „Princip der Identität des Bewusstseins" an Stelle des sachlich nöthigen „Principes des Bewusstseins der Identität" eingeführt und die Verwirrung in drei anderen ähnlichen Ausdrücken fortgesetzt wird.

Versuch, die Dynamometrie für unsere Frage nutzbar zu machen, wird
kaum von Erfolg gekrönt werden. Ich wenigstens wüsste nichts mit seinen
beiden Classificationen anzufangen. In der einen zählt er vier Empfindungsarten auf, entsprechend 1. Ton, Licht, Druck, Arbeit, 2. Farbe, Geruch,
Geschmack, 3. Form, 4. Temperatur; in der anderen stellt er den dyna-
mogenen und den inhibitorischen Typus auf, welcher letztere nur durch
die Temperaturempfindungen vertreten sein soll.

4. Raum und Zeit sind ferner als Eintheilungsgrund angesprochen
.worden.[1] Gilt der Raum als Maassstab, so kann man die geometrischen
Sinne Gesicht und Getast von den übrigen Sinnen der reinen Qualität
unterscheiden; stützt man sich auf die zeitlichen Verhältnisse, so fasst man
die höheren Sinne zusammen, weil sie in der Zeit sehr scharf begrenzt
sind, d. h. fast augenblicklich mit der Einwirkung auf das peripherische
Organ entstehen und nicht viel länger fortdauern als die Einwirkung. Die
Wahrheit zu sagen, nützt uns der erste Gesichtspunkt blutwenig. Denn
der räumliche Charakter des Sehens und Fühlens beruht auf interpretativen
Muskelempfindungen und nicht auf einer wesenhaften Eigenschaft der genannten Modalitäten; ferner giebt uns auch das Ohr Kenntniss von den
räumlichen Beziehungen der Dinge. Allerdings führt die blosse Berufung
auf die Zeit auch nicht weiter, aber sie enthält wenigstens einen richtigen
Ansatz. Insofern nämlich Kitzel, Schauder, Schmerz merklich später als
die Reizung aufzutreten und bedeutend länger als sie anzuhalten pflegen,
kennzeichnen sie sich in interessanter Weise. Jedoch zur Aufstellung eines
allumfassenden Zeitsinnes oder gar noch eines aus Raum- und Zeitsinn
entspringenden „Geschwindigkeitssinnes" liegt wahrhaftig kein Bedürfniss
vor. Zwar ist Wort und Begriff des Sinnes im Laufe der Zeiten durch
fortgesetzten Missbrauch so verdorben worden, dass an einer Rettung zur
Genauigkeit verzweifelt werden muss, aber dessenungeachtet bleibt eine
Erweiterung der „Sinne" überflüssig.

Das Ergebniss unserer Umschau ist also ein wesentlich negatives.
Abgesehen von der eben besprochenen Eintheilung haben wir drei Haupt-
eintheilungen kennen gelernt, die man füglich die anatomische, physiologische und psychologische nennen kann. Die anatomische gründet sich
auf das Vorhandensein ausgebildeter Sinnesorgane wie Auge und Ohr, die
physiologische auf die Lehre von den specifischen Energien, die psychologische auf die Gefühlsbetheiligung seitens der Seele. Jede von ihnen hat
einen wunden Punkt, den aufzudecken unser Bestreben gewesen ist, und
keine von ihnen entspricht den folgenden beiden, doch wohl maassgebenden

[1] Weber in Wagner's Hdwb. III, 2. S. 493; Fick, Lehrb. der Anat. und
Physiol. der Sinnesorgane. S. 9 f. u. 12.

Anforderungen: dass nämlich die Classification einmal auf anatomisch-physiologischen Verschiedenheiten ruhe, zum andern psychische Differenzen zwischen den Wahrnehmungen der einzelnen Gruppen aufzuzeigen vermöge. Vielleicht verdient daher die nunmehr vorzuschlagende Eintheilung den Vorzug vor den übrigen, obwohl ihre Begründung hier nur mit wenigen Worten gegeben werden wird.

5. Es giebt eine Classe von Empfindungen, in welche das Lebensgefühl, das Wohl- und Uebelbefinden und diejenigen körperlichen Gefühle gehören, für die kein bestimmter Ort als Sitz angegeben werden kann. Wir wollen sie, um den zutreffenden, aber missverständlichen Ausdruck „Gemeingefühl" zu vermeiden, „Totalwahrnehmungen" nennen. Ueber ihnen erheben sich die localisirbaren und auf je ein Organ concentrirten „Organempfindungen" wie Hunger, Durst, Ekel, Wollust. Dann folgen andere Wahrnehmungen, die durch Ausstrahlung einer Gehirnerregung zu entstehen scheinen; wir bezeichnen sie als Irradiationsempfindungen. Ihre psychologischen Merkmale sind: dass sie neben anderen, meist Getastempfindungen auftreten, auf Partien und Empfindungsmodalitäten sich ausdehnen, die vom Reize nicht getroffen wurden, starke Reflexe hervorrufen und in keinem abgestuften Verhältnisse weder zur Reizstärke noch zur Reizdauer stehen. Hierhin gehören Kitzel, Schauder und die meisten Synaesthesien. Drittens kennen wir Wahrnehmungen, deren Reize unmittelbar durch Leitung und Erregung begrenzter Nerven in eine bestimmte Sphaere der Grosshirnrinde gelangen: sie mögen Centralempfindungen heissen und durch Sehen, Hören, Riechen, Schmecken dargestellt sein. Endlich nun bilden sich bestimmte Wahrnehmungen durch Summation im Rückenmarke: die Summationsempfindungen. Diese Art der Entstehung werden wir ausführlich für Berührung, Druck und Schmerz wahrscheinlich zu machen suchen; hier genüge als Beispiel der Temperatursinn. [1]

Es wird sich bei der Besprechung der Nachempfindungen zeigen, dass bei schwachen Temperaturreizreihen die Nachempfindung sich nicht unmittelbar an die „primäre" Empfindung anschliesst, sondern durch eine „Empfindungspause" von ihr getrennt ist. Das ist die erste Thatsache, die auf eine Summirung deutet. Wir werden ferner eine Verlangsamung der

[1] Wichtigste Litteratur, ausser der bereits früher citirten: Landois, Lehrb. der Physiol.' 772 u. 829; Hermann, Lehrb. der Physiol.' 392, 395; Wundt, Physiol. Psychol.' I, 114 f.; Naunyn u. Remak, Arch. f. Psychiatrie. IV, 760—765; Osthoff, Die Verlangsamung der Schmerzensempfindung bei Tabes. Erlanger Diss. 1874; Hertzberg, Beiträge zur Kenntniss der Sensibilitätsstörungen bei Tabes, Erlanger Diss. 1875; Kuelpe in Vierteljahrsschr. für wissenschaftl. Philos. XI, 456—459; Goldscheider, Berl. Physiol. Gesells. 1890/91. Nr. 1,2. S. 5 f.

Temperaturwahrnehmung unter normalen und pathologischen Umständen kennen lernen. Man kann sich drittens leicht davon überzeugen, dass erst nach mehrfacher Application oder nach längerer Andauer von Wärmereizen mittlerer Grade die Reflexe auftreten. Es unterliegt endlich keinem Zweifel, dass nach einer Reihe von starken Temperatureinwirkungen plötzlicher Schmerz hereinbrechen kann. — Alle vier Erscheinungen besitzen aber nun ihr Analogon in anderen Summationsphaenomenen. Das Verhältniss zwischen secundärer und primärer Empfindung ist ebenso für die Berührung von Goldscheider wie für die Temperatur von dem Verfasser entdeckt worden. Die verlangsamte Leitung ist für den Schmerz seit vielen Jahren bekannt. Von den elektrischen Nervenreizen glauben einige, dass erst eine Reihe von Inductionsschlägen den Reflex auslöst, von den mechanischen Reizen wissen wir, das z. B. beim Coitus erst nach längerer Andauer derselben die Ejaculation eintritt. Was den vierten Punkt betrifft, so entspricht er den von Naunyn gemachten, von Rosenbach bestätigten pathologischen Erfahrungen. — Die Erklärung wird sich herkömmlicherweise auf das Rückenmark beschränken und am bequemsten wohl an die vielfach (von Bechterew, Weise, Flechsig u. A.) bestrittene Lehre Schiff's anknüpfen, wonach die Schmerzbahn oder allgemeiner: die Summationsbahn in der grauen Substanz verläuft. Goldscheider detaillirt den Vorgang in ansprechender Weise: „Die hinteren Wurzeln gabeln sich im Rückenmark in eine doppelte Bahn, indem die in den Hintersträngen aufsteigenden Fasern Collateralen abgeben, welche in die graue Substanz eintreten und deren Verästelungen in solche von cellulären Elementen eingreifen. Die Erregung verläuft somit einmal in der langen Bahn dem Bewusstseinscentrum zu und trifft andererseits auf eingelagerte Zellen, welche die Erregung nicht einfach fortleiten, sondern zunächst nur in einen veränderten Erregbarkeitszustand gerathen. Erst wenn mehrere Erregungen hinter einander auf diese Art zur Zelle gelangt sind, wird die aufgespeicherte Energie in Arbeit umgesetzt; die Zelle sendet nun selbst Erregungen aus, welche gleichfalls, aber auf der andern Bahn, zum Centrum gelangen." [1]

An dieser Stelle sei eine kleine Abschweifung von dem strengen Gange der Darstellung erlaubt, weil sie Gelegenheit bietet, eine interessante Beobachtung mitzutheilen und eine ergötzliche Illustration zum Gesetze der „Duplicität der Fälle" zu liefern. Bei meinen Untersuchungen über das Verhältniss von primärer zu secundärer Empfindung experimentirte ich auch mit den Nachbildern des Gesichtssinnes. Bereits im Herbste 1890 konnte ich meinen Zimmernachbar im Munk'schen Institute, Hrn.

_____

[1] A. a. O. S. 5.

Dr. Rawitz, darauf aufmerksam machen, dass sehr oft zwischen der ersten Lichtempfindung und dem positiven Nachbilde eine Empfindungspause zu beobachten ist. Aber um nähere Aufklärungen zu gewinnen, benutzte ich im folgenden Winter schwache, kurze Lichtreize und zu deren Herstellung den an einem photographischen Apparate befindlichen Steinheil'schen Verschluss. Dieser durch Druck auf einen Gummiballon anszulösende Verschluss besteht aus zwei dünnen Stahlplatten, in deren Mitte kreisförmige Löcher ausgeschnitten sind; die Platten können in entgegengesetzter Richtung so an einander vorbeigeführt werden, dass für eine zwischen 0·01 und 1 Sec. variirbare Zeit die beiden Ausschnitte über einander zu liegen kommen und damit dem Lichte den Durchtritt gestatten. Die Versuche mit diesem sehr einfachen Hülfsmittel wurden an mehreren Objecten, bei wechselnder Beleuchtungsstärke und unter verschiedener Belichtungsdauer ausgeführt. Ihr Ergebniss war, dass zweifellos zwischen der Reizempfindung und dem positiven Nachbilde sich ein empfindungsloses Intervall einschiebt.

Litterarisch lag damals meines Wissens nur der Aufsatz von Lustig und von Vintschgau[1] vor, der sich mit der Messung der Zeit beschäftigt, „welche das positive Nachbild braucht, damit jene Deutlichkeit erreicht werde, welche nothwendig ist, um dasselbe mit Sicherheit wahrnehmen zu können". Die Verfasser vertreten die alte Lehre von dem allmählichen Uebergange der Wahrnehmung zum Nachbilde. Erst 1891 erschien eine Abhandlung von Carl Hess,[2] die nicht nur eine der obigen ähnliche Ansicht vertritt, sondern auch — und deshalb sprach ich vorhin von der Duplicität der Fälle — sich auf genau dieselben Versuche mit dem gleichen Apparate stützt. Hr. Hess hat obendrein die Zeitdauer des Intervalles auf $1/_2$ bis $1/_3$ Secunde festgestellt. Aber er bezeichnet dieses Intervall nicht als empfindungslos, sondern als eine von einem ersten negativen Nachbilde ausgefüllte Phase. Seiner Erfahrung zufolge werde nach dem primären Lichteindrucke ein kurzes negatives Nachbild wahrgenommen, auf das dann rasch das bekannte positive folgt, um seinerseits nach mehreren Secunden durch ein zweites negatives Nachbild abgelöst zu werden. So viel ist also übereinstimmend festgestellt worden, dass das positive Nachbild nicht einfach „aus der Fortdauer und dem allmählichen Abklingen der durch den Lichtreiz im Sehorgane hervorgerufenen Erregung erklärt werden" darf. Ob nun jedoch eine Empfindungspause oder eine negative Phase dazwischen liegt,[3] wird von anderen Forschern festgestellt werden müssen.

[1] v. Vintschgau und Lustig in Pflüger's Archiv. XXXIII. 494.
[2] Hess in Pflüger's Archiv. II., 196, 200, 207.
[3] Dieser Unterschied ist derselbe, wie der oben zwischen intermittirender und continuirlicher Nachempfindung hervorgehobene.

Die Hess'sche Ansicht stimmt sicherlich mit der vorgetragenen Eintheilung der Wahrnehmungen besser überein als meine eigene Anschauung.
Denn nach der letzteren läge die unwahrscheinliche Vermuthung nahe,
dass auch das Sehen zu den Summationsempfindungen gehöre, obgleich
freilich zur Glaubwürdigkeit dieser Vermuthung die Untersuchung von
Reihen von Gesichtsreizen gehören würde. Im anderen Falle würde die
Thatsache nichts mit der Classification der Empfindungen zu thun haben.
Wie weit man aber auch die Gruppe der Summationsempfindungen mag
ausdehnen oder wie eng man sie mag fassen wollen, jedenfalls wird ihre
Existenz und die Zugehörigkeit des sogenannten Tastsinnes zu ihr angenommen werden dürfen.

Wie der uns hier nur beschäftigende Tastsinn im Besonderen einzu-
theilen ist, wollen wir nunmehr untersuchen.

B. Besonderes über den Drucksinn.[1]

1. Von vornherein lassen wir die auf der Haut auftretenden Irradiationsempfindungen des Kitzels und Schauders, den Schmerz ferner und die
Temperaturwahrnehmung ausser acht. Sie sind einem Drucksinne nicht
unterzuordnen, allenfalls — mit Ausnahme des Schmerzes — dem richtig
verstandenen Hautsinne.[2] Denn wenn die Psychologie nicht mit evidenten
Schattengrössen operiren will, muss sie an der wirklichen Bedeutung ihrer
Bezeichnungen festhalten. Nichtsdestoweniger rechnet z. B. Eulenburg
zum Drucksinne einerseits Orts- und Raumsinn, anderseits „qualitative
Empfindungen", innerhalb deren er Tast- nämlich Druck- und Temperaturwahrnehmungen sowie die cutanen Gemeingefühle des Kitzels und Schmerzes
unterscheidet. Dass aber der Schmerz thatsächlich keine Unterabtheilung
des Drucksinnes bildet, obwohl er in vielen Fällen aus einer Steigerung
der Druckwahrnehmung hervorzugehen scheint, ergiebt sich aus folgenden
drei Gründen. Die sogenannten brennenden Schmerzen, z. B. die durch

---

[1] Béclard, Traité élémentaire de physiol. humaine.[4] 1870. S. 938; Bronson
in The medical Record. Nr. 1041. S. 425 ff.; Erb, Lehrb. der Nervenkrankheiten.
S. 179; Eulenburg, Lehrb. der funktionellen Nervenkrankheiten.[1] S. 13; Funke
in Hermann's Handb. III, 2. S. 289; Goldscheider in diesem Archiv. 1885.
S. 88 f.; Hermann, Lehrb. der Physiol.[8] S. 452; Landry in Arch. gén. de méd.
1852. Ser. 4. Bd. XXX. S. 39; Valentin, Lehrb. der Physiol.[3] II, 2. S. 162.

[2] Von „Sensibilität" zu sprechen vermeide ich mit Absicht, da das Wort durch
den Unfug, der mit ihm getrieben wird und der, wie mir scheint, durch Bordeus
Diss. de sensu (Montpellier 1742) begonnen wurde, in Verruf gekommen ist. Vgl. auch
Robin et Béraud, Éléments de physiol. I, 140; Richet, Recherches cliniques et
exp. sur la sensibilité. S. 226 ff.

Urethritis in der Harnröhre entstehenden enthalten keine Spur einer Druckempfindung. Man bemerkt zweitens bei den durch mechanische Eingriffe erzeugten Schmerzen neben diesem Gefühl und zwar als von ihm verschieden den Druck. Die Pathologie kennt drittens Fälle von Anaesthesie ohne Analgesie und von Analgesie ohne Anaesthesie.

Auch die Temperaturwahrnehmungen müssen als eine eigene Gruppe aufgefasst werden, da sie der inneren Erfahrung unwidersprechlich als solche erscheinen. So bleiben also für den Augenblick nur diejenigen Qualitäten übrig, die man mit den Ausdrücken Berührung, Druck, Tasten, Fühlen und ähnlichen zu belegen pflegt.

2. Die primitivste Qualität des Hautsinnes ist die einfache Berührungsempfindung. Man erhält sie, wenn man mit dem ziemlich breiten und abgerundeten Ende eines nicht zu kalten noch zu warmen Gegenstandes leicht die Haut betupft. Ihre beiden kennzeichnenden Merkmale sind negativer Natur; sie bestehen darin, dass sie einerseits ohne Hülfe anderer Organe als der Haut und ihrer Nerven zu Stande kommt, andererseits nicht externalisirt wird. Positiv kann man allerdings noch von ihr aussagen, dass sie leicht in das Gefühl des Kitzels übergeht; aber das ist weniger wichtig. Bedeutsamer ist die Frage nach einer angemessenen Bezeichnung.[1] Die gewählte entspricht weder dem besonderen Wesen dieser Empfindung noch der Beschaffenheit des Reizes, sondern begreift nur die sichtbaren Umstände, unter denen eine irgendwie beschaffene Einwirkung stattfinden kann. Trotzdem darf sie vielleicht beibehalten werden in Rücksicht darauf, dass unter den gebräuchlichen Ausdrücken kein besserer sich befindet und von Neubildungen in anderer Beziehung ausreichender Gebrauch gemacht werden wird.

Die Berührungsempfindung ist von der Druckempfindung zu trennen: jene entspricht der sensibilité superficielle, diese der sensibilité profonde der Franzosen.[2] Eine solche Scheidung ist von Bernstein, Erb, Goldscheider angenommen, von Mendelssohn und Bronson als berechtigt nachgewiesen, von Fick und Funke mit Bewusstsein verworfen worden.[3] Gewiss bleibt die Reizung durch Berührung wie durch Druck qualitativ die gleiche und ändert sich bloss quantitativ. Aber die entsprechenden seelischen Zuständlichkeiten erscheinen im Sinnesurtheil als verschiedenartig. Bei der Empfindung des Contactes verhält sich das Subject

---

[1] Meissner, Beiträge zur Anat. und Physiol. der Haut. S. 28; Derselbe in Zeitschr. für ration. Med. IV, 274.

[2] Richet, Recherches sur la sensibilité. S. 228 f. Landry (a. a. O.) unterscheidet „tact" und „tact attentif."

[3] Weniger einleuchtend ist Brown-Séquard's Polemik im Journ. de physiol. VI, 613.

durchaus passiv, bei derjenigen des Druckes in demselben Sinne activ wie bei den Perceptionen durch Sehen und Hören. In phylogenetischer und ontogenetischer Entwickelung geht der Contactsinn dem Drucksinne sicherlich voraus. Und während der erste ohne Hülfe der tiefer gelegenen Theile, vor allem der Muskeln ausgeübt wird, treten bei dem zweiten die Muskeln unter der Form eines Widerstandes in Thätigkeit: daher kommt es dann, dass die denkmässige Auslegung der Druckempfindung zur Widerstandswahrnehmung und -Vorstellung führt. Ebenbürtig steht der Druckempfindung die Empfindung des Zuges zur Seite, die beispielsweise erzeugt wird, wann durch Ziehen an den Haaren die Haarbälge gedehnt werden. Sobald endlich an Stelle der Spannungen ausgeführte Bewegungen sich mit dem Drucke verknüpfen, erhalten wir die Tastempfindung. Sie vermittelt uns den Einblick in Form und Beschaffenheit der abgetasteten Gegenstände, sie ist es, die uns Härte und Weichheit kennen lehrt.

Je mehr nun die Thätigkeit der Muskeln und ihrer Anhänge, der Sehnen, Bänder, Gelenke, sich in den Vordergrund drängt, desto weiter entfernen wir uns von der Tastempfindung und desto näher kommen wir einem Wahrnehmungscomplex, der gewöhnlich „Muskelsinn" genannt wird. Da seine Zergliederung uns später ausführlich beschäftigen wird, genüge hier die Einordnung in den Zusammenhang des Hautsinnes. Es ist jetzt klar geworden, an welcher Stelle er seinen Platz findet: er baut sich ebenso auf der Tastempfindung auf, wie diese auf der Zug- und Druckempfindung und diese wiederum auf der einfachen Berührungsempfindung.

3. Soll die Uebersichtlichkeit der dargelegten Verhältnisse durch eine genaue Benennungsweise erhöht werden, so ist die Einführung einiger neuen Ausdrücke nicht zu umgehen. Schon die Lehre von den durch mechanische Reizung der Haut gelieferten und durch die Thätigkeit des Bewegungsapparates bereicherten Wahrnehmungen ermangelt eines eigenen Namens. Ich erlaube mir, hierfür das Wort „Haptik" in Vorschlag zu bringen, das im Anschluss an Optik und Akustik gebildet und von dem Verbum ἅπτομαι abzuleiten ist. Desgleichen bedürfen wir eines Ausdruckes für die an Bewegungen gebundenen und daher innerlich zusammengehörenden Eindrücke des Tast- und Muskelsinnes: vielleicht findet der von ψηλαφάω (betasten, contrectare) abgeleitete Terminus „Pselaphesie" einigen Anklang. Wenn wir uns sonst mit den üblichen oder wenigstens leicht verständlichen Bezeichnungen begnügen, so erhalten wir folgendes Schema:

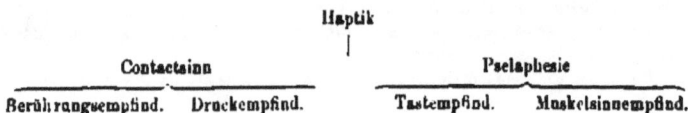

Haptik
|

Contactsinn　　　　　　　　　　Pselaphesie

Berührungsempfind.　Druckempfind.　　　Tastempfind.　Muskelsinnempfind.

C. Zusammenfassender Rückblick.

1. Es dürfte zweckmässig sein, einen Rückblick auf die positiven Ergebnisse der bisherigen Erörterungen zu werfen, ehe wir in die Einzeluntersuchung eintreten.

Erkenntnisstheoretisch betrachtet sind die Empfindungen Zeichen für die Vorgänge der äusseren und der inneren Welt, psychologisch angesehen lassen sie sich in ihren Inhalt und in den Act des Empfindens zerlegen. Dieser ist im eminenten Sinne ein Bewusstseinsvorgang, für jenen tritt die Eigenthätigkeit zurück. Will man nun Wahrnehmung von Empfindung scheiden, so ist das Merkmal der Zusammengesetztheit das zweckmässigste, und da es scheint, dass je einfacher eine Sinnesvorstellung ist, d. h. je mehr sie sich der Empfindung nähert, sie desto stärker die Betheiligung des Bewusstseins hervortreten lässt, und dass umgekehrt diese Betheiligung um so mehr verdrängt wird, je zusammengesetzter die Wahrnehmung ist, so nennen wir Empfindung eine vom Bewusstsein der seelischen Eigenthätigkeit getragene Sinnesvorstellung einfachster Natur, Wahrnehmung eine Sinnesvorstellung zusammengesetzter Natur, bei der die Betheiligung des Subjectes zurücktritt.

Die Empfindung ist keine Grösse. Ihre Haupteigenschaft ist die Intensität; die Qualität wird erst bei der Wahrnehmung, die natürlich auch der Intensität nicht entbehrt, bedeutungsvoll. Der Gefühlston steht nicht neben, sondern unter den beiden genannten Attributen. Damit eine Wahrnehmung entstehe, muss sie eine Merklichkeitsschwelle überschreiten, damit sie von anderen gleichartigen unterschieden werde, die Grössen-, die Raum- und die Zeitschwelle überschreiten. Sie ist nicht ein isolirter Vorgang, der ein einziges Organ, einen einzigen Nerven, eine einzige Rindensphaere betrifft, sondern sie gleicht dem Tone, der aus der ganz in Schwingungen versetzten Aeolsharfe des menschlichen Organismus am lautesten hervorklingt.

Für die Psychologie des Hautsinnes besitzen Mitempfindungen, Reflexe und Nachempfindungen eine besondere Wichtigkeit. Von den echten Mitempfindungen sind die unechten zu trennen, nämlich Begleitempfindungen, secundäre Erinnerungsbilder und Empfindungsreflexe. Die wahren Mitempfindungen gliedern sich wie folgt:

Mitempfindungen

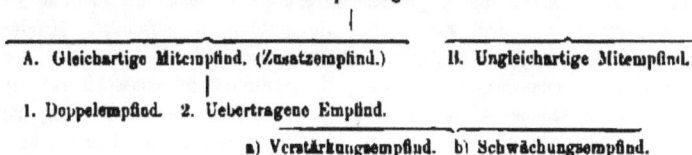

A. Gleichartige Mitempfind. (Zusatzempfind.)   B. Ungleichartige Mitempfind.

1. Doppelempfind.   2. Uebertragene Empfind.

a) Verstärkungsempfind.   b) Schwächungsempfind.

16*

Die von uns gegebene Eintheilung der Reflexe lautet:

Reflexe

	A. Reiz unbemerkt		B. Reiz bemerkt	
1. Reflexe unbemerkt,	2. Reflexe bemerkt.		1. Reflexe unbemerkt,	2. Reflexe bemerkt,
3. Reflexe bemerkt und von kinogener Empfindung begleitet.			3. Reflexe bemerkt und von kinogener Empfindung begleitet.	

Bei den Nachempfindungen endlich hat man zu unterscheiden:

Nachempfindungen

homonome		heteronome
continuirlich intermittirend		continuirlich intermittirend

2. Empfindungen wie Wahrnehmungen sollen von dem Gesetze der specifischen Energien beherrscht sein. Die Zergliederung des in möglichst weiter Fassung aufgestellten Lehrsatzes lässt zunächst die Vorstellung eines „beliebigen Reizes" nicht ungerügt. Alle äusseren Processe bestehen aus der Summe mehrerer Reizclassen und bieten den verschiedenen Sinnen verschiedene Seiten dar; theoretisch giebt es daher keine einzige Wahrnehmung auf Anlass eines der besonderen Nerventhätigkeit heterogenen Reizes. Dieser Satz gilt sowohl für die Reizung motorischer wie sensibler Nerven; die von Helmholtz (Optik 191) vorgenommene Uebertragung der Wirkungen jener auf diese wird dadurch noch fehlerhafter, dass die quantitativen Unterschiede der Muskelzuckungen nicht mit den qualitativen Unterschieden der Wahrnehmungsclassen zu vergleichen sind. In Wirklichkeit fallen denn auch alle behaupteten und zu Gunsten der Hypothese verwertheten Thatsachen in nichts zusammen. Zuzweit erhebt sich die Frage, welches nervöse Gebilde die Eigenschaft der Empfindung vorweg bestimmen mag. Zur Auswahl stehen bereit: peripherisches und centrales Nervenende sowie der Verbindungsnerv. Wie wir wissen, findet der peripherische Apparat seine Aufgabe darin, aus den physikalischen Vorgängen diejenigen herauszusuchen, an die er angepasst ist, und sie derart umzuformen, dass sie den Verbindungsnerven zu erregen vermögen. Der Nerv seinerseits thut nichts anderes als diese Erregung fortzupflanzen; er besitzt eine so wenig selbständige Bedeutung, dass er selbst die durch den Inductionsstrom in ihm hervorgerufene Erregung wahrscheinlich nicht direct zum Centrum mit dem Erfolg einer Empfindung hinaufsendet. Minder abhängig von der Thätigkeit des Sinnesorganes scheint die Function der centralen Nervenausbreitung zu sein. Es existiren muthmaasslich auf der Grossbirnrinde Sphaeren mit nur einer sensorischen Function, Bezirke, die zwar in ihrer anatomischen Structur nicht unterscheidbar und kaum scharf

abgrenzbar, jedenfalls aber von vornherein gegeben und unveränderlich sind. An sie gelangt nun ausschliesslich der im Sinnesorgan fertiggestellte und vom Nerven übermittelte Erregungsvorgang, denn von den etwaigen psychischen Effecten directer materieller Reizung der Rindenelemente unter normalen Verhältnissen haben wir nichts zu berichten.

Was demnach an der herrschenden Theorie der specifischen Energien richtig ist, beschränkt sich darauf, dass ein bestimmtes Nervengebilde immer nur eine bestimmte Wahrnehmungsart liefert, falsch dagegen ist, dass ein und derselbe Reiz diese verschiedenen Wahrnehmungen hervorbringen könne und dass eine Mehrheit von Reizclassen (besonders Sinnes- und elektrischer Reiz) ein und dieselbe Wahrnehmungsart erzeuge. Es bleiben aber wohl zu Recht bestehen die specifische Erregung, die jedem Sinnesapparate, und die specifische Function, die jedem Grosshirnrindenbezirke zukommen.

3. Excentrische Projection heisst die Thatsache, dass Empfindungen nicht als Thätigkeit des Gehirns, des Centrums, sondern in gewissen Fällen als Vorgänge in den übrigen Körpertheilen aufgefasst werden; Externalisation die Thatsache, dass gewisse Wahrnehmungen in die Objecte der Aussenwelt als deren Eigenschaften verlegt werden. Die Erklärung beider Erscheinungen gewinnt eine Handhabe in der verschiedenartigen Betheiligung der Muskelthätigkeit, ohne damit freilich ein eindeutiges Ursachverhältniss festzusetzen. Entwickelungsgeschichtlich geht die Externalisation der excentrischen Projection und diese wieder der Localisation voraus. Bewege ich meinen Arm und stosse mit der Hand an ein Object, so fällt die letzte Bewegungsempfindung zeitlich mit einer Berührungsempfindung zusammen, ist aber das Object meine eigene Stirn, so entstehen zwei Berührungsempfindungen, die mehr weniger gut localisirt werden können.

Der Unterschied zwischen Externalisation und excentrischer Projection, so wichtig er auch ist, darf doch nicht als Eintheilungsgrund der „Sinne" verwertet werden. Wir haben vielmehr eine andere Classification vorgeschlagen, die folgende Theile umfasst. 1. Totalempfindungen (Wohl- und Uebelbefinden u. dgl.), 2. Organempfindungen (Hunger, Ekel, Wollust u. dgl.), 3. Irradiationsempfindungen (Kitzel, Schauder u. s. w.), 4. Summationsempfindungen (Temperatur, Schmerz), 5. Centralempfindungen (Riechen Schmecken, Hören, Sehen). Die Haptik im Besonderen schliesslich zerfällt in den Contactsinn und die Pselaphesie, von denen jener die Berührungs- und !Druckempfindungen, diese den Tast- und Muskel„sinn" umspannt.

Druck

Untersuchungen über den Temperatur-Sinn.

I. Die Stellung des Temperatursinnes.

A. Der Temperatursinn ein einheitlicher Sinn.

1. Was ein „Sinn" sei, ist wegen der mit diesem Ausdrucke verbundenen Unklarheit schwer zu sagen und vielleicht auch nicht von hervorragender Wichtigkeit. Im Allgemeinen und für unseren besonderen Zweck mag es genügen, das Wort Sinn gleichbedeutend mit der Bezeichnung Wahrnehmungsmodalität zu gebrauchen.

Von den Wahrnehmungsmodalitäten nun haben wir angenommen, dass sie dem Gesetze der specifischen Energie gehorchen d. h. sowohl einen specifischen Reiz für ihren Sinnesapparat als auch einen abgegrenzten Bezirk auf der Grossbirnrinde besitzen. Was den ersten Punkt in seiner Anwendung auf den Temperatursinn betrifft, so ist an seiner Richtigkeit nicht zu zweifeln; in Bezug auf den zweiten Punkt stehen wir freilich zunächst einem mit sieben Siegeln verschlossenen Buche gegenüber. Trotzdem werden wir die Temperaturwahrnehmungen wohl als vom Gesetze der specifischen Energien beherrscht ansehen dürfen.

Wie wären also von vornherein geneigt, die Geltung der — streng physiologisch, nicht psychologisch gefassten — specifischen Energie mit dem gesammten Umfang der Temperaturempfindungen in Deckung zu bringen. Läge es so, dass zweifellos der Temperatursinn einen Qualitätenkreis mit zwei Qualitäten, Kälte- und Wärme-Empfindung, darstellte, dann würde die Entscheidung nach den im allgemeinen Theile entwickelten Grundsätzen erfolgen dürfen. Das hat indessen seine Bedenken. Denn von einigen Forschern, z. B. von A. Herzen, ist der Satz aufgestellt worden, dass der sogen. Temperatursinn keineswegs ein zusammengehöriges Ganze bilde, sondern in zwei Sinne, den Wärme- und den Kältesinn, zerspaltet werden müsse. Es gäbe hiernach zwei Modalitäten, denen ihre Stellung innerhalb der Sinnesphysiologie auf Grund der Joh. Müller'schen Lehre anzuweisen wäre. Indessen liegen gegen Herzen's Ansicht viele und gewichtige Gründe vor.

Zunächst spricht gegen sie, dass die Physik nur eine einheitliche, in Molecularbewegungen und Atomenschwingungen bestehende Kraft der Wärme kennt und die Kälte als eine subjective, von der schwankenden Körpertemperatur abhängige Ausdeutung gewisser Wärmevorgänge nachweist. Zuzweit. Existirten ein Wärmesinn und ein Kältesinn unabhängig von einander, dann hätten wir in ihnen den ganz isolirten Fall, dass die beiden Modalitäten jeder Theilqualitäten entbehrten. Es enthalten nämlich die Kälte- und die Wärme-Empfindungen zwar eine Stufenreihe von quantitativen Unterschieden, aber keine solche von qualitativen Differenzen — man müsste denn in einer bereits (S. 185) zurückgewiesenen Anschauung Beides gleich setzen. Ebensowenig nun, wie man den Gesichtssinn ohne Farben oder den Gehörsinn ohne Tonscala als Qualitätenkreis bezeichnen würde, ebensowenig darf man unseres Erachtens von einem Wärme- oder Kälte-Sinn reden, und dies um so weniger, als die innere Erfahrung sehr bestimmt beide Temperaturwahrnehmungen als etwas Zusammengehöriges auffasst. Zu jener unrichtigen Vorstellung hat nicht unwesentlich beigetragen eine an sich recht nützliche, jedoch mit Vorsicht abzugrenzende Vergleichung zwischen dem Haut- und dem Gesichtssinn.[1] Nach den Lehren der Entwickelungsgeschichte ist das Auge als ein modificirtes Stück der äusseren Haut aufzufassen und der Lichtsinn mit dem Temperatursinn zu vergleichen, entsprechend der Aehnlichkeit zwischen den physikalischen Vorgängen des Lichtes und der strahlenden Wärme. Dagegen ist die von Preyer behauptete Analogie der continuirlich in sich zurücklaufenden Reihe der Farbenempfindungen mit der Reihe der Temperatur-Empfindungen zurückzuweisen. Es erscheint uns als eine ganz schiefe Auffassung, „dass die Empfindungen heiss und kalt gerade (!) so verschieden von einander sind und gerade so durch Uebergangs- oder Zwischen-Empfindungen mit einander zu einer stetigen Reihe verbunden sind, wie die Empfindungen der Farben-Wärme und -Kälte in Gelbroth und Grünblau."[2] Denn die Scala der Farbenempfindungen enthält, abgesehen davon, dass sie an ihren beiden Enden nicht in Schmerz übergeht, eine Mehrheit von qualitativen Unterschieden, während die Temperaturempfindungen sich lediglich nach dem Mehr oder Weniger, d. h nach dem Gesichtspunkte der Quantität zu einer Stufenfolge anordnen lassen.

2. Das Verhältniss wird vielleicht noch klarer, wenn wir den von E. H. Weber eingeführten Begriff des „Nullpunktes" zu Hülfe nehmen.[3] Soll die Vergleichung zwischen Licht- und Temperatur-Empfindungen — um die Farben einstweilen aus dem Spiele zu lassen — folgerichtig

[1] Vgl. Pflüger in Pflüger's Archiv. XV. 93 f. Bonn, 1877; Preyer. Ebenda. XXV, 75 ff. Bonn 1883.

[2] A. a. O. S. 78.

[3] Vgl. Weber in Wagner's Hdb. der Physiol. II, 2. S. 349; Fechner, Elemente der Psychophysik. II.[1] 325; Derselbe. In Sachen der Psychophysik.

durchgeführt werden, so muss Dunkelheit mit Kälte, Helligkeit mit Wärme verglichen werden. In der That nennt Pflüger Kalt „das Schwarz des Hautsinnes". In die Sprache der richtig aufgefassten „Differenztheorie" der Empfindung übersetzt würde das heissen: bei kalt und bei schwarz ist ein Minimum äusserer Erregung oder diejenige Erregung thätig, die mit der ständig in dem betreffenden Sinnesapparat vorhandenen am meisten übereinstimmt. Dies ist jedoch ersichtlich nicht der Fall. Das Minimum äusserer Reizung ist keineswegs jene Einwirkung, die der Mensch als kalt wahrnimmt, sondern jene andere, bei der der Mensch bloss seine eigene Körpertemperatur zu fühlen glaubt. Stecke ich den Zeigefinger in eine Kältemischung von — 10° C., so empfinde ich einen sehr starken und bestimmten Reiz; stecke ich ihn jedoch in Wasser von ungefähr + 31° C., so empfinde ich weder warm noch kalt, ich habe also eine Reizgrösse auf mich einwirken lassen, die von der im Sinnesorgan beständig thätigen nicht differirt oder, anders ausgedrückt, einem Minimum von Erregung entspricht. Der physiologische Nullpunkt der Temperaturempfindungen liegt demgemäss nicht an der untersten Grenze des Kalten; er liegt vielmehr zwischen Wärme und Kälte wie die Null zwischen positiven und negativen Grössen. Dagegen ist die absolute Finsterniss an der untersten Grenze des Schwarz der Nullpunkt der Lichtempfindungen, und die verschiedenen Grade der Erleuchtung, von der Dunkelheit bis zur grössten Helligkeit, sind positive Grössen. Münsterberg's Auffassung, nach der angenehme, mässige Helligkeit den Nullpunkt (Indifferenzpunkt) zwischen hellem und dunklem Nachbild darstellen soll, ist kaum durchzuführen.

Gegen den Ausdruck „Nullpunkt" hat man eingewendet, dass er die Abwesenheit jeglicher Temperaturempfindung bezeichne, was den Thatsachen widerspreche. Und sicherlich haben wir in dem Finger, der in Wasser von + 31° C. gesenkt ist, oder in dem ganzen Körper, der bei hinreichender Bedeckung sich in einer Zimmertemperatur von etwa + 18° C. befindet, eine positive Temperaturempfindung, die bei grösserer Aufmerksamkeit als ein schwaches und schwankendes Wärmegefühl erkannt wird. Indessen hat diese Wahrnehmung gar nichts mit dem Begriffe des Nullpunktes zu thun. Die „Null" bezieht sich lediglich auf die äusseren Reize, der geschilderte Empfindungscomplex jedoch auf den bleibenden Zustand des Sinnesorganes. Glaubt denn Jemand, dass der Nullpunkt der Lichtempfindung in der Abwesenheit

---

S. 31; Preyer. *Wissenschaftliche Briefe* von G. Th. Fechner und W. Preyer. S. 128 u. 132 f.; Hering in Hermann's *Hdb. der Physiol.* III. 2. S. 417—419. — Im Widerspruch zu Preyer's oben erwähnter Anschauung stehen wohl seine eigenen Angaben in den „Elementen der reinen Empfindungslehre." S. 20 f.

aller Empfindungen bestehe? Wird nicht auch in der grössten Finsterniss das Augenschwarz als solches wahrgenommen? Die Vorstellung des Nullpunktes ist nur für die objectiven Reize gebildet worden, die thatsächlich zu Null werden können, indem sie unterhalb der Merklichkeitsschwelle bleiben und der permanenten Erregung des betreffenden Organes (sowohl des peripherischen wie des centralen) freien Spielraum lassen. Daher nichts verkehrter als der Gedanke, das Bild mit der Null durch eine Vergleichung mit der 1 zu ersetzen, die in der Mitte zwischen echten und unechten Brüchen steht (zwischen Warm und Kalt) und selbst dabei ein Bruch $^1/_1$ (eine Wärmeempfindung) ist. Das Gleichniss hinkt auch noch an einer anderen Stelle: je mehr ein echter Bruch sich von der 1 entfernt, desto kleiner wird er, während die Kälteempfindung, je mehr sie von dem Zwischenpunkte zwischen Wärme und Kälte abweicht, an Stärke zunimmt. Es bleibt somit bei dem auf äussere Reize bezogenen Nullpunkt, von dem nach zwei Richtungen hin die Temperaturempfindungen in wachsender Grösse sich entfernen.

3. Schon aus diesen Betrachtungen folgt vielleicht, dass Wärme- und Kälteempfindungen als Qualitäten eines und desselben Sinnes und demnach als psychische Begleiterscheinungen der gleichen specifischen Energie aufgefasst werden müssen. Immerhin bleibt ein zweiter Einwand bestehen, der sich aus den möglicherweise vorhandenen getrennten peripherischen oder centripetalen oder centralen Organen für Kälte und Wärme ableitet. Gäbe es an einer oder der anderen oder gar an allen Stellen des Nervenverlaufes gesonderte Einrichtungen für jede der beiden Empfindungsarten, so könnte man geneigt sein, an zwei Modalitäten zu glauben. Die Berechtigung dieses weit verbreiteten Glaubens steht freilich auf thönernen Füssen. Denn von den Leitungsnerven werden bloss Hering und seine Anhänger eine Doppelheit der Function voraussetzen, und von der Localisation an der Oberfläche des Grosshirns wissen wir nichts und sind höchstens berechtigt, einen Bezirk für die Temperaturempfindungen überhaupt anzunehmen. Es bleiben also die peripherischen Apparate. Hier ist in der That eine Verschiedenheit zweier Endapparate zu einer in der Physiologie geläufigen Vorstellung geworden, nachdem die Beobachtung einen wirklichen Beweis erbracht zu haben schien.

Es handelt sich im Folgenden um die Wärme- und Kältepunkte, die zuerst Blix, fast gleichzeitig Goldscheider und Donaldson entdeckt haben.[1] Ohne vorwegzunehmen, was wir in späteren Capiteln von den

---

[1] Wichtigste Litteratur: Magnus Blix, Experimentelle Beiträge zur Lösung der Frage über die specifische Energie der Hautsinnesnerven. *Zeitschr. für Biologie. XX.*

Druck- und Schmerzpunkten zu sagen haben, beschäftigen wir uns hier
bloss mit den punktförmigen Endorganen der Temperaturempfindungen.
Ihre Feststellung, das liegt auf der Hand, kann nicht dadurch erledigt
werden, dass Hautstellen, welche die Berührung mit einer warmen bezw.
kalten Metallspitze intensiver warm bezw. kalt als andere Hautstellen
empfinden, einfach angemerkt werden. Ich erwähne es bloss, weil Wundt
und Ziehen[1] dies Verfahren vorschlagen. Der Nachdruck liegt vielmehr auf
der Erzeugung der specifischen Empfindung durch die unmittelbaren
Nervenreize. Blix glaubt denn auch festgestellt zu haben, dass „elektrische
Reizung verschiedene Empfindungen an verschiedenen Hautstellen bewirken
kann".[2] Goldscheider dehnte denn diese Behauptung auf die mechanischen, thermischen und chemischen Reize aus und vervollkommnete das
Untersuchungsverfahren.[3] Er spricht geradezu von Kälte- und Wärme-
nerven. „Jeder Erregungszustand derselben, mag er durch den adaequaten
oder durch einen allgemeinen Nervenreiz veranlasst sein, mag er von den
Endorganen oder von einer Reizung in der Continuität des Stammes aus-
gehen, wird bei jenen als Kälte, bei diesen als Wärme empfunden, und
zwar ausser dieser einen Empfindung ist der Temperaturnerv einer ander-
weitigen nicht fähig."[4]

In diesem Satze sind zwei Behauptungen enthalten, die von anderen
Forschern nicht bestätigt werden konnten. Einmal das Auftreten der
Temperaturempfindung bei Stammesreizung, worüber wir nachher ausführlich werden berichten müssen, sodann die Angabe, dass auf den Temperatur-
punkten andere Empfindungen, namentlich die des Druckes und Schmerzes
nicht auszulösen sind.[5] Gegen das Fehlen der Berührungsempfindungen
erhebt Donaldson,[6] gegen die Abwesenheit des Schmerzes Ziehen[7] begründeten Einspruch. — Was die Art und Weise der Erregung anlangt,

---

140 ff. 1884; Goldscheider, Die specifische Energie der Temperaturnerven. *Monatsh.
f. prakt. Dermatol.* III, 7. S. 1 ff. 1884; Derselbe, Neue Thatsachen über Hautsinnesnerven in *diesem Arch.* 1885. Suppl. Bd. S. 1 ff.; Donaldson, On the tem-
perature-sense. *Mind.* X, 399 ff. 1885.

　　[1] Wundt, *Ph. Ps.*[2] I, 395; Ziehen, *Leif.* S. 43.
　　[2] A. a. O. S. 146.
　　[3] Eine sehr übersichtliche Darstellung desselben giebt Sanford im *Amer. Journ.
of Psychology,* IV, 1. S. 144. 1891. Goldscheider's eigene Angaben über Alles,
was mit den Punkten zusammenhängt, sind in umfangreichen Abhandlungen verstreut
und manchmal nicht ganz bestimmt und durchsichtig.
　　[4] *Dies Archiv.* 1885. S. 30.
　　[5] Vgl. *Monatsh.* S. 8 u. 9.
　　[6] A. a. O. S. 412.
　　[7] A. a. O. S. 85.

so ist Goldscheider's flächenhafte Druckreizung auch noch niemals in ihren Folgen bestätigt worden. Unser Forscher benutzte einen Korkhammer aus weichem Kork, dessen tiefes Eindrücken in die Haut punktförmige aufblitzende Kälteempfindungen, seltener Wärmeempfindungen wecken soll. Bei tiefstem Eindruck werde manchmal das Temperaturgefühl ein ganz bestimmt warmes oder kaltes, manchmal entstehe ein Wettstreit der Qualitäten. Drücke man den Kork leicht erwärmt gegen die Stirn, so könne man unter Umständen beobachten, wie das erste Wärmegefühl sehr bald einer merklichen Kühle Platz mache, die noch nach Entfernung des Druckes nachdauere, obwohl sich der abgenommene Kork noch warm anfühlt; und an manchen für Wärmeempfindung besonders geeigneten Stellen rufe kaltes Metall beim tiefen Druck deutliches Wärmegefühl hervor. Die beiden letztgenannten Versuche sind leicht zu verificiren. Ich sehe aber nicht ein, inwiefern man zu ihrer Erklärung der Temperaturpunkte bedarf; es genügen zur Erläuterung völlig die bekannten Erscheinungen der Ermüdung und des Contrastes. Die vom erwärmten Kork berührte Hautstelle ermüdet rascher als die im Kork enthaltene Wärme nachlässt, und die nunmehr in der Haut vorhandene normale Temperatur erscheint nach dem Gesetze des successiven Contrastes als kühl. Die schwache Kälteempfindung beim Metalldruck verschwindet und macht jener natürlichen Wärmewahrnehmung Platz, die immer entsteht, sobald die Haut irgendwo an ihrer normalen Wärmeabgabe verhindert wird.[1] Was endlich den Grundversuch angeht, dem zufolge die flächenhafte Berührung punktförmige Kälteempfindungen nach sich ziehen soll, so muss ich leider erklären, dass er weder bei mir, noch bei sechzehn Versuchspersonen gelungen ist. Wir haben sammt und sonders, trotz unzähliger Wiederholungen, nichts anderes als Druck wahrgenommen. Es wäre doch auch gar zu seltsam, wenn bei den vielen alltäglich auf uns wirkenden mechanischen Hautreizungen niemals die supponirte Temperaturempfindung bemerkt werden sollte. Wie oft wird im Laufe einer Stunde die Haut gedrückt, ohne dass nur ein einziges Mal annähernd eine solche Empfindung entsteht, wie sie durch die leiseste Berührung mit einem kalten Gegenstande erzeugte! Man könnte zur Entschuldigung sich auf die gewöhnlich unterschwelligen Mouches volantes berufen; indessen handelt es sich dort um organische, durch keinerlei äusseren (mittelbaren oder unmittelbaren) Reiz bedingte Vorgänge, und es

---

[1] Ganz ähnlich lassen sich Goldscheider's, gleichfalls von mir nachgeprüfte Experimente mit Mentholstift und Kohlensäure erklären, was keines Detailbeweises bedarf. Vgl. Ueber die specifische Wirkung des Menthols auf die Temperatur-Nerven. *Verh. der Berl. Physiol. Ges.* 9. April 1886. *Diese Archiv.* 1886; Die Einwirkung der Kohlensäure auf die sensiblen Nerven der Haut. *Ebenda.* 25. November 1887. *Dies Archiv.* 1888.

steht andererseits fest, dass jeder Druck auf den Augapfel Lichtwahrnehmungen setzt.

Bleibt demnach nur die punktförmige Reizung. Sie setzt sich aus zwei Stadien zusammen: im ersten werden mittelst erwärmter oder abgekühlter Messingcylinder diejenigen Stellen bestimmt, auf denen die Wärme bezw. Kälte stärker gefühlt wird, im zweiten wird versucht, durch mechanisches oder elektrisches Reizen an den bezeichneten Punkten die bezeichneten Empfindungen zu wecken. Die Einzelheiten der sehr vorsichtig auszuführenden Untersuchung findet man in Goldscheider's Schriften. Hr. Privatdocent und Stabsarzt Dr. Goldscheider hatte ausserdem die Güte, mir das Verfahren persönlich zu zeigen und an verschiedenen Stellen meiner Hand und meines Armes anzuwenden. Ich selbst habe dann einige fünfzig Mal an verschiedenen Stellen meines Körpers experimentirt und im April wie October 1890 sechzehn Herren, die sich mir in sehr freundlicher Weise zur Verfügung stellten, als Versuchspersonen benützt.

Von diesen Versuchspersonen haben sich zwei sofort als unbrauchbar erwiesen, weil sie bei jeder Art von Reizung unangenehme, ja schmerzhafte Empfindungen hatten und jede genauere Selbstbeobachtung eben wegen solcher Gefühle für unmöglich erklärten. Von den Uebrigen gehören zehn in dieselbe Classe wie ich. Bei ihnen gelingt es mehr weniger leicht, den ersten Theil der Untersuchung auszuführen, aber sie empfinden nie im zweiten Theile der Untersuchung Wärme oder Kälte beim Aufsetzen der Holz- oder Elektroden-Spitze. Das Ergebniss der Prüfung ist demnach ein negatives. Trotzdem bleibt zu erklären, wieso der gleichmässige Temperaturreiz an einzelnen Stellen nicht wirkt. Der Hauptgrund ist jedenfalls der, dass der Reiz in Wirklichkeit nicht gleichmässig ist: die warme Messingspitze kühlt sich bald ab, die kalte erwärmt sich schnell und auch innerhalb kleinster Felder schwankt die Empfindlichkeit, vielleicht sogar die Dicke der Oberhaut. Dazu kommt, dass scharfbegrenzte Temperaturreize eine kreisförmige hyperaesthetische Zone um den Ansatzpunkt herum schaffen. Setze ich an einem beliebigen Punkte eine warme Spitze auf, so ist ein kleiner Bezirk in der Umgebung für die nächsten Augenblicke schwächer wärmeempfindlich — nebenbei bemerkt aber stärker kälteempfindlich — als unter gewöhnlichen Verhältnissen. Berühre ich nach einiger Zeit denselben Punkt mit kalter Spitze, so wiederholt sich das gleiche Schauspiel für die Kälteempfindung. Erwägt man endlich, dass bei allen derartigen Versuchen die Spitzen sehr ungleich stark aufgesetzt werden, dass bald hier bald dort stärker eingedrückt und somit auch der Temperatur-Reiz deutlicher gemacht wird, so darf man wohl den Wechsel in der Stärke der Temperaturempfindungen bei entsprechender Reizung für erklärt ansehen.

Vier meiner Versuchspersonen haben zwar ohne vorherige Mittheilung auf die mechanische und elektrische Erregung nur durch die angepassten Empfindungen, aber, nachdem sie über den Zweck der Vornahme unterrichtet waren, gelegentlich auch durch Empfindungen der Wärme und Kälte reagirt. Ich kann jedoch auf Grund der eingehenden Protokolle constatiren, dass die im zweiten Theile als warm- oder kaltempfindlich bezeichneten Punkte unter 174 Fällen nur dreizehnmal mit den vorher fixirten Punkten sich deckten. Es scheint mir hiernach zweifelhaft, ob man ein Ursachverhältniss annehmen darf, und zwar um so mehr, da es bekannt ist, in wie hohem Maasse gerade die Haut zu Illusionen Anlass giebt.[1] Ich möchte solche Temperaturempfindungen für Sinnestäuschungen und ihr Zusammenfallen mit geeigneten Stellen, zumal es nach meinen Erfahrungen 8½ Procent nicht übersteigt, für Zufall halten. Ist es doch geradezu ein Kunststück, Suggestionen dabei zu vermeiden, beispielsweise stärkeres Drücken oder längeres Verweilen bei den ausgezeichneten Punkten. Immerhin brauchen die fast durchgängigen Misserfolge eines Experimentators noch nicht als letztes Wort in der Angelegenheit zu gelten; was aber gefordert werden muss, das ist: erneute Prüfung unter verschärften Vorsichtsmaassregeln[2] von Seiten solcher Experimentatoren, die sich nicht auf die eigene Person beschränken, sondern ihre Forschungen auf Unbefangene ausdehnen.

Ja, ich will noch weitergehen und für den Augenblick einmal die absolute Richtigkeit aller Goldscheider'schen Selbstbeobachtungen voraussetzen. Die punktuellen Temperaturempfindungen mögen deutlich und sicher sein.[3] In welcher Beziehung stehen dann die Punkte zum Nervenverlauf? Da jeder der „Punkte" eine verhältnissmässig ausserordentliche Grösse besitzt, kann er nicht der Terminalkörper einer Faser sein, sondern nur der mehrerer. Diese in ihm endenden Fasern sind entweder sämmtlich für eine der beiden Qualitäten, oder abwechselnd für Wärme oder für Kälte empfänglich. Die erste Möglichkeit haben wir bereits im zweiten Theile der Abhandlung zurückweisen müssen, die andere erledigt sich durch denselben Einwand, der schon gegen die Goldscheider'sche Erklärung

---

[1] G. Stanley Hall (*Mind* X, 571) und der Verfasser beobachteten beim Hin-und Herbewegen eines stumpfen Punktes über die Haut „points of cutting, pain, quivering, thrilling, whirling, tickling, scratching and acceleration." Selbst der begeisterte Anhänger der Punkte-Theorie wird hier von „Endorganen specifischer Energien" absehen.

[2] Sie sind in dem Abschnitt über Berührungsempfindungen angegeben.

[3] A priori spricht dagegen — und desshalb sei es in einer bescheidenen Note angemerkt —, dass die Wahrnehmungen der Wärme bezw. Kälte mit abnehmender Ausdehnung der Reizfläche selber an Intensität abnehmen. Man versuche einmal, wie schwer es ist, eine warme Stecknadelspitze von einer kalten zu unterscheiden.

der gewöhnlichen Temperaturreizung erhoben worden ist, dass nämlich die differenten Empfindungen sich bei jeder Reizung compensiren würden. Angenommen *a* sei ein „Punkt" und werde mitsammt den in ihm endigenden Fasern gereizt, so entstehen je zwei Wärme- und Kälteemplindungen, die für das Bewusstsein sich aufheben oder zu einem Mischgefühl verschmelzen müssten. Oder setzen wir voraus, *a* stelle einen grösseren Hautbezirk dar und umfasse zufällig je zwei Wärme- und Kältepunkte; der Theorie zufolge würde nun eine Warmberührung, wie Goldscheider auch in der That beobachtet zu haben glaubt, die Kältepunkte zu der ihnen eigenthümlichen Leistung veranlassen und so wiederum eine in Wirklichkeit nicht eintretende Compensation hervorrufen.

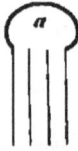

Es bleibt, soweit ich es zu übersehen vermag, nur noch der Weg, dass man den Endapparat selber für denjenigen Theil erklärt, in dem die specifische Energie sitzt.[1] Wenn man diejenigen peripherischen Organe Wärme-(Kälte) Punkte nennt, die auf jeden beliebigen Reiz mit Erweckung der bestimmten Wärme- (Kälte) Empfindung antworten, dann sind sämmtliche Versuchsergebnisse widerspruchslos erklärt. Das kann jedoch so lange nicht zugegeben werden, als wir die aus der übrigen Sinnesphysiologie gewonnene Anschauung von der Nothwendigkeit und Zweckmässigkeit der Sinnesapparate auch für den Hautsinn aufrecht erhalten wollen. Wir erinnern uns, dass die Function der Endorgane in der Umwandlung unwirksamer Reize zu wirksamen Nervenreizen besteht. Die Lamellen des Corti'schen Organes und die Stäbchen der Netzhaut, die Riechzellen und die Schmeckbecher besitzen aus dem Grunde eine Daseinsberechtigung, weil nur mit ihrer Hülfe verschiedene physische Vorgänge in nervenerregende Processe verwandelt werden. Sie sind aber sammt und sonders für die unmittelbaren Reize unempfänglich. Dasselbe Verhältniss ist für den Hautsinn zu fordern. Die vermeintlichen Punkte können bloss den Sinn haben, die Wärmebezw. Kälte-Schwingungen in Reize umzusetzen; sie haben aber nichts, gar nichts mit den mechanischen und elektrischen Irritamenten zu thun. Das Verhältniss zwischen dem Nerven in seiner Continuität und dem Punkte lässt sich annähernd so verdeutlichen:

Der Nerv.	Der „Punkt".
Erregbar durch Druck und Elektricität;	Erregbar durch Temperatur;
Nicht erregbar durch Temperatur.	Nicht erregbar durch Druck und Elektricität.

[1] Das thut z. B. Eulenburg in *Monatsheften f. prakt. Dermatologie.* IV. 1. 1885. Goldscheider begeht diesen Fehler nicht, vermeidet es aber, die nöthigen Folgerungen zu ziehen. Vgl. *dieses Archiv.* 1885. Suppl. S. 23 ff.

Das Schema ist zwar nicht ganz richtig, es genügt uns aber hier zur Klarlegung. Denn nunmehr erkennen wir leicht, welche vier Versuchsreihen anzustellen waren, um die Frage nach der qualitären oder modalen Natur der Wärme- (Kälte) Wahrnehmungen zu entscheiden. Anstatt die Punkte mechanisch-elektrisch zu prüfen, müsste man die Prüfung unterhalb der Oberhaut eintreten lassen, damit die Nerven unmittelbar getroffen werden. Es gelingt das unschwer, indem man bei Personen mit geringem Fettpolster mittels der Pravaz'schen Spritzen-Canüle einsticht, die Oeffnung allmählich etwas weitet, was keinen Schmerz verursacht, und nun einen Messingstift einführt, der in den verschiedensten Schichten mechanisch und, wenn mit dem Strom verbunden, elektrisch zu reizen vermag. Die Handhabung erfordert Uebung. Bei mir und sechs Versuchspersonen sind daraufhin dumpfe Druckempfindungen, Prickel- und Schmerzgefühle, in keinem Falle jedoch Temperatur-Wahrnehmungen aufgetreten. Das stimmt übrigens mit den Erfahrungen bei äusserer Reizung von Nervenstämmen überein. Andererseits habe ich in ähnlicher Weise durch subcutane Injectionen von warmem und kaltem Wasser vergeblich die Nerven zu Temperaturempfindungen anzuregen mich bemüht. Endlich bleiben noch zwei Einwendungen zu erwähnen, die aus dem allgemeinen Theile her uns geläufig sind. Die physikalische Elektivität der peripherischen Endapparate darf nicht als Erweiterung des alten Gesetzes der specifischen Energien aufgefasst, und es darf ferner nicht übersehen werden, dass auch elektrische Reizungen mit Wärmeentwickelung verbunden sind.

Soviel über die sogen. Blix'schen Punkte. Das Ergebniss der Untersuchung ist für sie nicht gerade günstig, sowohl in Betreff ihrer Existenz als auch ihrer event. Bedeutung. Wir nehmen also zunächst nicht an, dass Kälte- und Wärme-Empfindungen auf zwei verschiedene specifische' Energien zurückgehen, wie man es aus zwei Rücksichten bisher mehrfach gethan hat. Die Einen (z. B. Herzen) wollten den Temperatursinn in zwei neue Sinne spalten, die Anderen (z. B. Goldscheider) die Helmholtz'sche „Erweiterung" des Müller'schen Gesetzes auf unseren Sinn übertragen. Beide Versuche halten wir für verfehlt und beschränken vor der Hand die specifische Energie auf den gesammten Temperatursinn ohne Unterschied der Qualitäten. Ob nun überhaupt eine specifische Energie angenommen werden muss, werden wir fernerhin an drei Stellen unserer Erörterung sehen: wann wir von der Stammesreizung, der Externalisation und der centralen Localisation zu handeln haben. Jedenfalls hat sie zu dem peripherischen Endapparat keine Beziehung. Der Endapparat des Temperatursinnes ist ein einheitlicher und steht in unmittelbarer Abhängigkeit zur Art des Reizes. Mag also für die Modalität allenfalls die Interpretationslehre Geltung besitzen — für die Qualitäten

tritt die Identitätslehre in ihre Rechte. Jene völlige Unabhängigkeit des
Nervenprocesses von der Natur des Reizes, wie sie der Hauptvertreter der
Interpretationisten, Helmholtz, fordert, erscheint uns als unbewiesen in
Bezug auf Wärme und Kälte. Ebensowenig jedoch brauchen wir noth-
wendigerweise mit Hering und Stumpf[1] die Qualitäten als Fähigkeiten aller Fasern zu paarweisen Erregungen in Dissimilation und Assimi-
lation anzunehmen und dadurch den Nervenverlauf mit einem doppelten
Vermögen zu belasten. Wir denken uns vielmehr, dass bei der Kälteempfindung die Hautwärme durch Abgabe nach Aussen sinkt, hierdurch
der Endapparat sich ausdehnt und durch diesen Vorgang der Ausdehnung
einen ganz bestimmten Reiz an den Nerven übermittelt, während ein
andersartiger Reiz an das Centrum gelangt, sobald die Hautwärme durch
Zufuhr von Aussen oder durch Behinderung ihrer normalen Ausstrahlung
steigt und der Endapparat sich verdichtet. Es ist ein doppelter chemischer
Molecularvorgang, der durch die indifferenten Nervendrähte an die Centralstation gemeldet wird. [2]

B. Die Reize für Temperaturempfindungen.

1. Da die Unterschiede von Wahrnehmungsmodalitäten Unterschieden
in der Geschwindigkeit der Reizschwingungen entsprechen, so lassen sich
die Grenzen[3] für diese ungefähr in Zahlen angeben. Die obere Grenze
liegt etwa bei 500 Billionen Schwingungen in der Secunde, die untere
diesseits der 36 000 betragenden Grenze der Schallschwingungen. Während
aber Lichtwellen- und Schallwellenzüge je nach der Häufigkeit ihrer Vibrationen verschiedene Qualitäten der Wahrnehmung, d. h. Farben einerseits,
hohe oder tiefe Töne andererseits, erzeugen, werden im Bereiche der dazwischen liegenden Temperaturreize Wellenzüge von verschiedener Länge

---

[1] *Tonpsychologie.* II, 124.
[2] In betreff der Temperaturpunkte, deren „Auffindung" ich also wesentlich der
missleiteten Aufmerksamkeitsconcentration zuschreiben möchte, schrieb mir E. Brücke
im Anschluss an eine Bemerkung in seinen „*Vorlesungen*": .... Es ist mir kein
Zweifel darüber geblieben, dass kalte Körper von der Haut nicht gleichmässig als
solche gefühlt werden, sondern nur an gewissen Stellen, aber ich legte den Haupt-
werth auf die Versuche mit dem Inductorium (unipolare Inductionsschläge). Für mich
waren deren Resultate nicht hinreichend deutlich. Die jungen Leute, welche sich im
Laboratorium damit beschäftigten, glaubten anfangs auch hier die Angaben von Blix
bestätigen zu können, als aber die Temperaturpunkte mit Farben bezeichnet und ihnen
die Augen verbunden waren, antworteten sie bei elektrischer Reizung derselben nicht
exact genug, als dass ich die Sache reif zur Publication gehalten hätte. ...."
[3] Die Grenzen der Qualitäten der Temperaturwahrnehmungen sind nach unten
die Unmerklichkeit, nach oben der Schmerz.

und Schwingungsdauer nicht merklich. Das Verhältniss zwischen Licht
und Wärme stellt sich demnach folgendermaassen: die Haut nimmt zwar
alle hergehörigen Strahlen, leuchtende wie unsichtbare, wahr, und das Auge
nur den oberen Theil, aber jene fasst nur zwei Qualitäten auf und localisirt
schlecht, dieses dagegen kennt viele Qualitäten und besitzt die vortrefflich-
sten Distinctionsmittel. Nur in seltenen Fällen (leuchtende Thiere, leuch-
tender Schweiss) wird eine berührbare Wärmequelle zugleich Lichtquelle.
Auch in Bezug auf die Intensität der Temperaturempfindung nehmen
die Wärmereize eine Sonderstellung ein.[1] Die lebendige Kraft ihrer Bewegungen, wie sie sich der Haut mittheilt, bestimmt nicht schlechthin den
Stärkegrad der Kälte- oder Wärmewahrnehmung, sondern es tritt als zweiter
Ausgangspunkt hinzu die Eigenwärme der Haut, die je nach der Oertlich-
keit und in Folge organischer Einflüsse sowohl wie der Anpassungsfähigkeit
an die Aussenwelt hin- und herschwankt. Die Bedeutung dieser Factoren
gegen einander abzuwägen, ist eine der schwierigsten Aufgaben der Theorie
des Temperatursinnes. — Die Wahrnehmungsintensität steht ferner in Beziehung zur Eintheilung der Reize überhaupt. Erinnern wir uns der Erörterungen, die der allgemeine Theil unserer Abhandlung hierüber brachte, und
erwägen wir, dass Temperaturreize innerhalb gewisser Grenzen mit zunehmen-
der (abnehmender) Ausbreitung stärkere (schwächere) Empfindungen hervorzurufen scheinen, so werden wir die Temperaturreize unschwer in die dritte
Classification einreihen können. Ob die erwähnte Thatsache lediglich durch
Summation sei es physischer oder psychophysischer Elementarvorgänge zu erklären ist, steht nicht fest. Fechner[2] macht mit Recht darauf aufmerksam,
dass der Temperaturunterschied zwischen der in warmes Wasser eingetauchten
Fläche und dem übrigen Körper durch die ausgleichende Blutströmung
vermindert werden muss, mehr und schneller aber bei einer kleinen als
bei einer grossen eingetauchten Fläche, wie ein Glas warmes Wasser unter
denselben äusseren abkühlenden Einflüssen leichter erkaltet als ein Fass.

2. Ueber die Temperaturreize lassen sich nun die sechs früher gegebenen Sätze aufstellen, die ihnen nicht eigenthümlich, sondern mit den
meisten anderen Reizen gemeinsam sind. Aber bloss einige unter ihnen
bedürfen näherer Erläuterung.

a) Schwache bis mässig starke Temperaturen erregen Lustgefühle,
darüber hinausgehende, sowie alle intermittirenden Reize erzeugen Unlust.

---

[1] Brücke. *Vorlesungen über Physiol.*[4] I, 59. II, 598 u. 605; Wundt, *Physiol.
Psychol.*[5] I, 296; G. E. Müller, *Zur Grundlegung der Psychophysik.* S. 218 f.
Ueber den physikalischen Zusammenhang zwischen Licht- und Wärmeentwickelung
s. E. Wiedemann in Wiedemann's *Annalen.* N. F. XXXVII, 177 ff.
[2] *Elemente der Psychophysik* I II, 69.

Von der Thatsächlichkeit der ersten Behauptung hat jeder Mensch unzählige
Male Kenntniss genommen; von der der letzteren überzeugt man sich leicht,
wenn man mit zwei Fingerspitzen auf je einer kalten und einer warmen
Metallscheibe in schnellem Zeitmaasse trommelt: es tritt dann bald ein
peinliches Gefühl ein, das am besten mit der Unlust beim Flackern einer
Flamme zu vergleichen ist.

b) Dauernde Temperaturreize werden abwechselnd bald sehr
deutlich bald verschwommen empfunden. — Urbantschitsch hat
zuerst experimentell nachgewiesen, dass manche Sinneswahrnehmungen
steten physiologischen Schwankungen ihrer Intensität ausgesetzt sind. Von
dem Temperatursinn bemerkt er im Besonderen: „Stecke ich meine beiden
Zeigefinger in ein sehr warmes Wasser, so zeigt sich das Wärmegefühl
äusserst schwankend; von Zeit zu Zeit fühle ich in einem der beiden Finger
ein rasch zunehmendes Hitzgefühl, das bald in eine Schmerzempfindung
übergeht, während gleichzeitig am anderen Finger nicht einmal eine besondere Wärmeempfindung hervortritt .... Manchmal tritt die Wärmeempfindung an beiden Fingern gleichzeitig auf oder ist wieder vorüber-
gehend an keinem Finger bemerkbar; ähnliche Erscheinungen finden sich
betreffs der Kälteempfindung vor."[1]

Man sieht, es bedarf für den Temperatursinn der Feststellung, Messung
und Erklärung solcher Schwankungen. Versuche in Urbantschitsch's
Weise sind nun sicherlich unzureichend, denn sie muthen der Aufmerksamkeit zu viel zu. Zwei Finger, noch dazu an beiden Händen, beobachten, das heisst dasselbe verlangen, wie die Beobachtung zweier Töne oder
zweier Masson'scher Scheiben, das heisst mit anderen Worten ein neues
Problem aufstellen und zwar das der Spaltung der Aufmerksamkeit. Um
die hier vorliegende Frage zur Entscheidung zu bringen, müsste man einen
gleichmässigen Temperaturreiz auf eine scharf begrenzte Hautstelle wirken
lassen. Das Nächstliegende, nämlich die Berührung mittels erwärmter oder
abgekühlter Gegenstände ist deshalb unzweckmässig, weil es niemals gelingt, den Druck gleichmässig in derselben Stärke zu erhalten. Desgleichen
erscheint es nicht angebracht, einen Finger oder ein Fingerglied in warme
Flüssigkeit zu tauchen und den statthabenden Wechsel der Empfindungsstärke zeitmessend zu registriren. Es treten zwar deutliche Schwankungen
auf, aber diese sind fraglos von den unvermeidlichen Bewegungen des
Fingergliedes abhängig: eine jede solche Bewegung hat einen neuen An-
prall der Flüssigkeit und somit einen veränderten Reiz zur Folge — uns

[1] Pflüger's *Archiv*. XXVII. S. 452.

jedoch kommt es gerade auf die völlige Stetigkeit der Einwirkung an. Ausserdem stört die Ungleichheit der Empfindung an Dorsal- und Volarseite ganz empfindlich. Ich habe deshalb zu folgendem Verfahren gegriffen. Auf eine Hautstelle, und zwar in meinen Versuchen auf den Ort der Pulsation der linken Radialarterie, wird eine anschliessend gearbeitete Holzplatte mit einem kreisrunden Loch von 15^{mm} gelegt. Senkrecht über der Oeffnung befindet sich ein ad maximum glühender Paquelin'scher Thermokauter und zwar in einem Abstande, in dem eine praegnante Wärme gefühlt wird. Der Thermokauter ist durch eine Hülfsvorrichtung festgehalten, die Hand durch Anbinden fixirt. Unter diesen, die Bewegung ausschliessenden Umständen treten auch Schwankungen auf, welche, gerechnet vom Beginne des ersten (zweiten, dritten u. s. w.) Verschwindens bis zum Beginne des zweiten (dritten, vierten u. s. w.) Verschwindens, bei mir und einer anderen Versuchsperson innerhalb der Grenzen von zwei bis acht Secunden ohne jede erkennbare Gesetzmässigkeit schwankten, jedenfalls also nicht periodisch genannt werden können. Augenscheinlich waren Frequenz und Stärke der Pulsation, sowie überhaupt die Veränderungen im Kreislaufe von entscheidendem Einflusse; Modificationen der Athmung dagegen schienen keine bedeutende Abweichung zu setzen. Die Intervalle erhöhten sich durch Ablenkung der Aufmerksamkeit mittels Kopfrechnens bis auf zwölf Secunden.

c) Von mehreren auf einander folgenden gleichen Temperaturreizen werden die ersten gleichmässig, die folgenden verstärkt, die letzten abgeschwächt empfunden. — Die Versuche, die dieser These zu Grunde liegen, unterscheiden sich von den unter b erwähnten wesentlich durch die Pausen, dadurch, dass nicht continuirlich, sondern in Intervallen gereizt wird; unwesentlich dadurch, dass die Bewegungen der Sinnesfläche hier keine erhebliche Rolle spielen. Ich habe mich anfangs einer Vergleichsmethode bedient, die darauf hinauslief, die Empfindungen bei wiederholtem Hineinstecken eines Fingers in heisses Wasser mit denen beim Eintauchen in noch höher temperirtes zu vergleichen. In der That entspricht die empfundene Wärme, nachdem der Finger in gleicher Dauer und gleichen Abständen vier Mal in Wasser oder Quecksilber von 55° C. war, annähernd der sonst bei 58° gefühlten. Doch ist dies Verfahren nicht bis zur nöthigen Genauigkeit zu vervollkommnen. Derselbe Finger, weil überreizt, lässt sich zur Vergleichung erst dann verwenden, wann das Erinnerungsbild fast völlig verwischt ist, und ein anderer Finger, selbst der entsprechende der zweiten Hand, setzt abweichende Versuchsbedingungen. Allein dergleichen leicht zu wiederholende Versuche besitzen wenigstens den Werth der Orientirung. Zu demselben Zwecke kann man

17*

folgendes einfache Experiment anstellen. Man tauche das letzte (Kuppen-) Glied des rechten Zeigefingers in Wasser von 55° C., lasse es eine Secunde lang darinnen, warte dann vier Secunden, bis man es von Neuem hinein- steckt und wiederhole es zehn Mal. Bei jeder Wiederholung wird man eine Erhöhung der Wärme und beim letzten Male sogar einen stechenden Schmerz wahrnehmen.

Die Wirkung der Folge gleicher Reize lässt sich indessen praeciser darstellen und sogar in Zahlen niederschlagen, sobald auf die natürliche Voraussetzung zurückgegangen wird, dass die Schnelligkeit, mit der bei Temperaturreizen höherer Grade der Schmerz eintritt, ein Maass für die Intensität der empfundenen Wärme oder Kälte abgiebt. Während eine hohe Temperatur schnell in Schmerz übergeht, dauert es bei einer niedrigeren länger; wenn demnach durch wiederholte Application desselben Reizes die Zeitdifferenz zwischen Wärme- und Schmerz- gefühl sich verringert oder vergrössert, sind wir berechtigt, von einer Er- höhung oder Verringerung der Intensität der Temperaturempfindung zu sprechen und diese den gefundenen Zeitunterschieden direct proportional zu setzen. Hiernach ergab sich folgende Versuchseinrichtung. In eine Porzellanschale wurde soviel Quecksilber gefüllt, dass es den senkrecht bis auf den Boden eingetauchten linken Zeigefinger bis zur Verbindungslinie der dritten (distalen) und zweiten Phalange bedeckte. Die Versuchsperson schloss den durch ein Hipp'sches Chronoskop gehenden Strom bei der Wärmeempfindung und öffnete ihn bei der Schmerzempfindung. So wurden mit möglichst grosser Geschwindigkeit 11 bis 21 Versuche[1] hintereinander vorgenommen; die Dauer des einzelnen Experimentes wurde durch Division der Anzahl der Experimente in die notirte Zeitdauer der ganzen Reihe durchschnittlich berechnet. Als Versuchspersonen dienten ausser dem Ver- fasser, der freilich wegen der Schwierigkeit der Registrirarbeit sich meistens dieser widmen musste, die HH. Oberst von Bentivegni und Dr. phil. Wresohner, denen aufrichtigster Dank wegen ihrer gütigen Unterstützung gebührt.

Um ein Bild von den gewonnenen Resultaten zu gewinnen, mögen zunächst drei Tafeln der Rohversuche wiedergegeben werden. Die Zahlen, die Tausendstel Secunden darstellen, bezeichnen das zwischen Wärme und Schmerz verflossene Zeitintervall; die Dauer des Einzelexperimentes betrug etwa sieben Secunden; das im Quecksilber stehende und durch einen Halter getragene Thermometer zeigte 60° C.

---

[1] Sie ergeben zehn bis zwanzig Differenz-Zahlen.

Datum	v. B.	Datum	Wr.	Datum	M. D.	Bemerkungen
11./V.	1562	18./III.	1815	26./III.	1300	
1891	1278	1891	1831	1891	1120	
	1014		1742		983	
	894		1326		926	
	872		1105		717	
	*1990		913		634	* bedeutet
	776		852		520	jedesmal:
	674		901		594	Fehlversuch
	800		637		*116	
	712		708		952	
	923		695		888	
	885		643		1097	
	1002		615		996	
	957		678		1124	
	1099		859		1263	
	1131		916		1179	
	1296		1004		1132	
	1359		1520		1215	
	1500		1244		1168	
	1792		1319		1103	

In jeder dieser Reihen sind drei Stadien leicht kenntlich: das erste und kürzeste enthält ziemlich gleichmässige, das zweite und längste kürzere, das dritte wieder längere Zahlen. Auf dasselbe Verhältniss stossen wir bei den übrigen Reihen, die im Mittel folgende Zeiten geliefert haben:

Vers.-Person	Datum	Dauer jedes Exp.	Zahl der Exp.	°C.	Arithm. Mittel.	Mittlere Variation	Bemerkungen
		Sec.			Vers.	Vers.	
v. B.	1./V. 1891	6·6	18	60	1—5: 1432	1—5: 252	Im 6. bis 12.
					6—12: 847	6—12: 188	Versuch wird
					13—18: 1136	13—18: 112	der Schmerz
							durchgängig
v. B.	8./V.	7·1	10	60	1—4: 1471	1—4: 245	als intensiver
					5—10: 1162	5—10: 94	bezeichnet;
							ebenso in Reihe
v. B.	11.,V.	6·9	18	65	1—5: 813	1—5: 813	2 beim 5. bis
					6—12: 592	6—12: 87	10. Versuch
					13—18: 764	13—18: 144	

Wenn nicht Alles täuscht, ergiebt sich hieraus die Richtigkeit unseres
letzten Satzes für die Wärmeempfindungen; dass es sich bei Kälte ebenso
verhält, darf vielleicht vorausgesetzt werden. Und hiermit hätten wir auch
das Wichtigste von dem erschöpft, was den Temperaturreizen mit anderen
Reizgruppen gemeinsam und in knappe Formeln zu fassen ist. —
Die besonderen Eigenthümlichkeiten der Temperaturreize, soweit sie
physiologisch in Betracht kommen, beziehen sich theils auf das Leitungsvermögen der Objecte und der Haut, theils auf das physikalische Wesen
der strahlenden Wärme, entsprechend der doppelten Weise, in der die
Wärme sich verbreitet (durch Leitung und durch Strahlung). — Objectiv
gleich temperirte Körper erscheinen je nach ihrem Leitungsvermögen und
ihrer specifischen Wärme als verschieden temperirt. Stellt man Metallstäbe, die in diesen Beziehungen unter einander abweichen und ungefähr
gleiche Querschnitte darbieten, in heisses Wasser, so kann man die grösseren
Unterschiede mittels der Armhaut oder der sehr empfindlichen Brustwarzen
unschwer erkennen. C. Brunner[1] fand als erster, dass manche hysterische
Frauen solche Wärmeabweichungen genauer als Gesunde angeben. Liess
er sie ihnen unbekannte, in Seidenpapier gehüllte Metallstäbe eine Zeit
lang halten und dann nach Maassgabe der Verschiedenheit der Empfindung,
die sie erregten, anordnen, so brachten sie sie ungefähr in „Reihen, die
dem Leitungsvermögen und der mit der Eigenschwere in Beziehung ge-
brachten Wärmecapacität entsprachen." Obwohl an sich das Vorkommen
einer solchen Oxyaesthesie bei Hysterikern nicht angezweifelt zu werden
braucht, so genügen doch die Brunner'schen Experimente deshalb nicht,
weil sie ohne Rücksicht auf die Suggestibilität und halb unbewusste Simu-
lation der Hystericae vorgenommen worden sind. Eine Nachprüfung seitens
des Verfassers an drei hysterischen Personen hatte keinen Erfolg. — Die
allgemeine Erklärung dieser bekannten Erscheinungen, die wir tagtäglich
bei der Berührung von Holz und Metall wahrnehmen, ist in der bereits
S. 256 erwähnten Anschauung inbegriffen, dass die normale Hauttemperatur
einen Gleichgewichtszustand zwischen Wärme-Gewinn und -Verlust darstellt.
Da nun gute Wärmeleiter bei hoher Temperatur die Wärme schneller zu-
führen, bei niederer rascher entziehen als schlechte Wärmeleiter, so sind
sie im ersten Falle heisser, im zweiten Falle kälter anzufühlen.

Halten wir daran fest, dass bei allen Temperaturempfindungen die
Hautwärme ein entscheidender Factor ist, so werden wir auch gegenüber
der Frage nach der Diathermanität der Oberhaut, zu deren experimenteller

---

[1] *Ueber die Wirkungen, welche verschiedene Substanzen durch Berührung auf
nervenschwache Personen ausüben.* S. 24—37. Bern 1848. Vgl. Valentin, Lehrb.
der Physiol.* 4202.

Lösung leider kein Weg offen zu stehen scheint, Stellung nehmen können. Es ist kaum anzunehmen, dass die Epidermis für die Wärmestrahlen ebenso schlechthin durchgänglich sei wie etwa Steinsalz; vermuthlich muss erst die Umsetzung des calorischen Vorganges in Leitungswärme erfolgen, ehe ein Sinnesreiz entsteht.[1] Eine verschiedene Diathermanität der Haut für die von verschiedenen Wärmequellen ausgesendeten Strahlen, nach Art des Wassers und Alauns, ist wohl ausgeschlossen.

C. Stammesreizung und Temperatursinn.

1. Bei Besprechung der Thatsachen der specifischen Energie haben wir gesehen, dass die Reizung eines leitenden Sinnesnerven durch mechanische oder elektrische Mittel zwar eine Erregung, aber nicht die erwartete Empfindung setzt. Wenigstens scheinen die vorliegenden Beweise für das Gegentheil der erforderlichen Sicherheit und Genauigkeit zu entbehren. Es fragt sich nun, wie es sich in dieser Beziehung mit den sensiblen Nerven verhält. Ich habe versucht, durch eine ausgedehnte Reihe von Versuchen, die im Frühling und Sommer 1890 vorgenommen wurden, mir hierüber Klarheit zu verschaffen.

Die Reizung eines sensiblen Nerven in seinem Verlaufe durch Wärme oder Kälte[2] erzeugt weder Wärme (Kälte) noch Berührungsempfindungen, sondern einen dumpfen, von der Reizungsstelle zur Peripherie hinziehenden Schmerz. Zu den Versuchen wählt man am besten Schnee und Wasser von + 60° C., sowie den N. ulnaris, der in der Condylus-Rinne ziemlich oberflächlich liegt. Nach den früher gegebenen Auseinandersetzungen ist ein anderes Ergebniss bei unmittelbarer Verwendung des mittelbaren Reizes nicht zu erwarten. Wichtigere Aufklärungen gewinnt man aus der Beobachtung „eingeschlafener" Glieder.[3] Herzen glaubt bemerkt zu haben, dass an solchen Gliedern die Empfindlichkeit für Kälte (0°) noch eine kurze Zeit erhalten bleibt, nachdem die rein tactilen Eindrücke (20—22°) nicht mehr empfunden werden, und dass die Empfindlichkeit für Wärme (40—45°) zwar viel später, etwa ein Drittel der ganzen Dauer später, aber doch etwas vor der Empfindlichkeit für Schmerz eingebüsst wird. Ich möchte nach eigener vielfältiger Erfahrung anders urtheilen. Wenn man beispielsweise auf den N. ulnaris hohen Druck einwirken lässt, so tritt zuerst und

---

[1] Wir schliessen uns somit Goldscheider's trefflichen Ausführungen gegen Maaje an.
[2] Vgl. Weber in Wagner's Hdwb. III, 2. S. 497; Hering in Hermann's Hdb. II, 2. S. 415.
[3] Herzen in Rev. méd. de la Suisse Romande. III, 372 und in Pflüger's Arch. XXXVIII, 94; Hermann, Lehrb. der Physiol.[3] 357; Richet, Recherches expérimentales et cliniques sur la sensibilité. S. 85 u. 333 ff. Paris 1877.

zwar vor dem uns als Signal des „Eingeschlafenseins" geläufigen Kribbeln
eine Empfindung des Taubseins ein, die indessen keineswegs mit einer
Anaesthesie der Hand, höchstens mit einer geringen Hypaesthesie derselben
identisch ist. Und im weiteren Verlaufe verstärkt sich nun das Kribbeln
und ein Gefühl des Geschwollenseins derartig, dass es schwer ist, die Aufmerksamkeit für Temperaturreize wach zu halten. Gelingt dies jedoch, so
findet man, dass sie ebenso wie an dem anderen, zur Controle dienenden
Arme empfunden werden. Es ist freilich nöthig, dass der Assistent sym-
metrische Stellen wählt, die, wenn irgend möglich, als gleich temperirt
festgestellt worden sind; dass er die Ermüdung der betreffenden Stelle
berücksichtigt und dass er niemals behaarte mit haarlosen Flächen vergleicht. Nach durchschnittlich 70 Secunden pflegt eine Hypalgesie für
schmerzhafte Reize aller Art einzutreten. Ob es sich bei diesen Erfahrungen
um genau dieselbe Erscheinung wie bei elektrischer Stammesreizung handelt,
ist nicht völlig sicher. Die Herabsetzung der Tast- und Schmerzempfindlichkeit mag auf die Beeinträchtigung des Nervenleitungsvermögens zurückgehen und erst im Entlastungsstadium mag eine erhöhte Erregbarkeit[1]
eintreten, durch welche latente innerorganische Reize wirksam und zu
positiven Empfindungen werden.

2. Bei den bisher geschilderten Verfahrungsweisen hat sich demnach
für das Auftreten von excentrischen Temperaturempfindungen durch mehr
centrale Reizung nichts ergeben. Es fragt sich jetzt, wie die elektrische
Reizung wirkt. Ehe wir auf den Kernpunkt der Frage eingehen, müssen
wir in aller Kürze die übrigen Empfindungscomplexe, die auf diese
Weise entstehen, an uns vorüberziehen lassen. — Die Untersuchung wurde
mit einem sehr sauber gearbeiteten du Bois'schen Schlitteninductorium und
bei möglichst gleichmässigen Stromstärken vorgenommen. Der secundäre
Strom ging in zwei hohle, im Durchmesser 3 ᵐᵐ grosse Elektroden, die
in Watte gehüllt und getrennt oder in einem doppeltdurchbohrten Kork
befestigt aufgesetzt wurden, so oft beide dieselbe Stelle treffen sollten.
Gereizt wurden und zwar meistens an den aus der Elektrotherapie bekannten Reizstellen die Nn. medianus, ulnaris, radialis, cruralis, tibialis,
peroneus. Als Versuchspersonen haben ausser dem Verfasser in dankens-
werthester Weise fungirt die Herren: Bartel, Oberst von Bentivegni,
Privatdocent Dr. phil. H. Biltz, cand. phil. O. Biltz, Dr. med. Flatau,
Dr. med. Moll, cand. med. Moll, Prof. Dr. med. Munk, Dr. phil. Natge,
Dr. phil. K. Peters, W. Peters, Dr. med. Pollack, Privatdocent Dr.
med. Rawitz, Dr. phil. Riess, E. Rosenfeld, F. Rosenfeld, Dr. phil.
von Schroeter, Dr. med. Thiele.

---

[1] Schiff. Lehrb. der Physiol. des Menschen. I. 95. Lahr. 1858/59.

Wir haben wie Richet[1] beim Anwachsen der Stromstärken vier
Stufen in dem excentrischen Empfindungscomplex beobachten
können; doch möchten wir sie anders bezeichnen als mit den Ausdrücken:
engourdissement, fourmillement, scintillement, douleur fulgurante. Zuerst
tritt ein Prickeln auf, das einem Durcheinanderschwirren von leichtesten
Stecknadelstichen ähnelt und vergleichsweise „Ameisenlaufen" genannt
werden kann. Es setzt sich aus elementaren Berührungsempfindungen
derart zusammen, dass jeder einzelne Punkt der Haut nur einmal oder
nach längerer Zwischenpause zum zweiten Male empfindet.[2] Bei zu-
nehmender Stromstärke hat man das Gefühl des Tieferwerdens der Stiche,
und der zunehmende Druck wie die Ausdehnung auf eine grössere Fläche
erzeugen die Vorstellung, als ob ein Reibeisen auf den Arm gelegt werde.
Wenn man in diesem Stadium die Haut mit einem stumpfen Gegenstande
drückt, so wird an der betreffenden Stelle das Prickeln erheblich stärker
empfunden; es ist dasselbe unangenehme Gefühl, wie wenn man mit einem
aus dem Eingeschlafensein erwachenden Fusse auftritt. Aber auch der
Druck als solcher bleibt noch merklich, während leichte Berührungen mit
Holz- und Nadel-Spitzen nicht mehr wahrgenommen werden: vielleicht
ein Beweis dafür, dass Prickeln generell dasselbe wie die Berührungsempfindung ist. Wärme, Kälte, Schmerz erfahren in ihrer Auffassung keine
Veränderung. Das dritte Stadium zeichnet sich dadurch aus, dass eine
starke Muskelspannung und ein energischer Druck das Kribbeln über-
tönen. Ab und zu wird dies, übrigens bei Neuralgien häufige Gefühl der
Belastung durch einen befreienden, aber sofort wieder verschwindenden
Ruck unterbrochen. Hr. von Bentivegni verdeutlichte den Unterschied
der drei Phasen sehr treffend durch folgende Zeichnung:

I.   II.

III.

Jetzt ist die Haut für Berührung und Druck unempfindlich, woraus sich
die wichtige Belehrung abnehmen lässt, dass die Druckempfindung nur
graduell von Meissner's „einfacher Tastempfindung" sich unterscheidet, worüber später mehr. Die Empfindlichkeit für Temperaturen hat nicht ge-
litten, ebensowenig die für Schmerz. Das letztere tritt erst in dem vierten

---

[1] *Rech. clin. et exp.* S. 383.
[2] Schon von Schiff beobachtet, *Lehrb. der Physiol.* S. 161.

Stadium ein, wo ein heftiger, von Contractionswahrnehmungen begleiteter Schmerz vorherrscht. Gelingt es Einem, hierbei noch ruhig zu beobachten, so bemerkt man, dass keineswegs eine Anaesthesie für warm oder kalt eingetreten ist, vielmehr bloss die Analgesie. Ein plötzliches Abbrechen der Reizung lässt sehr schön die schrittweise Rückbildung erkennen, die den Weg der Entstehung in umgekehrter Richtung zurücklegt. Wir beobachten ein Abklingen des Schmerzes, des lastenden Druckes und der punctuellen Berührungsempfindung; dass die häufigste peripherische Erregung, die der flächenhaften Berührung, hierbei gleichfalls excentrisch nicht vorkommt,[1] darf kaum Wunder nehmen. Es ist, wie Fick[2] erklärt, die Wahrscheinlichkeit „geradezu fast Null, dass die Fasern alle gleichzeitig oder genau in der Ordnung ihre Leitungsfähigkeit wieder gewinnen, in welcher ihre peripherischen Enden liegen. Nur in diesem Falle dürfte aber eine Aehnlichkeit erwartet werden zwischen dem fraglichen und einem gewöhnlichen, von der Peripherie aus erregten Gefühle."

3. Wir gelangen jetzt endlich zu dem Problem, das uns am Lebhaftesten interessirt. Ergiebt die Reizung eines sensiblen Nerven in seinem Verlaufe excentrische Temperaturempfindungen? Es wird für gewöhnlich geleugnet; indessen liegen in der Litteratur auch positive Angaben vor. Weber bemerkt, dass bisweilen in der eingeschlafenen Hand ein Gefühl von Wärme entstehe, und Goldscheider hat einmal unter gleichen Umständen Kältehyperaesthesie festgestellt, die er irrthümlich als in unseren Zusammenhang gehörig anmerkt. Ritter beobachtete an Volta'scher Säule während der Schliessung bei aufsteigendem Strome Wärme, bei absteigendem Kälte und nach Oeffnung Umkehr dieser Verhältnisse. E. du Bois-Reymond fühlte bei einer Zinkkupfersäule von 150 Paaren während der ganzen Dauer des Stromes „Fluthen von Wärme und Schauer von Kälte" in den Armen. von Vintschgau nahm bei Galvanisirung der Zunge gelegentlich die Empfindungen des Lauen und Kühlen wahr. Rosenthal will Wärme, Donaldson Kälte bei Anwendung des constanten Stromes bemerkt haben. Goldscheider kann bei Schliessung des Stromes schon von 12 Elementen an, Wärmegefühl und zwar im Arme der Anode constatiren, Kälte jedoch nirgends.

Diesen Angaben vermag ich bloss die ganz allgemeine hinzuzufügen, dass auch bei meinen Versuchspersonen „Schauer von Kälte und Fluthen von Wärme" sich geltend gemacht haben. Ich betone nachdrücklich die Reihenfolge. Was man bei starken Strömen zuerst fühlt, ist ein Kälte-

---

[1] Vgl. Weber's ausgezeichnete Beschreibung, a. a. O. S. 498.
[2] Lehrb. der Anat. u. Physiol. der Sinnesorgane. S. 39.

schauer; sobald dieser verschwunden ist, tritt die Wahrnehmung der gewöhnlichen Körpertemperatur als ein behagliches und nach dem Gesetze des successiven Contrastes recht deutliches Wärmegefühl in's Bewusstsein. Dann folgt wieder ein Kälterieseln und so fort in unregelmässigen Zwischenräumen. Ob man den Schauder, der sich gelegentlich zur Gänsehaut steigert, wirklich als eine Temperaturempfindung bezeichnen darf? Ich persönlich glaube: Nein, denn der Unterschied dieses Gemeingefühles[1] von den durch Berührung oder Strahlung vermittelten echten Kälteempfindungen erscheint mir als zu erheblich, um in der Theorie vernachlässigt werden zu dürfen. Aber selbst bei gegensätzlicher Auffassung ist die Erklärung, wie wir zum Schlusse des Abschnittes sehen werden, durchaus nicht mit Nothwendigkeit auf die Thätigkeit des Nervenstammes angewiesen. Betrachten wir vorerst die Ergebnisse der Stammesreizung durch den inducirten Strom, indem wir der Kürze halber vornehmlich am N. ulnaris exemplificiren.

Mein Verfahren war dies, dass ich den Versuchspersonen während der ersten fünf oder sechs Experimente nicht sagte, worauf es ankam, sondern mir einfach ihre Wahrnehmungen mittheilen liess. Diese Wahrnehmungen enthielten, mit einer einzigen Ausnahme (Dr. Thiele), niemals etwas von Wärme oder Kälte. Dann bat ich die Herren darauf zu achten, ob vielleicht Temperaturempfindungen aufträten. Entweder suchte ich nun empirisch ein bestimmtes Gebiet (Handrücken z. B.) ab oder ich folgte dem Laufe eines Nerven. Und zwar geschah Beides in zweifacher Weise, nämlich sowohl mit langsamer Verstärkung des Stromes als auch in der Art, dass ein ziemlich starker Strom plötzlich einsetzte und aufhörte, wobei die Herren gebeten wurden, besonders auf eine Differenz der Temperaturempfindung vor, während und sogleich nach Einwirkung der faradischen Elektricität ihre Aufmerksamkeit zu richten. Bei der Methode der schrittweisen Erregung wurden häufig Vexirversuche angestellt, indem der Beobachter von einer Verstärkung (Abschwächung) sprach, die er in Wirklichkeit an dem verdeckten Schlittenapparat nicht vornahm. Behauptete Jemand von einem bestimmten Punkte, dass seine Reizung excentrische Wärme erzeuge, so wurde die Stelle mit schwarzer Tusche fixirt und an den folgenden Tagen von Neuem geprüft. Endlich variirte ich die Experimente auch insofern, als ich theils beide Elektroden an demselben Punkte aufsetzte, theils an verschiedenen Stellen des Nervenverlaufes, theils die eine selber handhabte, die andere von den entsprechenden Fingern der Versuchsperson halten liess.

---

[1] Es tritt ganz ähnlich bei gewissen Krankheiten auf, z. B. bei schweren Anfällen von Gallensteinkolik, gelegentlich auch beim Katheterisiren der Harnröhre. Wahrscheinlich überträgt sich hierbei die Erregung der sensiblen Nerven reflectorisch auf das vasomotorische Centrum und verursacht Krampf der kleinen Hautarterien u. dgl.

Die Fehlerquellen waren zahlreich. Ich will zunächst erwähnen — selbst auf die Gefahr hin als kleinlich zu erscheinen —, dass Temperaturempfindungen häufig durch die bei starken Strömen unvermeidlichen Krampfbewegungen vorgetäuscht werden können. Das Zusammenballen der Hand beispielsweise erzeugt durch Behinderung des Ausgleiches in der Handfläche eine Wärme, die keineswegs der Stammesreizung in die Schuhe geschoben werden darf. Ein ander Mal werden etwa aus dem gleichen Grunde die Finger auseinander gespreizt und es entsteht die Empfindung der Kühle. In allen solchen Fällen ist es leicht, sich von dem wirklichen Ursachverhältniss zu überzeugen: man wiederholt willkürlich die betreffenden Contractionen ohne Hülfe der Faradisation und stellt fest, dass der Erfolg derselbe bleibt. Ebenso lassen sich diejenigen Fehlerquellen nachweisen, die aus der Berührung mit den Elektroden oder mit anderen Gegenständen fliessen, indem man eben zeitweilig den Strom ausschaltet. Bei sehr hohen Reizungsgraden begegnet es, dass aus Schmerz im Gesichte Hyperaemie, Röthe und Wärme sich einstellen; und so verwunderlich es klingt, man muss sich sehr davor hüten, diese Gesichtsempfindungen mit den Vorgängen im Arme im Urtheile zu vermischen. Ebenso kann die Ausstrahlung des Verbrennungsschmerzes von der Ansatzstelle der Elektroden nach der Richtung der grössten Hautempfindlichkeit hin zu Missdeutungen Anlass geben.

Was die Ergebnisse aus reinen Versuchen[1] anbelangt, so lassen sie sich in negative und positive scheiden. Dreizehn Versuchspersonen behaupten mit aller Entschiedenheit, dass sie unter den nöthigen Vorsichtsmaasregeln niemals etwas Temperaturähnliches empfunden haben. Von den übrigen fünf Herren hat kein Einziger excentrische Kälte gespürt; ihre Angaben beziehen sich ausschliesslich auf Wärme. Der Verfasser nimmt insofern eine Ausnahmestellung ein, als er zwar für die üblichen Stromstärken zu der ersten Gruppe gehört, aber bei einer über die blosse Schmerzhaftigkeit hinausgehenden und nur bei ihm angewendeten Erhöhung kalte und warme Fluthen im ganzen Körper wahrgenommen hat. Zugleich mit heftigen Zuckungen in allen Gliedern und lauten Schmerzensschreien traten Strömungen auf, die nicht an den gereizten Nerven gebunden waren, sondern auch in den entferntesten Gegenden fluctuirten. Sie werden also wohl nicht als Effect der Stammesreizung aufgefasst werden dürfen. Somit stehen vierzehn Aussagen gegen fünf. Unter den positiven Angaben beziehen sich nun die meisten auf den Augenblick der stärksten Reizung, die Versuchspersonen sprechen von einem schmerzhaften Brennen, das von

---

[1] Von den etwa 1200 Experimenten, die ich protocollirt habe, sind bloss 183 fehlerfrei, namlich wesentlich die letzten. Auf sie beziehen sioh die Ergebnisse.

innen her an die peripherische Oberfläche zu treten scheine. Während von der anderen Partei dieses Gefühl als Schmerz bezeichnet wird, deuten sie es noch als Hitze. Wer Recht hat, lässt sich natürlich kaum ausmachen; indessen sei darauf hingewiesen, dass das Gefühl nach einstimmigem Urtheil genau dem durch Aetzung mit Ac. carbol. oder Ac. lact. hervorgerufenen Hautgefühle gleicht. Und ob es sich bei letzterem um Wärmempfindung handelt, ist bekanntlich oft bestritten worden.

In einer geringeren Anzahl von Fällen wird dagegen eine zweifellos echte Wärmeempfindung geschildert, die bei mässig starken Strömen langsam sich bilden soll. Sie entsteht auch bei dem plötzlichen Verfahren nicht sofort: sie schwillt während der Dauer der Reizung an und verblasst danach allmählich in einem Zeitraume von vier bis elf Secunden. Bei dem langsamen Verfahren pflegt sie sich ungefähr in der mittleren Stärke einzustellen. Eine Versuchsperson zeigte in dieser Beziehung eine auffallende Gleichmässigkeit. Die folgende Tafel giebt Mittelzahlen aus je 10 Versuchen, und zwar bezeichnen die Zahlen den Rollenabstand, bei welchem die betreffende Empfindung eintrat.

Person	Datum	Beginn	Höhepunkt	Aufhören			
		der Wärmeempfindung					
Bartel	13./VI.	19	32	12	101	88	108
	1890	18	33	18	102	87	102
„	16./VI.	12	35	10	108	85	110
	1890	18	25	18	102	95	102
	18./VI.	17	29	18	103	91	102
	1890	18	25	17	102	95	103
„	22./VI.	18	43	18	102	77	102
	1890	18	32	18	102	88	102

Die links stehenden Zahlen sind an einem neuen Pariser Magnet-Elektromotor abgelesen worden, dessen 0 nicht wie bei den gewöhnlichen an der primären Rolle, sondern 80 Theilstriche davon nach rechts liegt. Die letzten 3 Spalten enthalten die Umrechnung.

Wie erklären sich nun die zuletzt besprochenen Erscheinungen, die doch nicht ohne Weiteres als Illusionen bei Seite geworfen werden können? Helmholtz hat in günstigem, Goldscheider in ungünstigem Sinne auf die Möglichkeit vasomotorischer Vorgänge hingewiesen.[1] Hiernach

[1] Helmholtz, Physiol. Optik.[1] S. 326; Goldscheider in diesem Archiv. 1885. Suppl. S. 30. Die gegensätzliche Erklärung pathologischer Temperaturparaesthesien bei Erb, Krankheiten des Rückenmarkes.[1] S. 73.

würde durch die von uns gesetzten Eingriffe eine Kreislaufstörung bewirkt, die durch Anaemie und Hyperaemie eine wirkliche Veränderung der Hauttemperatur und deren Wahrnehmung zur Folge hätte. Ich stehe nicht an, diese Interpretation für die befriedigendste zu erklären. Sie macht uns das langsame An- und Absteigen der Wärmeempfindlichkeit sowie das einseitige Auftreten der letzteren verständlich, gemäss dem als einseitig determinirt vorauszusetzenden Einfluss der Inductionselektrizität auf die Blutvertheilung. Hierzu treten unterstützende Momente. Wenn der intermittirende Strom die Gefässe verengert, so wird ein Blutzufluss zur Ausgleichung des gestörten Lebensprocesses eintreten und eine Erhöhung der Hauttemperatur hervorrufen; zu demselben Ziele dürfte die beim Tetanus der Muskeln sich steigernde Arbeitswärme derselben führen. (Dutrochet, Helmholtz, Billroth.) So begreift sich, warum das Gefühl erst bei verhältnissmässig hohen Stromstärken in die Erscheinung tritt. Damit stimmen auch beobachtbare Thatsachen überein. Die Empfindung wird regelmässig um so stärker, je näher die eine, aufgesetzte Elektrode an den die andere Elektrode haltenden Finger rückt, gleichgültig, ob dabei ein Nervenstamm getroffen wird oder nicht. In sieben Fällen habe ich ferner ein Rothwerden der als warm bezeichneten Fläche gesehen; fünfzehn Male habe ich endlich eine Erhöhung der Hauttemperatur um 0·1—0·6° C. mittelst eines Flächenthermometers constatiren können.[1] Ebensowenig nun wie nach der alten Theorie eine Lichtempfindung bei Reizung des Sehnerven, weil völlig subjectiv, messbar sein darf, ebensowenig darf die excentrische Wärme sich physikalisch äussern, wenn anders sie ausschliesslich der Nervenstammerregung ihr Dasein verdanken soll.

Ueberhaupt aber kann meines Erachtens eine reine Thätigkeit der Continuitätsfasern nicht bewiesen werden. Es sei nur flüchtig an die Nervi nervorum erinnert und besonders auf das Vorhandensein von Nervenendapparaten in den Nervenscheiden aufmerksam gemacht. Nach Bärwinkel, Sappey, Krause, Horsley[2] finden sich im Epineurium des Ulnaris Pacini'sche Körperchen, im Perineurium Tastkörper. Wer vermag zu sagen, wieviel ihnen und wieviel den Fasern von den Leistungen der Gesammtnerven zuzuschreiben ist? Auch die Thatsache der excentrischen Projection beweist

---

[1] An den betr. Stellen wurden Temperaturdifferenzen von 0·4—0·2° C. unterschieden; die im Text genannten Grössen sind also wahrnehmbar.

[2] Horsley in *Proc. of the Physiol. Soc.* June 7. 1884. p. XVII. Ebenda die Litteratur und die Methode — Vgl. auch den Abschnitt „Anatomisches" in dieser Abhandlung. — Die von Adamkiewicz beschriebenen, von Cybulski bestrittenen „Nervenkörperchen" habe ich in einem mit Osmiumsäure behandelten und in Alkohol reducirten N. ulnaris nicht finden können.

hier nichts, da sie rein psychologisch enstanden ist und in das ungewöhnliche Experiment durch Gewohnheit eingesetzt wird. Selbst unter der Voraussetzung also einer durch Stammesreizung entstandenen excentrischen Temperaturwahrnehmung bleiben Ungewissheiten bestehen; allein selbst diese Voraussetzung müsste erst noch bewiesen werden.

II. Untersuchung des Temperatursinnes an sich.

A. Anatomisches.

1. Wenn es gilt, die Temperaturempfindungen an sich zu erforschen, so tritt uns als nächstliegende Aufgabe die entgegen, ihre anatomischen Grundlagen zu prüfen. Und zwar werden wir zunächst die peripherischen Sinneswerkzeuge histologisch untersuchen und alsdann die centralen Verhältnisse im Zusammenhange mit den lehrreichen Erfahrungen der Pathologie besprechen.

Die ideale Lösung der ersten Aufgabe besteht darin, dass besondere Endkörperchen für die Aufnahme der Temperaturreize nachgewiesen und aus ihrem feineren Bau die physiologischen Functionen unmittelbar erklärt werden. Von der Erfüllung des zweiten Theiles dieser Aufgabe sind wir um so weiter entfernt, je weniger wir bisher von irgendwelchen besonderen Apparaten für Temperaturempfindungen wissen; man übersieht daher sofort, dass der oft gezogene, ganz hypothetische Schluss von der Function auf den Apparat sich in einem fehlerhaften Kreise bewegt. Es ist ja nicht unmöglich, dass die Wärme- und Kältewahrnehmungen an Terminalorgane gebunden sind, welche bisher der mikroskopischen Untersuchung entgingen.[1] Es kann ferner die Nothwendigkeit jeglicher besonderen Apparate geleugnet und die ganze Haut als der thätige Apparat angesprochen werden. So Schiff.[2] Der genannte Physiologe giebt für seine Anschauung, wonach der Wärmesinn „als eigene Entelechie" keine Berechtigung habe, drei Gründe. a) „Wenn bei ausgedehnter Narbenbildung z. B. nach Verbrennungen die Haut in ihrer Textur verändert ist, so wird, trotz der Erhaltung der kleinen Hautnervenstämme, Wärme und Kälte nicht mehr gehörig empfunden." Dieser Grund ist nicht stichhaltig, denn die betr. Körper mögen in der Epidermis gelegen und durch den erwähnten Eingriff zerstört sein. b) „Die Vertheilung des ‚Temperatursinns' auf der Haut des Menschen richtet sich nicht nach dem Nervenreichthum der Organe, geht nicht parallel dem Orts- und Druckgefühl, sondern erreicht sein(?) Maximum an

[1] Dies glaubt z. B. Lloyd Morgan, *Animal life.* p. 298. 1890.
[2] *Lehrb. der Physiol.* S. 166.

in anderer Beziehung empfindlicheren Hautstellen, die aber, wie mir scheint, vermöge grosser Geschmeidigkeit, Schlaffheit und Runzelung sich eher durch Unterschiede der Wärme contrahiren und expandiren." Durch verschiedene Vertheilung der verschiedenen Endapparate erklärbar. c) „Schwerere Körper, die auf die Haut drücken, erscheinen uns kälter als leichtere von derselben Temperatur." Auch diese Thatsache widerstreitet nicht der Existenz besonderer Einrichtungen.

Die Existenz solcher Einrichtungen als sehr wahrscheinlich zugegeben, handelt es sich um ihre genauere Feststellung. Was die Litteratur[1] hierüber bietet, ist im höchsten Maasse dürftig. Weber wie Lotze hielten die von ihnen als Bläschen aufgefassten Tastkörperchen für die Aufnahmewerkzeuge der Temperaturreize, denn anders als durch Dichtigkeitsveränderungen könne man sich die Reizübertragung kaum denken. Waldeyer, Izquierdo, Grünhagen nahmen ohne Angabe eines Grundes die cellulären Endigungen in den Vater-Pacinischen Körperchen für unser Gebiet in Beschlag. Merkel erklärte dagegen gerade die freien Endigungen als die den Temperaturreizen angepassten; Hoggan zog Merkel's Tastzellen herbei, wogegen Bonnet einwandte, dass ihre Lage an der Spitze der Epithelzapfen die für Temperaturempfindungen denkbar ungünstigste sei.

Vor derartigen haltlosen Annahmen besitzen Goldscheider's histologische Untersuchungen[2] den unverkennbaren Vorzug eines inneren Zusammenhanges. Leider sind weder die von ihm angewendeten Methoden einwandfrei,[3] noch seine Ergebnisse von anderen Anhängern der Punkttheorie bestätigt worden.[4] Ich selber konnte keine Nachprüfung eintreten lassen, weil es mir (s. S. 252) nicht gelungen ist, mit Sicherheit irgendwelche Wärme- oder Kältepunkte auszumitteln; ich begnüge mich daher, Goldscheider's Ansichten, möglichst in wortgetreuer Wiedergabe, zusammenzufassen. Die Temperaturpunkte sind ungleichmässig angeordnet, hier An-

---

[1] Weber, a. a. O. S. 450; Lotze, *Medic. Psychol.* S. 411; Krause, *Die terminalen Körperchen.* S. 177; Waldeyer im *Archiv f. mikrosk. Anat.* XVII; Goldscheider, *Die specifische Energie der Hautsinnesnerven.* S. 30 f.; Bonnet im *Bayr. ärztl. Intelligenzbl.* 11. Nov. 1884. — Bloss von historischem Werthe: Breschet u. Rouzel de Vauzeine, *Nouvelles recherches sur la structure de la peau.* Paris 1835. S. 90 ff.; Graves im *Dublin Journ. of med. and chem. Science* VIII, 97 ff. 1836.

[2] Goldscheider in den *Monatsheften für prakt. Dermat.* III, 7, 8, 9; Derselbe in *diesem Archiv.* 1887. S. 226.

[3] Unna in *Monatsh. für prakt. Derm.* VII, 730 f.; VIII, 216, 220 ff., 259 ff.; v. Kölliker, *Hdb. der Gewebelehre.*[6] I, 173. Goldscheider hat weder die Punkte an Flächenschnitten studirt, noch seine Goldpraeparate durch Osmiumpraeparate ergänzt.

[4] Donaldson im *Mind.* X. 409.

häufungen, dort Lücken bildend, bald liegen sie zerstreut, bald in Gruppen von alveolärem Typus, bald in Linien. Häutig ist das gegenseitige Lagerungsverhältniss ein complementäres: unvollständige Kälte-Alveolen werden durch die Wärmepunkte zum Theil vervollständigt und gelegentlich zerstreute Kältepunkte durch das Einfügen von Wärmepunkten ergänzt. Ueberall aber ist der Wärmesinn intensiv und extensiv geringer angelegt als der Kältesinn. In Gegenden, wo wenig Temperaturpunkte vorkommen, besitzen die Haarstellen eine grosse Bedeutung. Hier soll es nämlich vorkommen, dass nur an den Haaren sich solche Punkte finden und zwischen ihnen überall Unempfindlichkeit gegen Temperaturreize besteht.[1] Die Nerven verbreiten sich in Innervationsebenen, und je ein System der Punkte gehört je einer Innervationsebene zu, wie denn auch die Punkte als kleinste innervirte Flächen angesehen werden müssen und die Cutisgrenze als diejenige Schicht aufzufassen ist, in welcher die Nervenendigungen liegen.[2]

Dies wären vielleicht die wichtigsten Bestimmungen. Ihr Werth hängt ersichtlich von dem physiologischen Fundamente ab und da wir dies als unsicher nachgewiesen haben, werden wir auch den histologischen Bestimmungen Goldscheider's vorsichtige Zurückhaltung entgegenbringen müssen. Halten wir uns daher an das sonst von den sensiblen Nervenendigungen Bekannte. W. Krause und mit ihm Pfitzer, Unna u. A. meinen bekanntlich, dass sämmtliche sensiblen Nervenfasern schliesslich marklos mit kleinen Anschwellungen endigen, und diese zum grössten Theil in den Oberhautzellen gelegenen Endknöpfchen den Reichthum der Hautempfindungen völlig erklären.[3] Für die Meissner'schen und Vater'schen Körper blieben hiernach nur etwelche ganz besonderen Verrichtungen übrig. Es fragt sich also vor allen Dingen, welches die Verhältnisse in der Epidermis sind. Nach Kölliker und Frenkel, denen der Verfasser sich auf Grund einiger gut geglückter Chlor-Goldpraeparate glaubt anschliessen zu dürfen, kommen Nervenfasern in den Epithelschichten der Oberhaut vor. Ob sie aber frei endigen, erscheint aus einem theoretischen

---

[1] Ueber die Vertheilung der Haare, vgl. Blaschko im Archiv f. mikrosk. Anat. XXX, 501. Stöhr, Lehrb. der Histol.[1] S. 207 ff. Jena, 1868.

[2] Unna, a. a. O. S. 262 zählt vier Schwächen des Goldscheider'schen Gedankenganges auf.

[3] Wichtigste Litteratur, mit Ausnahme der bereits citirten und der histologischen Lehrbücher: Fick's Lehrb. S.34; Unna in v. Ziemssen's Hdb. der Hautkrankh. I, 110; Frenkel in Virchow's Archiv. CIX, 448ff.; v. Kölliker in Sitzungsb. der phys.-med. Ges. zu Würzburg. 1889. Nr. 2. S. 28. — Weiteres in v. Kölliker's Hdb. der Gewebelehre.[6] S. 206 und in Schwalbe's Lehrb. der Anat. der Sinnesorgane. S. 36 ff.

Grunde sehr zweifelhaft. Wie wir gesehen haben, darf der Nerv lediglich als Leitung zwischen dem peripherischen und dem centralen Vorgang aufgefasst und niemals mit einer ihn von anderen Nerven unterscheidenden Sonderarbeit belastet werden. Was verbindet nun dieser Leitungsdraht? Augenscheinlich periphere mit centralen Zellen, deren Zusammenwirken erst durch ihn ermöglicht wird, jedenfalls also Zellen, deren Lebensthätigkeit nicht nur die Function des Gesammtorganismus, sondern auch die jedes einzelnen Organes zu Stande bringt. Demnach können wir nicht umhin, die freien Endigungen abzulehnen und für jede Nervenfaser einen peripherischen Zellenschluss vorauszusetzen. Unter Zellenschluss verstehen wir einen derart stetigen Uebergang, dass die Faser zu einem Formelement der Zelle wird, denn eine isolirte Endigung bloss innerhalb der Zelle würde für die physiologische Verrichtung eine unbegreifliche Fernwirkung fordern. Ebenso weit verbreitet nun wie die sog. freien Endigungen scheinen die dem Epithel angehörigen Tastzellen von Merkel, Langerhans und Grandry zu sein, zu denen vielleicht die von Arnstein entdeckten und von Bonnet genauer untersuchten gabeligen Nervenenden an den gewöhnlichen Haaren hinzugenommen werden können. Diese letzteren aber dienen sicherlich, wie von Hoggan nachgewiesen, nur der Berührungsempfindung.

Die im Unterhautzellgewebe gelegenen Vater'schen Körperchen werden wohl mit Recht dahin gedeutet, dass sie Druck und Zug vermittelst Umsetzung in hydrostatischen Druck zur Wahrnehmung bringen.[1] Da sie nach Krause sich am N. dorsalis penis finden, so dürfen sie ebensowenig wie die wohl mit Meissner's Tastkörperchen identischen, von Tomsa beschriebenen Nervenknäuel, die in der Glans penis vorkommen sollen, zu Wärme und Kälte in Beziehung gesetzt werden, denn die Eichel ist für beide Qualitäten unempfindlich. Auch sind die tief sitzenden Vater-Pacini'schen Organe gewiss niemals raschen Temperaturschwankungen ausgesetzt. Dazu kommt, dass an Narben mit unversehrtem subcutanem Gewebe Anaesthesie für Temperaturreize besteht: ein entscheidender Beweis für den aufgestellten Satz.

Von ganz besonderem Interesse sind endlich die Nervenendigungen der Hornhaut des Auges, weil dort eigenthümliche physiologische Verhältnisse vorliegen.[2] Thanhoffer behauptete das Vorkommen von Tast-

---

[1] S. Kapitel „Druck". Dass sie sich auch an den Periost- und Knochennerven, sowie an den sympathischen Nerven der Unterleibshöhle finden, macht diese Vermuthung meines Erachtens noch nicht hinfällig.

[2] v. Kölliker, Hdb. der Gewebelehre.⁶ 1, 188; Schwalbe, Lehrb. S. 167; v. Thanhoffer in Virchow's Archiv. LXIII, 126 ff.; Hoyer im Arch. f. mikrosk. Anat. IX, 220 ff.; Hoggan im Linnean Soc. Journ. Zoology. XVI, 82 ff.; Fuchs

körperchen im Epithellager, deren Fortsätze in das subepitheliale Nerven-
netz übergehen sollen. Sicherer aber steht fest der von Kühne und
Königstein beschriebene unmittelbare Zusammenhang feiner Nervenfasern
mit den Hornhautkörperchen, trotz Hoyer's und Klein's Widerspruch.
Hornhautkörperchen und Hornhautzellen sind übrigens nicht gleich zu
setzen, diese sind vielmehr der flache, protoplasmaarme, wandständige Theil
jener. Neben dieser Art[1] der Endigung der Stromanerven im Corneal-
bindegewebe giebt es noch eine Anzahl frei erscheinender Nerveneuden,
die bald wie abgeschnitten bald varicös erweitert bis unmittelbar an die
freie Oberfläche des Epithels treten. Wir haben also muthmaasslich zwei
Gattungen von Nervenendapparaten in der menschlichen Hornhaut, dagegen
keine Blutgefässe, was für eine Theorie des Temperatursinnes zu beachten
sein wird. Wir besitzen nun entsprechend zweierlei Art von Wahrnehmungen auf der Hornhaut: die der Berührung und Wärme-Kälte, denn der
gleichfalls dort auftretende Schmerz wird wohl durch centraler gelegene Organe
vermittelt und kommt daher in diesem Zusammenhange nicht in Betracht.
Auffallend deutlich ist die Temperaturempfindung; wenn der heftige Lidschluss-
reflex künstlich verhindert und das sehr peinliche Gefühl des Gereiztwerdens
unterdrückt wird, so unterscheidet man nach meinen Erfahrungen nicht nur
den warmen von dem kalten Sondenknopf, sondern auch Differenzen von
etwa einem Grade. Weniger entwickelt ist die Empfindlichkeit für Berührung, aber sie existirt zweifellos, mag es Hoggan auch noch so oft
bestreiten; bei einer Trigeminusneuralgie habe ich sie sehr verstärkt empfunden. Ebenso jedoch wie weitere Organe fehlen, fehlen auch die weiteren
Qualitäten der Haut, also ein wirkliches Kitzelgefühl u. dergl. m. An
welchen der beiden vorhandenen Apparate aber die eine oder die andere
der Wahrnehmungen zu binden sei, lässt sich hier nicht entscheiden.

2. Diese Thatsache leitet uns zugleich auf diejenige Untersuchungsmethode, von der wir uns am ehesten eine sichere Aufklärung über unser
Problem versprechen können. Es müssen solche Hautstellen durch-
forscht und mit physiologisch vollständig functionirenden Flächen verglichen werden, an denen alle Hautempfindungen mit
Ausnahme der Temperaturempfindungen sich auslösen lassen.
Wenn an derartigen Stellen bestimmte, sonst überall vorhandene Endapparate fehlen, werden wir die fehlenden als die Werkzeuge des Temperatur-

---

im *Jahrb. der Ges. Wiener Aerzte.* 1878, S. 477; Molter, *Ueber die Sensibilitätsverhältnisse der menschl. Cornea.* *Erlanger Diss.* 1878. Die übrige Litteratur bei
Dogiel im *Archiv f. mikrosk. Anat.* XXXVII, S. 617.

[1] Dogiel (a. a. O., S. 602) hat neuerdings die Terminalkörperchen in der
Hornhaut mit Methylenblau gefärbt und feine Endknäuel und Endplättchen unterschieden.

sinnes folgerichtig bezeichnen dürfen. Nun empfindet Temperaturen nach Weber und Hering:[1] die ganze äussere Haut, die Haut des äusseren Gehörganges, die Schleimhaut der Mund- und Rachenhöhle, des vorderen Einganges und des Bodens der Nasenhöhle und der oberen Fläche des Gaumenvorhanges, endlich die Schleimhaut des Afters.[2] Wie es mit den übrigen Partien steht, hat meines Wissens bisher bloss Weber untersucht. Ueber die Nase bemerkt er[3] Folgendes: „Zieht man bei grosser Winterkälte mit Kraft sehr kalte Luft ein, so empfindet man die Kälte am Eingang der Nase, auf dem Boden derselben und auf der oberen Fläche des Gaumenvorhanges, nicht aber in den höheren Regionen. Ebenso empfindet man die Kälte und den Druck eines kalten, runden, glatten Eisenstäbchens, das man in die Nase einbringt, am Eingange, wenn es aber in die höheren Regionen kommt, so bringt es nur einen Kitzel oder Schmerz hervor, keineswegs die Empfindung der Kälte und des Druckes." Die letztere Behauptung ist nicht ganz richtig: zwar empfindet man, z. B. bei der Berührung mit einem Katheter, zunächst in Folge der Neuheit des Reizes einen Kitzel; sobald man diesen aber ohne erhebliche Reaction hat vorübergehen lassen, stellt sich ein unverkennbares Druckgefühl ein. In Bezug auf Kälte kann ich jedoch Weber's Angaben bestätigen und erweitern. Auf meinen Wunsch hatte der Specialarzt Hr. Dr. Flatau die Güte, folgenden Versuch zu wiederholten Malen an mir vorzunehmen. Durch das fixirte Speculum wird eine stark erwärmte bezw. abgekühlte platte Sonde eingeführt und mit ihr das Septum an verschiedenen Stellen, sowie die untere Muschel bald längere, bald kürzere Zeit berührt. Hier, also in der Regio respiratoria habe ich stets nur Kitzel, Berührung, Druck und — bei hohen Temperaturen — Schmerz empfunden. Diese Beobachtung wurde ausnahmslos von zwanzig Personen bestätigt, die ich in Gemeinschaft mit Hrn. Flatau in der von ihm geleiteten Poliklinik geprüft habe. Wir können demgemäss mit einiger Sicherheit annehmen, dass die respiratorische Schleimhaut für Temperaturreize und zwar nur für sie unempfindlich ist. Leider wissen wir von den dort vorhandenen Nervenendigungen fast gar nichts.

Des Weiteren bemerkt Weber (S. 154): „Wenn man sehr warme oder sehr kalte Getränke verschluckt, so bemerkt man, dass die Zunge, der Gaumen und der Schlund Tastsinn haben. Von hier an verschwindet

---

[1] Weber in Wagner's Hdwb. III, 2. S. 481; Hering in Hermann's Hdb. III, 2. S. 415.

[2] Es fehlt die nach meinen Erfahrungen empfindliche Augenbindehaut und die Hornhaut.

[3] A. a. O. S. 515.

er aber oder wird wenigstens so unvollkommen, dass man daran zweifeln
kann, ob er noch überhaupt vorhanden sei." Donaldson dagegen findet
bei sich und einer Anzahl Anderer die Speiseröhre in ihrer ganzen Ausdehnung empfindlich, obschon unter der Beschränkung, dass keine Gradunterschiede verspürt werden; ob der Magen Temperaturen fühle, wagt er
nicht zu entscheiden. — Die widersprechenden Angaben beider Forscher
beruhen auf ungenauen Versuchen. Das Einnehmen warmer oder kalter
Flüssigkeiten reizt die Mundhöhle und den Schlund so stark, dass bei der
Schnelligkeit der Oesophagus-Peristaltik eine Verwechselung der hier etwa
hervorgerufenen Temperaturempfindungen mit jenen nicht ausgeschlossen
erscheint; die Masse des Reizmaterials genügt ferner, um eine Erwärmung
der vorgelegenen Organe und eine darauf zurückzuführende Wahrnehmung
hervorzurufen. Ich habe deshalb ein anderes Verfahren eingeschlagen.
Zur Prüfung des Magens liess ich den aus der ärztlichen Praxis bekannten
Gummischlauch bei mir einführen und von Zeit zu Zeit kleine Mengen
sehr warmen bezw. kalten Wassers einpumpen, die auf dem kurzen Wege
nicht erheblich von ihrer Temperatur einbüssen werden. Ich erhielt Druck
und Schmerz, aber niemals Wärme oder Kälte. Für die unteren Theile
des Oesophagus bediente ich mich einer gefensterten Röhre, in die ein
kleines mit warmer oder kalter Flüssigkeit gefülltes und verschlossenes
Gläschen eingeführt und durch die Oeffnung mit einer einzelnen Stelle
der inneren Oesophaguswand in Contact gebracht wurde. Derselbe negative
Erfolg trat ein. Hier kann ich freilich bloss über eigene Erfahrungen
berichten, da ich die erheblichen Unbequemlichkeiten beider Versuche
sonst Niemandem zumuthen mochte. Aber für die oberen Partien der
Speiseröhre verfüge ich wiederum über ein auf 14 Personen ausgedehntes
Beobachtungsmaterial. Die Untersuchung in Hrn. Flatau's Poliklinik
erfolgte vermittelst langer gebogener Sonden, die erwärmt oder abgekühlt
in energischen Contact gebracht und so lange wie es das Auftreten des
Reflexes gestattete, darinnen gelassen wurden. In der Mehrheit der Fälle,
zu denen auch der Verfasser gehört, wurde die Qualität und die Höhe der
Temperatur, letztere annähernd, richtig empfunden in der Gegend bis
etwa zur Stelle des Ringknorpels. Bis dahin also scheint vom Eingange des Verdauungstractus an die Temperaturempfindlichkeit zu herrschen,
weiter abwärts hingegen zu fehlen.

Eigene Untersuchungen über die Empfindlichkeit der Larynxschleim-
haut haben, abgesehen von den feineren Unterscheidungen des Rauhen
und Glatten, des mehr und weniger Warmen, zu denselben Ergebnissen
geführt wie diejenigen von Pieniaczek.[1] Die Epiglottis am Rande, an

---

[1] Pieniaczek im Jahrb. der Gesellschaft Wiener Aerzte. 1878. S. 481 ff.

der vorderen und hinteren Fläche, Sinus pyriformis, Aryknorpel, Stimm-
und Taschenbänder, Schleimhaut unterhalb der Glottis vermitteln aus-
geprägte Temperaturwahrnehmungen. Dass an ihnen Schmerz gefühlt wird,
unterliegt auch keinem Zweifel. Dagegen könnte man Bedenken tragen,
von einer Berührungsempfindung zu sprechen, weil selbst der schwächste
Reiz in ein schmerzhaftes Kitzeln überzugehen und starke Reflexe hervorzurufen pflegt. Nach längerer Uebung indessen wird die Reizbarkeit abge-
stumpft und der Reflex zurückhaltbar; unter diesen Umständen habe ich
bei Aufsetzen stumpfer und etwas angewärmter Sonden reine Berührungsempfindungen beobachtet.

Ueber die Temperaturempfindlichkeit der Zahnpulpanerven —
markloser Fasern vom Trigeminus, deren Endausbreitung leider auch unbe-
kannt ist — lagen bisher noch keine Untersuchungen vor. Als daher ein
tief cariöser Zahn bei mir gefüllt werden musste und die ausgeschnittene
Höhle einen Theil der Pulpa blosslegte, bat ich den behandelnden Zahnarzt
Hrn. Dr. Erich Schmidt, hier die nöthigen Experimente anzustellen.
Wir warteten, bis die Nerven spontan keinen Schmerz mehr äusserten und
reizten sie dann theils durch Berührung mit kalten, theils mit warmen
Metallspitzen. In beiden Fällen empfand ich lediglich den gleichen ziehenden
Schmerz, keinen Druck, keine Temperatur. Zur Controle machten wir
ähnliche Versuche an gesunden Zähnen. Ein Schneidezahn wurde durch
seitlich eingetriebene Holzpflöcke von seinen Nachbarn isolirt und mittels
des Cofferdam hermetisch von allen Theilen des Mundes abgeschlossen.
Alsdann reizte Hr. Schmidt ihn mit heissem oder kaltem Wasser, ohne
dass ich jemals etwas anderes als den bekannten Schmerz empfunden hätte.
Hiernach sind also alle Temperaturempfindungen den Nerven im Zahn-
fleische zuzuschreiben.

Ich komme jetzt zu einem sehr interessanten und merkwürdigen Factum.
Es ist eine bisher noch nicht beobachtete Thatsache, dass um männlichen
Gliede die Eichel völlig temperaturunempfindlich ist (übrigens auch bei
elektrischer Stammesreizung des Nerven). Während die Vorhaut sowohl
an ihrem inneren wie an dem äusseren Blatte sehr genau Wärme, Kälte
und beider Grade unterscheidet, fühlt die Eichel bloss Schmerz und mechanische und elektrische Erregungen, die letzten sogar etwas früher als das
Praeputium.[1] Ganz sicher ist dies nach meinen z. Th. in der Klinik des Privatdocenten Dr. phil. et med. C. Posner angestellten Untersuchungen für die
von der Vorhaut bedeckten Theile, während bei dem freien Endabschnitt
der Glans und bei der Glans jüdischer Personen Anklänge an Temperatur-

[1] M. Bernhardt, *Die Sensibilitätsverhältnisse der Haut.* S. 15. Berlin 1874.

empfindungen[1] vorzukommen scheinen, was vielleicht aus einer zweckmässigen Neubildung der betreffenden Endapparate zu erklären ist. Man hüte sich davor, bei der Prüfung die am Eichelrande umgeschlagene Innenseite der Vorhaut zu treffen.

Blicken wir zurück, so erkennen wir, dass zur histologischen Untersuchung und Vergleichung gemäss dem oben entwickelten Grundsatz drei Flächen verwendet werden können: die respiratorische Schleimhaut der Nase, die unteren Abschnitte der Speiseröhre nebst dem Magen, die Eichel. Von den Nerven der Zahnpulpa sehen wir ab, weil bei ihnen auch auf Druck nicht entsprechend reagirt wird. Es erschien mir als das Lohnendste, eine vergleichende Durchforschung von Glans und Praeputium in Angriff zu nehmen, denn hier liegen die vorausgesetzten Verschiedenheiten dicht neben einander. Zu meinem Bedauern muss ich gestehen, dass bis jetzt die Untersuchungen noch nicht weit genug vorgeschritten sind, um darüber endgültige Mittheilungen zu machen. Ich erfreue mich bei diesen Arbeiten der fleissigen Mitwirkung des Hrn. Dr. med. Georg Thilenius, der mir von Hrn. Geh. Rath Waldeyer als einer seiner fähigsten Laboranten zugewiesen worden ist. Durch die Güte der HH. Geh. Rath Virchow und Prof. A. Fränkel erhielten wir das Material 2—6 Stunden nach dem Tode. Die makroskopische Praeparation des n. dorsalis penis ergab nichts Neues.[2] Für die mikroskopische Untersuchung wurden wesentlich zwei Methoden verwerthet: 1. Vorbehandlung mit einprocentiger OsO_4, Reduction in Acet. pyrolignos. crud. 2. Vorbehandlung mit $AuCl_3$, Reduction in Ac. fornic. oder Acid. acet.

Für den Augenblick scheint nach einer Zusammenstellung des Hrn. Thilenius und auch nach dem Urtheile des Hrn. Waldeyer folgendes sicher zu sein. In der Glans penis existiren sogenannte Genitalnervenkörperchen, die aber trotz ihrer Grösse und unregelmässigen Gestalt als modificirte Tastkörperchen angesehen werden können, wofür das Verhalten des Axencylinders innerhalb derselben spricht. Wahrscheinlich finden sich ferner Krause'sche Endkolben, sicherlich Vater'sche Körper. Dagegen scheinen die von Tomsa behaupteten sogenannten freien Endigungen zu fehlen; in den besten Gold- und Osmiumpraeparaten, die sonst Alles deutlich zeigen, bemerkt man im

---

[1] Besonders an Kälteempfindungen, was vielleicht teleologisch damit zusammenhängt, dass das Glied beim Beischlaf nur Wärme aufzunehmen braucht. — Die Harnröhre ist nach meinen Untersuchungen mittelst Metallbougies und des Psychrophors in ihrer ganzen Länge temperaturempfindlich. Ueber die Pars membranacea vgl. auch Guyon in *Arch. de physiol. norm. et pathol.* 1889. S. 642 ff.

[2] Vgl. Finger, Beitrag zur Anatomie des männlichen Genitale. *Sitzungsbericht der Wiener Akad.* XC. III. S. 294 u. *Vierteljahrschr. für Dermatol. und Syph.* XII. 1. S. 89. 1885.

Epithel wohl die Langerhaus'schen Zellen (Leukocyten?), aber keine
Nervenfasern, wie sie etwa im Epithel der Hornhaut vorhanden sind, was
sich vielleicht dadurch erklärt, dass die etwas rohe Methode Tomsa's ihn
die zerstörten bezw. aufgelösten Genitalnervenkörperchen für freie Endigungen
halten liess. Im Praeputium, das unseres Wissens bisher weder seinem Gewebe nach bestimmt, noch seinen Nerven nach untersucht ist, kann man
reichliche Nerven nachweisen, die von der Dorsalseite des Penis einstrahlend
zum Frenulum zu verlaufen scheinen. Von Nervenendigungen sieht man
Vater'sche Körper von demselben Baue, jedoch etwas kleiner als die im
Mesenterium der Katze; ferner findet man in einer ungefähr 1^{cm} breiten
Zone unterhalb der Umschlagsstelle des äusseren zum inneren Praeputial-
blatte und zwar ausnahmslos an der äusseren Seite einen dichten Kranz
von regelmässig geformten Körperchen, die mit Tastkörpern die grösste
Aehnlichkeit haben und wohl auch morphologisch als solche anzusehen
sind. In 100 Schnitten von 15 μ Dicke gab es deren nicht weniger als 48.
Die bindegewebige Hülle zeigt die typischen quergestellten Kerne und der
Nerv tritt in gerader Linie in die Basis des ellipsoiden, in einer Cutis-
papille gelegenen Körpers. Ueber den weiteren Verlauf des Axencylinders
und etwaige intraepitheliale Fasern ist bisher nichts Sicheres ermittelt. In
sehr dunkeln Goldpraeparaten liefen freilich kleine Fäserchen unregelmässig
und oft unterbrochen bis in die Papillen hinein, doch ist es nicht möglich
zu sagen, ob es sich dabei um Nervenfasern oder um elastische Fasern
handelt. Aus physiologischen Gründen muss, wie ich glaube, für unsere
Zwecke der Nachdruck auf die sogenannten freien Endigungen gelegt werden.

Obwohl wir demnach über die besonderen peripherischen Endapparate
im Augenblick nichts Sicheres aussagen können, so haben wir doch wenigstens
den einen Vortheil: den Weg zu sehen, auf dem man einzig und allein
zu einer sicheren Kenntniss der Terminalorgane des Temperatursinnes zu
gelangen vermag.

B. Pathologisches.

1. Was bisher über die Verhältnisse in Rückenmark und Gehirn
experimentell ermittelt ist, besitzt einigen Wert für die Pathologie des
Temperatursinnes. Vermuthungsweise hat man bald die Rinde des
Gyr. fornicatus, bald die motorische Region als Centrum der Temperaturempfindungen bezeichnet. Eigentliche Untersuchungen jedoch liegen bloss
von A. Herzen vor.[1] Herzen hatte die oben berichteten und von uns

---

[1] Herzen in *Rev. méd. de la Suisse Rom.* III, 372. 1883; *Arch. des sciences
phys. et natur.* XV, 582. 1886; Pflüger's *Archiv.* XXXVIII, 96. 1886. — Ueber
diese Versuche: Goldscheider in *diesem Archiv.* 491. 1887; Ziehl in *der Deutschen
med. Wochenschr.* XV, 337. 1888.

bezweifelten Experimente mit eingeschlafenen Gliedern angestellt, ferner einen Kranken beobachtet, an dessen unteren Extremitäten die Empfindlichkeit für Berührung und Kälte geschwunden, für Wärme und Schmerz erhalten war und dessen Section eine Myelitis ergab, welche die Hinterstränge und die directe Kleinhirnseitenstrangbahn ergriffen, Vorderstränge und graue Substanz dagegen ganz verschont hatte. „Die Spaltung des Temperatursinnes in zwei unabhängige Sinne erschien nun als höchst wahrscheinlich (?) und es hatte ausserdem den Anschein, als sei der Kältesinn irgendwie an die Fähigkeit, Tasteindrücke zu empfinden und der Wärmesinn an die Fähigkeit Schmerz zu empfinden gebunden; die Vermuthung drängte sich nun auf, es mögen die Kälteempfindungen, wie die rein tactilen, durch die Hinterstränge des Rückenmarks und die Wärmeempfindungen wie der Schmerz durch die graue Substanz zum Gehirn geleitet werden." Das Ergebniss einer (!) Operation entsprach dieser Annahme. Bei einer erwachsenen Katze wurde das hintere Viertel des Rückenmarkes durchschnitten, rechts, an der Austrittsstelle des ersten Halsnerven. Das Thier reagirte nach der Heilung rechts nicht auf Tast- und Kälteeindrücke, während links deutliche Rückwirkung auf Kälte stattfand.

Zum Zwecke der Localisation auf der Grosshirnrinde hat Herzen zwei Versuche angestellt, die annähernd zu demselben Ergebniss führten. Beide Male wurde die unmittelbar hinter dem linken Gyr. sigmoideus belegene Windung sammt einem kleinen Theile des hinteren Randes jenes Gyrus exstirpirt; das erste Mal verlor das Thier bloss Kälteempfindlichkeit, das zweite Mal Tast- und Kälteempfindlichkeit. Hr. Herzen glaubt sich hiernach zu fünf Folgerungen berechtigt, von denen die drei wichtigsten also lauten: 1. Dieselbe Region der Hirnrinde (Gyr. sigm.) enthält das Centrum oder die zu ihm führenden centripetalen Leiter für Tast- und Kälteempfindungen. 2. Tast- und Kälteempfindungen werden im Rückenmark durch die Hinterstränge geleitet. 3. Die Beobachtungen am gesunden und kranken Menschen zeigen, dass bei pathologisch oder experimentell aufgehobener Empfindlichkeit für Kälte die Empfindlichkeit für Wärme erhalten sein kann; sie wird demnach von anderen Nerven, durch andere Bahnen zu anderen Hirncentren vermittelt.

Zunächst ist einzuwenden, dass die sehr geringe Anzahl der Experimente kaum zu irgendwelchen Schlüssen berechtigt. Alsdann muss es als ein recht auffallender Mangel betrachtet werden, wenn nirgends von einer thatsächlichen Prüfung der Schmerzempfindlichkeit der Versuchsthiere die Rede ist. Sollte sie wirklich ganz unterlassen worden sein? Ein drittes Bedenken macht Goldscheider geltend. Er meint, dass bei vorausgesetzter Richtigkeit der Herzen'schen Ansicht die Tabiker sehr gewöhnlich eine Herabsetzung der Kälteempfindlichkeit bei unversehrter Wärme-

empfindlichkeit zeigen müssten, was doch nicht der Fall sei. Diesem
Einwurfe liegen zwei bedenkliche Voraussetzungen zu Grunde, nämlich die,
dass grau degenerirte Rückenmarksstrünge ganz leitungsunfähig seien, und
die weitere, dass es sich bei Tabes lediglich um eine Hinterstrangserkrankung
handele. Das letzte ist sicherlich unrichtig, denn nicht nur sind stets die
hinteren Wurzeln betheiligt, sondern auch oft die peripheren Nerven und
manchmal sogar graue Substanz und Gehirn. (Jendrassik, Ziehl.) Aber
gleichviel. Jedenfalls genügen Herzen's Versuche nicht, um die wichtige
Frage nach einem für die Temperaturempfindungen bestimmten Rindenbezirk zu beantworten. Daher habe ich vom August 1891 ab neue Untersuchungen angestellt, die freilich noch nicht abgeschlossen sind, indessen
schon einigen Ertrag geliefert haben.

Es kam zunächst darauf an, ein Versuchsverfahren zu finden,
durch das Bewegungsreactionen auf noch nicht schmerzhafte Temperaturreize an Hunden hervorgelockt werden. Denn Bewegungen sind auch in
diesem Falle das einzige Mittel der Beobachtung. Ich dachte freilich daran,
den Widerwillen der Thiere gegen kaltes Wasser zu benützen. Aber es
zeigte sich bald, dass die Hunde sich schon durch Riechen und Fühlen
des Dampfes, also nicht erst durch Lecken der Flüssigkeit von ihrer Hitze
überzeugen, und dass sie andererseits nach drei- und mehrtägigem Dursten
auch das heisseste Wasser nicht verschmähen, sondern es, wenngleich unter
Knurren und Winseln, saufen. Indessen auch für die Application ther-
mischer Hautreize ergab sich eine befremdende Ungleichheit der Reaction
bei verschiedenen Thieren. Während die einen trotz wochenlanger Dressur
für Berührungs- und Temperaturreize unterschiedslos sehr empfindlich bleiben,
geben andere erst bei sicherlich schmerzhaften Wärme- oder Kältegraden
ein Zeichen von sich. Ein Thier z. B. zog sein Bein erst nach durchschnittlich zwei Minuten aus einer Kältemischung von — 20° C., dann
natürlich unter allen Zeichen des Schmerzes. Es bleibt daher nichts übrig,
als dass man vor den eigentlichen Versuchen sehr sorgfältig die Empfindlichkeit der Hunde prüft, und nur solche von mittlerer Empfindlichkeit für
die Experimente wählt.

Die Versuche am normalen Hunde beginnen zweckmässig mit Feststellung der Schmerzgrenze. Hält man das Thier an den Vorderpfoten
so, dass sein Gesicht dem des Beobachters zugewendet ist, und setzt nun
die Hinterpfoten in kaltes oder warmes Wasser, so zeigt das Thier schon
bei mittleren Graden das lebhafteste Bemühen, die Beine aus dem Wasser
heraus auf den Rand des Gefässes oder an den Boden zu bringen. Hieran
kann nicht die mässige Wärme oder Kühle, sondern nur die feuchte, flüs-
sige Beschaffenheit des Wassers Schuld sein. In der That verhält sich der
Hund ganz anders, wenn er auf leidlich feste Unterlagen gestellt wird

z. B. auf erhitzten Sand oder kleine Eisstücke, die durch Salzzusatz in ihrer Temperatur erniedrigt sind. Alsdann liegt die Schmerzgrenze, im Durchschnitt, bei einer Minute Temperatureinwirkung, nach oben bei + 59° C., nach unten bei — 10° C. Die Schmerzreaction ist ganz unverkennbar, so mannigfach auch ihre Ausdrucksformen bei verschiedenen Individuen sind: Zuckungen im ganzen Körper, Schreien, Fluchtversuche. krampfhaftes Herausschleudern eines Fusses und das Bemühen, den anderen wenigstens auf den Rand des Gefässes zu bringen, treten regelmässig nach Verlauf einer Minute ein. Ganz anders die Temperaturreaction, die man am deutlichsten bei + 50° C. und — 3° C. (im Mittel), wiederum bei einer Minute Temperatureinwirkung, erhält. Sie besteht im langsamen Zurückziehen eines beliebigen der beiden hineingesetzten Beine. Nachdem dies geschehen ist, setzt der Hund das Bein wieder zurück, um das andere herauszuziehen und abkühlen zu lassen. Dies gilt von den Hinter- wie von den Vorderpfoten.

Haben wir also hiermit schon ein Mittel gewonnen, das Vorhandensein oder Fehlen der Temperaturempfindung zu prüfen, so besitzen wir doch ein noch besseres in einer sehr interessanten Thatsache. Der Hund werde vom Assistenten so gehalten, dass die linke Hand den nach vorn kommenden Bauch umspannt, die rechte den Kopf nach oben drückt, um die Möglichkeit des Sehens auszuschliessen. In dieser Lage sind alle vier Beine frei und leicht beweglich. Wenn man nun mit irgend einem Gegenstande vorsichtig unter die Sohle kommt und den Fuss etwas hebt und senkt, so lässt sich das Thier das in grösster Ruhe gefallen; sobald aber der Gegenstand sehr kalt oder warm ist, zuckt es sofort zurück und ist durch nichts zu bewegen, den Fuss auf dem Reizobjecte zu lassen. Besonders auffällig ist es an den feiner empfindenden Vorderpfoten und bei Anwendung von Kälte.

So liegen die Verhältnisse beim normalen Hunde. An Hunden, denen Hr. Prof. Munk vor längerer Zeit den linken Gyrus sigmoideus (die Vorderbein- und Hinterbeinregion) exstirpirt hatte, habe ich Folgendes beobachtet. Die Schmerzempfindlichkeit ist an den rechten Extremitäten herabgesetzt und beginnt etwa bei + 70° C. und — 18° C. Rechtes Vorder- und Hinterbein, auf warmen Sand bezw. eine Kältemischung gesetzt, reagiren noch bei + 55° bezw. — 9° auf Temperatur nicht. Und bei dem zuletzt beschriebenen Versuche zeigt sich besonders evident, dass die rechten Pfoten unempfindlich gegen Temperaturen sind, denn sie werden ruhig auf dem kalten (warmen) Eisen gelassen, während die linken die beschriebenen Erscheinungen bieten. Demnach erscheint der Gyr. sigm. als der Rindenbezirk, an dessen Unversehrtheit das Zustandekommen von Temperaturempfindungen wesentlich geknüpft ist. Ich komme auf diese Versuche anderswo noch ausführlich zurück.

2. Im engen Zusammenhang nun mit solchen experimentellen Untersuchungen stehen die pathologischen Erfahrungen. Es sei gestattet, der Erörterung über die Abweichungen des Temperatursinnes bei Nervenerkrankungen eine kurze Terminologie vorauszuschicken, damit jede Unklarheit vermieden werde. Wir bezeichnen mit Oxyaesthesie das normale Empfindungs-, mit Akroalgie das normale Schmerzvermögen. Hyperaesthesie liegt da vor, wo das Empfindungsminimum geringer ist als normal, Hyperalgesie dort, wo das Schmerzminimum geringer ist als normal. Die verminderte Erregbarkeit für nicht schmerzhafte Reize hat die Hypaesthesie, die aufgehobene Erregbarkeit die Anaesthesie zur Folge; die von der normalen überhaupt abweichende Erregbarkeit hat die Paraesthesien zur Folge, die demgemäss sowohl die aus inneren Reizen stammenden sog. „sensiblen Reizerscheinungen" als auch die von der äusseren Einwirkung abhängige „perverse Temperaturempfindung" umschliessen.

Was die reichhaltige Litteratur [1] uns bietet, sind leider alle nur denkbaren Combinationen. Am seltensten findet sich die „verlangsamte Leitung" und das Vorkommen abnormer Nachempfindungen bei Temperaturwahrnehmungen berichtet. In der That habe ich bei 23 Rückenmarkskranken, die ich besonders in den Polikliniken der HH. Dr. Moll und Dr. Sperling untersuchen durfte, von Beidem nichts entdecken können, obwohl die Erscheinungen für Berührung und Schmerz in einzelnen Fällen sehr deutlich vorhanden waren. Nicht selten (in 6 Fällen) fand ich dagegen das sehr merkwürdige, in einem anderen Kapitel erklärte [2] Phaenomen, dass die Kranken die Qualität und den Grad des Temperaturreizes erkannten, jedoch nicht wussten, an welcher Stelle er applicirt worden war. Fälle wirklicher Hyperaesthesie für Kälte und Wärme sind mir nicht vorgekommen, auch nicht bei Meningitis spinalis; Uspenskij's Bericht ist kaum genau genug, und Nothnagel hat die Hyperaesthesie nur einmal bei einem Zoster intercostalis beobachtet. Sie scheinen demnach nur äusserst vereinzelt sich zu finden. Verhältnissmässig häufig (vgl. die Fälle bei Rosenthal, Eisen-

---

[1] Ausser den Lehrbüchern ist Folgendes zu erwähnen: Arndt in Eulenburg's Real-Encycl. XVI, 132; Leyden in Virchow's Arch. XXXI, 82; Nothnagel im Deutschen Arch. f. klin. Med. II, 294; Uspenskij in Virchow's Arch. XXXV, 301; Eigenbrodt, Ebenda. XXIII, 571; Berger in der Wiener medic. Wochenschr. 1872. S. 786; Ziehl in der Deutschen med. Wochenschr. XV, 335; Landois in der Rev. méd. II, 488. 1864; Déjerine u. Thuilant in La méd. moderne. 1891. II, 6; Rosenthal in Virchow's Arch. LXXII, 337; Eisenlohr, Ebenda. LXXIII, 82; Asch, Ueber das Verhältniss des Temperatur- und Tastsinnes zu den bilateralen Functionen. Berl. Diss. 1879. S. 19 ff.

[2] Ich behalte mir überhaupt vor, den ausführlichen Nachweis dafür zu liefern, dass die Hauptgrundlage der nervösen Sensibilitätsstörungen bisher nicht gesehen worden ist. Sie liegt in Kreislaufsstörungen.

lohr, Asch u. A.) treten nun wieder Störungen der Art auf, dass neben
Lähmung der anderen Qualitäten der Temperatursinn vollkommen normal
bleibt oder umgekehrt allein afficirt wird. Wernicke[1] nimmt nach seiner
Erfahrung an, dass Schmerz- und Temperaturempfindungen immer in demselben Verhältniss gestört seien, und ganz so steht es mit einem von M.
Rosenthal sehr genau beobachteten und von Meynert postmortal untersuchten Falle.[2] Da ich auf Grund dreier Beobachtungen[3] mich dieser Ansicht anschliessen kann, so werden wir den zuletzt aufgestellten Satz dahin
einschränken dürfen, dass unter „Qualitäten" bloss die Empfindungs-
classen, mit Ausnahme des Schmerzes, verstanden werden.

Nun sind häufig deutlich ausgesprochene partielle Wärme-hyp(an)
aesthesien und partielle Kälte-hyp(an)aesthesien constatirt worden, sowohl
bei Tabes, Myelitis u. s. w., als auch bei Verletzungen des Ulnaris, Peroneus u. s. w. Ich habe zufälligerweise unter den von mir theils mit Probirgläschen oder Metallcylindern, theils mit Eulenburg's umständlichem
Thermaesthesiometer geprüften Kranken keinen solchen Fall gehabt. Immerhin glaube ich Eins sagen zu können, dass nämlich derartige „partielle
Empfindungslähmungen" (Puchelt) nicht auf die isolirte Erkrankung von
Wärme- bezw. Kältenerven zurückzuführen sind, und dass die schönen
Hypothesen von der verschieden grossen Widerstandsfähigkeit der verschiedenen Fasern auf Sand gebaut sind. Generell verschiedene Nerven giebt
es nicht. Die Erklärung muss aus den Endapparaten, entweder aus den
peripherischen oder aus den centralen, abgezogen werden; von den Verbin-
dungsfasern liesse sich bloss annehmen, dass sie unter pathologischen Verhältnissen Leitungswiderstände wechselnder Natur bieten könnten, von denen
die einen sich nur für Druckempfindungen, die anderen nur für Temperaturempfindungen u. s. f. geltend machen. Dasselbe Princip ist auf die als
„Perversität"[4] bekannte Paraesthesie auszudehnen. Bei Erkrankungen des
verlängerten Markes bezw. der Brücke sollen Fälle vorkommen, wo unter
Verlust der Kälteempfindlichkeit und bei andauernden subjectiven Wärme-

[1] Wernicke, Lehrb. der Gehirnkrankheiten. I, 266.
[2] Rosenthal, Handb. der Diagnostik u. Therapie der Nervenkr. S. 190.
[3] Darunter die einer Syringomyelie, für die ja theilweise Empfindungsstörungen
geradezu kennzeichnend sind. Ein Unterschied zwischen Wärme- und Kälteempfindlichkeit fand sich nicht. Wenn Déjerine und Thoilant einen solchen Fall festgestellt
haben wollen, so glaube ich das ebenso wenig, wie wenn sie die Analgesie ihres
Patienten leugnen und im selben Athemzuge erwähnen, er habe Wasser von + 90° C.
nicht gespürt.
[4] Unrichtig auch Perversion genannt. — Hr. Prof. Strümpell war so freund-
lich, mir in seiner Erlanger Klinik einen solchen Fall vorzuführen, ohne mich jedoch
davon überzeugen zu können, dass die übliche Untersuchungsweise genau und ein-
wandsfrei ist.

empfindungen Eis als warm wahrgenommen wird, während das umgekehrte
Verhältniss meines Wissens noch nie beobachtet worden ist.   Hierbei ist
besonders zu beachten, dass die Grundlage einer Anaesthesie ist und auf ihr
sich erst die Paraesthesie erhebt.

Für ein differentes Verhalten der Wärme- und Kälte-Empfindlichkeit
bei Gehirnerkrankungen fehlen bis jetzt Nachweise.   Hingegen haben wir
eine reiche Casuistik dafür, dass Erkrankungen des Gehirus Thermoanaesthe-
sie bei unversehrtem übrigen Empfindungsvermögen oder die umgekehrte
Störung nach sich ziehen können.   Ich verweise kurz auf die Hauptautoren:
Puchelt (zwei Fälle), Berger, Landois und Mosler.   Die letztgenannten Forscher schliessen sogar aus ihren Beobachtungen, dass das Centralorgan des Druck- und Ortssinnes an einer anderen Stelle des Gehirns gelegen sei als das des Schmerzes und des Temperatursinnes.   Hierüber jedoch, sowie über die Localisation im Rückenmarke gebührt der Physiologie
das entscheidende Wort; die Mangelhaftigkeit der meisten klinischen Untersuchungen und die ausserordentliche Schwierigkeit, mittels der Section die
normale Beschaffenheit bestimmter Regionen festzustellen, verweist die
Pathologie in die Reihe der Hülfsmittel.   Wir werden daher, ehe nicht die
gesicherten Ergebnisse vielfältiger vivisectorischer Versuche vorliegen, über
die von der Pathologie angeregten Fragen uns eines ausführlicheren Ur-
theiles enthalten müssen.

3. Ich gehe jetzt zur Besprechung einiger Punkte über, die im weiteren Sinne des Wortes auch zur Pathologie gehören, indessen in weniger
schweren Störungen bestehen.   Und zwar haben uns zunächst die Narben
zu beschäftigen.   Weber[1] und Schiff[2] behaupten, dass Narben thermo-
anaesthetisch seien; Schiff fügt zur Erklärung hinzu: „die narbige Haut
dehnt sich ungleich und von der gesunden verschieden aus, setzt der Zu-
sammenziehung durch Kälte vielleicht mehr Widerstand entgegen, und so
kann das normale Gefühl nicht zu Stande kommen." Weber hat ferner
Personen geprüft, deren Haut in beträchtlichen Strecken durch heftige
Verbrennung und durch die darauf folgende Eiterung zerstört worden war;
sie führten zu dem Resultate, „dass die Patienten mit den Theilen der
Haut, deren Tastorgane zerstört und nicht vollkommen reproducirt worden
waren, Wärme und Kälte nicht unterscheiden konnten." Donaldson[3]
erklärt Weber's Ergebnisse aus seiner Unkenntnis der Blix'schen Punkte.
Nothnagel[4] macht Unterschiede nach der Tiefe der Narben: je oberfläch-
licher dieselben, desto unbedeutender sei ihr Einfluss auf den Temperatursinn; auf granulirenden Geschwürflächen fehle jegliche Temperaturempfind-

[1] A. a. O. S. 511. — [2] A. a. O. S. 166. — [3] A. a. O. S. 409. — [4] A. a. O.
S. 293.

lichkeit. Endlich ist au Lussana's Beitrag zu erinnern. Lussana untersuchte die Sensibilität in einem Falle von grossem Hautdefect in Folge einer 35 Jahre vorher erfolgten Verbrennung und fand, dass der Temperatursinn in der Papillarkörperschicht noch bestand. Ich habe an acht Personen — darunter ich selber — Narben und an einer Person eine verletzte Hautfläche untersucht und, so gut es ging, jedes Mal festgestellt, welche Schichten vorhanden und welche verschwunden waren. War bloss die Lederhaut vorhanden, so wurde weder Wärme noch Kälte gespürt, lagen jedoch noch untere Schichten der Epidermis auf, so bestand eine mehr weniger grosse Temperaturempfindlichkeit. An erysipelatös oder phlegmonös entzündeten Stellen constatirte ich in drei Fällen Hyperalgesie, dagegen keine Hyperaesthesie.

Was die Einwirkung lange anhaltender Wärme und Kälte auf die Temperaturempfindlichkeit betrifft, so vermag ich bloss die Angaben älterer Autoren (Stolnikow, Nothnagel, Erb u. A.) zu bestätigen. In einer Reihe von Versuchen habe ich den ganzen Körper der Veränderung ausgesetzt, indem ich je zehn Minuten lang in warmen Bädern von 30" C. und in kalten von 15° C. blieb. Der Erfolg war immer der gleiche: die Reizempfindlichkeit war herabgesetzt (es wurde z. B. an einer Stelle, die sonst + 32° C. als warm empfindet, erst + 34" C. für warm gehalten), und die Unterschiedsempfindlichkeit war vermindert (es wurde z. B. an einer Stelle nicht + 17·5 und 17·8° C., sondern erst 17·5 und 18·2°C. als verschieden wahrgenommen). In einer zweiten Serie liess ich die Wärmezufuhr oder die Wärmeentziehung örtlich wirken durch halbstündiges Eintauchen der Hand in eine durch Zusatz gleichmässig auf + 40" gehaltene Flüssigkeit oder durch halbstündige Application eines Eisbeutels auf den Vorderarm. Das Resultat war dasselbe, sowohl für Wärme- wie für Kältewahrnehmungen. Dass es sich hierbei immer um „Ermüdung" d. h. um Abstumpfung der Erregbarkeit peripherer Endapparate handelt, unterliegt wohl keinem Zweifel.

Blutfülle und Blutmangel scheinen eine verschiedene Wirkung auf die absolute (und relative) Temperaturempfindlichkeit auszuüben, wie bereits von Alsberg[1] beobachtet worden ist. Hält man den Kopf längere Zeit gesenkt und lässt dann den Gehülfen Stellen prüfen, deren normale Function bekannt ist, so zeigt sich eine geringe Hypaesthesie und Schwächung des Unterscheidungsvermögens. Eine Verfeinerung dagegen tritt ein, wenn man das abgeschnürte vorderste Glied eines Fingers längere Zeit in diesem Zustande lässt. Alsberg's Erklärung ist mir nicht ganz verständlich geworden; sie gipfelt darin, dass bei zu geringer Füllung der Gefäss-

---

[1] Alsberg, Ueber Raum- und Temperatursinn. Marburger Diss. 1863.

papillen die Oscillationen der Tastkörperchen beschränkt werden, die Ver-
minderung der Wärme aber bei dem langsameren Durchfluss des Blutes
langsamer ausgeglichen, jedes Nervenende mithin stärker abgekühlt wird.
Nach meiner Ansicht liegt ein Hauptgrund darin, dass die durch die
Hyperaemie bewirkte Erhöhung des organischen Temperaturgefühles die
Wahrnehmung der modalitätsgleichen Aussenreize erschwert, Anaemie sie
aus der umgekehrten Veranlassung her entsprechend erleichtert; ein zweiter
Hauptgrund liegt in der Bedeutung der Ernährung der Haut für ihre
Function.

Einen Einfluss der galvanischen Elektricität hat Nadjeschda
Suslowa[1] behauptet, M. Bernhardt[2] — und meines Erachtens mit Recht —
bestritten. Wird einer Extremität mittels Wasserbades der constante Strom
zugeführt, so soll die Kälteempfindlichkeit bei Berührung der Haut mit
einem Reagensglase voll Eis an der Kathode deutlicher sein als an der
Anode. Weder vier meiner Versuchspersonen noch ich haben das je entdecken können.

Zu wirklichen Ergebnissen bezüglich unseres Gegenstandes führt die
innerliche und äusserliche Anwendung von Arzneimitteln.[3] Dass
die Anwendung des Menthols, am bequemsten in der Form des Migraine-
stiftes, Kältehyperaesthesie erzeugt, haben wir bereits oben erwähnt. Be-
pinselung des Auges, des weichen Gaumens und des Zäpfchens mit Sol.
Cocaini mur. 5/100·0 macht diese Theile für Druck und Schmerz anaesthetisch, ohne ihre absolute wie relative Wärme- und Kälteempfindlichkeit zu
beeinträchtigen. Bei der Haut habe ich selbst unter Einwirkung einer
20 procentigen Lösung keine Wirkung gesehen. Sehr deutlich dagegen
sind die Folgen der subcutanen Injection, die ich mehrfach durch Hrn.
Dr. Moll an verschiedenen Gegenden bei mir ausführen liess. Die betroffene
Region wird schon durch 0·005 ᵍᵐ einer 10 procentigen Lösung sehr schnell
für strahlende Wärme (Kälte), etwa eine halbe Minute später für Berüh-
rungstemperaturen unempfindlich, alsdann erst für tactile, elektrische und
schmerzhafte Reize. Denselben Weg nimmt die nach Stunden und manchmal erst nach Tagen erfolgende Restitution. Beachtenswerth ist, dass eine
kleine elliptische Aussenzone entsteht, die eine erhebliche Hyperaesthesie
für alle Reizgruppen aufweist. Ebenso stellt sich der Einfluss einer
Einspritzung mit 0·015 Morphini hydrochlor. — Innerlich habe ich nach
Kesseler's Vorgang Kal. brom. und Chloralhydrat genommen, welche
beide eine Herabsetzung, nicht einen Ausfall der Temperaturempfindungen

[1] Suslowa in Zeitschr. für rat. Med. III, R.. XVII, 155.
[2] A. a. O. S. 15.
[3] Vgl. Jacob Kesseler, Untersuchungen über den Temperatursinn. Bonner Diss.
1884. — Goldscheider im Arch. f. Psychiatrie. 1887. S. 24 ff.

verursachten. Bei Coffeïn und — im Gegensatz zu Kesseler — auch bei Cognac beobachtete ich erst eine Zunahme, alsdann, nach durchschnittlich einer Viertelstunde, Abnahme der Temperaturempfindlichkeit. Auf detaillirte Mittheilung der Einzelversuche verzichte ich.

Zum Schluss dieser Aufzählung ein Paar Worte über die durch Ziehpflaster gesetzten Veränderungen. Was Nothnagel hierüber berichtet,[1] habe ich am eigenen Leibe bestätigt gefunden. Sinapismen haben sowohl an der Ansatzstelle als auch in deren Umgebung einerseits Hyperalgesie, andererseits Abschwächung der Reiz- und Unterschiedsempfindlichkeit für Temperaturreize zur Folge. Wenn man annimmt, dass die Thätigkeit der Vesicantia in einer Verdünnung der Oberhaut besteht, so stimmt diese Thatsache vortrefflich mit den übrigen Beobachtungen. Nun will Adamkiewicz[2] ausserdem gefunden haben, dass, während Tast- und Schmerzempfindlichkeit durch Senfpflaster an der Stelle der Reizung erhöht, an der entsprechenden anderen Seite herabgesetzt werden, ein solcher „sinapiskopischer Transfert" beim Temperatursinn nicht existirt. Es seien also Tast- und Schmerzsinn „bilaterale Functionen", die bilaterale Function aber der Ausdruck eines doppelseitig angelegten Nervenapparates, und deshalb dürften „die Temperaturnerven mit denen des Schmerzes und des Tastsinnes nicht identificirt werden." Obwohl von vornherein gegen alle Transfert-Berichte misstrauisch,[3] habe ich mir nicht die Mühe verdriessen lassen, diese Behauptungen nachzuprüfen. Sie scheinen mir gänzlich unberechtigt zu sein. Für mechanische, elektrische, schmerzhafte Reize besteht genau dasselbe unilaterale Verhältniss wie für die Temperaturreize.

Ueberblicken wir noch einmal den Gewinn, der sich aus den Beiträgen der Pathologie ziehen lässt. Während die experimentelle Physiologie bisher sichere Anhalte kaum bietet, lehren Erkrankungen der peripheren Nerven, des Rückenmarkes und des Gehirnes, sowie die Wirkungen gewisser Medicamente, dass der Temperatursinn in einem bestimmten Umfange unabhängig von den übrigen Sensibilitätsmodalitäten ist und am nächsten dem Schmerze steht. Die Untersuchungen an Narben und mit Ziehpflastern zeigen die Temperaturempfindungen an die tieferen Schichten der Oberhaut gebunden. Endlich wissen wir, dass Hyperaemie die Empfindlichkeit für Wärme und Kälte erschwert, localisirte Anaemie sie erleichtert. Dies führt nun unmittelbar zu der rein physiologischen Untersuchung hinüber.

[1] A. a. O. S. 292.
[2] Adamkiewicz, Die Secretion des Schweisses eine bilateral-symmetrische Function. Berlin 1878. Auch a. a. O. S. 25 ff.; Adler, Ein Beitrag zur Lehre von den bilateralen Functionen. Berl. Diss. 1879.
[3] Dessoir, Bibliographie des modernen Hypnotismus, Vorbemerkungen.

C. Physiologisches.

1. Das erste Problem, das wir in der Lehre vom Temperatursinne als ein lediglich physiologisches bezeichnen können und erörtern wollen, betrifft die Unterschiede der Temperaturempfindlichkeit an verschiedenen Körperstellen.[1] Die Eigentemperatur der Haut geht uns dabei nichts an; es genügt, wenn wir uns das von dem Verfasser berechnete Mittel von 33·46°C. für die Körperoberfläche im Durchschnitt merken. Auch die Empfindlichkeit in inneren Organen werden wir nicht nochmals prüfen, nachdem sie bereits im vorigen Abschnitt untersucht worden ist; nur nebenbei sei hinzugefügt, dass die Epiglottis sich durch besondere Feinheit auszeichnet.

Bemerkenswerth ist zunächst der stumpfere Temperatursinn der Medianlinie im Vergleich mit den seitlichen Partien, worauf Weber[1] und Nothnagel[3] hingewiesen haben. Wandert man mit einem gleichmässigen Wärmereiz von der Nasenspitze zu den Nasenflügeln, so glaubt man eine beträchtliche Erhöhung der Temperatur zu fühlen, während etwas Aehnliches für Druck und Schmerz sich nicht feststellen lässt, vielleicht jedoch für die elektrocutane Sensibilität. Möglicherweise hängt diese auffallende Thatsache mit der Kreuzung der sensiblen Nerven in der Mittellinie zusammen. Dafür spricht auch die alte klinische Erfahrung, dass bei halbseitigen Ausfallerscheinungen zwischen den beiden Seiten eine so zu sagen neutrale Zone verbleibt. „Kommt man", so berichtet Nothnagel, „bei linksseitiger Anaesthesie mit der Nadel von der linken Seite her, so geben die Patienten erst 1—1¹/₂" nach rechts von der Mittellinie an, dass sie anfangen schärfer zu fühlen; und nähert man sich umgekehrt von rechts her, so beginnt die Anaesthesie erst 1—1¹/₂" nach links von der Medianlinie." Ich kann freilich die Bemerkung nicht unterdrücken, dass ich beim nochmaligen medialwärtigen Zurückgehen diesen Ueberschuss nicht mehr beobachtete: ob nun die erste oder die zweite Angabe der Kranken auf einer Urtheilstäuschung beruht, muss dahingestellt bleiben. Des Ferneren bleibt zu beachten, dass selbst Querschnittsunterbrechungen des Rückenmarks wegen der weitgreifenden Stellvertretung sensibler Nerven in ihren Leistungen und des curvenförmigen Charakters der Grenzlinien zwischen empfindlichen und anaesthetischen Hautregionen keine ganz reinen Resultate liefern.

[1] Ausser den bereits gegebenen Stellennachweisen zu vergleichen: Pollitzer im *Journ. of Physiol.* V, 143. 1884/5; Eichhorst in *Zeitschr. für klin. Med.* XIV 519. 1888; Külpe in *Philos. Studien.* VII, 159. 1891.
[3] A. a. O. S. 555. — [3] A. a. O. S. 287.

Eine zweite bemerkenswerthe Thatsache ist die grössere Temperaturempfindlichkeit der linken gegenüber der der rechten Körperseite. Von fünfzehn untersuchten Persönlichkeiten haben zwölf sich so entschieden; zwei erklärten, keinen Unterschied zu fühlen und nur einer bevorzugte die rechte Seite. Analog wurde in Aubert-Kammler's Experimenten das Minimum perceptibile einer Berührung an Händen und Füssen fast durchweg geringer für die linke als für die rechte Seite angegeben. Ebenso fand Külpe in Versuchen mit schmerzhafter Dauerreizung die Empfindung links etwas intensiver als rechts und die Reaction dort schneller als hier. Vielleicht beruht der seltsame Unterschied auf der verschieden grossen Häufigkeit, mit der die rechte und die linke Seite im gewöhnlichen Leben von Reizen getroffen werden.

Als eine Besonderheit pflegen die Lehrbücher die grössere Empfindlichkeit der Dorsalseite der Finger gegenüber der der Volarseite anzugeben. Das ist richtig in Bezug auf die Reizschwelle für Temperaturen und Schmerz, unrichtig in Bezug auf die Unterschiedsempfindlichkeit. Mit anderen Worten: die Dorsalseite der Finger empfindet eher etwas warm und schmerzhaft als die Volarseite, aber sie besitzt nicht grössere Feinheit im Erkennen von Temperaturdifferenzen. Hierin steht sie vielmehr ungefähr um das Doppelte zurück. Will man einen numerischen Maassstab dafür haben, um wieviel eher der Fingerrücken den Temperaturschmerz empfindet, so darf man nicht den ganzen Finger in heisses Wasser stecken, denn alsbald verschmelzen die Eindrücke beider Seiten zu einem schwer trennbaren Ganzen. Man experimentirt am bequemsten, indem man die Dorsal- und Volarfläche desselben Fingergliedes in Pausen nacheinander in die Flüssigkeit gleichmässig tief einsenkt und die Zeit misst, welche zwischen Wärme- und Schmerzempfindung jedesmal vergeht. Dann erhält man z. B. folgende Zahlen für das letzte Glied des linken Zeigefingers:

Person	Datum	°C	Dorsal A. M. aus 10	Volar	Person	Datum	°C	Dorsal A. M. aus 10	Volar
v. Hen-	11./V.	50°	3986	9850	M. D.	11./V.	50°	2480	4286
tivegni	1891	Hg.	6295	12823		1891	Hg.	2415	4871
	13./V.		5501	14633		13./V.		3924	5063
			4823	11987				3509	5399
Rawitz	25./IX.	55°	817	2609		25./IX.	55°	1235	3048
	1891								

Nach dieser Besprechung einiger besonders interessanter Einzelfälle kommen wir nunmehr zu den allgemeinen Bestimmungen der Temperatur-Unterschiedsempfindlichkeit an verschiedenen Hautstellen. Tafeln über solche Untersuchungen finden sich bei Nothnagel und Pollitzer, mit deren Resultaten meine Erhebungen im Ganzen sich decken. Ich habe je 15 Stellen je fünfmal an je 5 Personen untersucht und den Durchschnitt mittelst Ausgleichsrechnung gewonnen. Die Feststellung der Hauttemperatur erfolgte nicht nach von Liebermeister's umständlichem und unsicherem Verfahren, sondern mittelst eines Maximal-Flächenthermometers, dessen nach Art einer Uhrfeder ausgezogene Quecksilbermasse während der Zwischenzeiten auf + 33° C. erhalten wurde. Zur eigentlichen Prüfung bediente ich mich des Nothnagel'schen Apparates.[1] Naturgemäss mischt sich dabei in jeden Wärmereiz zugleich ein Berührungsreiz; es giebt indessen keine Möglichkeit, die strahlende Wärme derart abzustufen und zu localisiren, dass sie experimentell verwerthet werden kann. Die Reizempfindlichkeit lässt sich freilich so prüfen, dass man einen Thermokauter in der S. 259 geschilderten Versuchseinrichtung so weit senkt, bis die darunter liegende Hautstelle Wärme fühlt, und die absolute Empfindlichkeit dem Quadrate des Abstandes zwischen Wärmequelle und Hautstelle proportional setzt. Ich habe mich jedoch dieses Verfahrens nicht bedient, um nicht die Vergleichbarkeit der Ergebnisse für absolute mit denen für relative Unterschiedsempfindlichkeit zu beeinträchtigen. Als Reize dienten die Temperaturen + 32° C. bis + 35° C. Es bedeuten in der folgenden Tafel: die Zahlen der ersten Columne die Hauttemperatur der links genannten Fläche, die Zahlen der zweiten Spalte die zuerst als warm bezeichnete Reiztemperatur, die Zahlen der dritten Spalte die bei successiver Reizung zuerst als verschieden empfundene Differenz zweier objectiver Reize. Die Versuche haben den ganzen Mai 1890 und einen Theil des October 1890 in Anspruch genommen.

	H.-T.	R.-E.	U.-E.
Letztes Glied des linken Zeigefingers. Dorsum .	33	33·7	0·6
„ „ „ „ „ Vola . .	33·2	84	0·3
Mitte der rechten Wange	31·8	83·5	0·4
Vorder-Arm, etwa Mitte der Streckseite . . .	31·3	32·2	0·2
„ „ „ „ „ Beugeseite . . .	32	32·3	0·2
Ober-Arm, etwa Mitte der Streckseite	31·8	32·1	0·15
„ „ „ „ „ Beugeseite	32·4	32·3	0·2

[1] Chr. Leegaard (Deutsches Arch. f. klin. Med. XLVIII, Heft 3 u. 4) operirte mit einem kupfernen Kolben, der 70 ꝯᵐ warmen Wassers und ein die Ablesung von 0·1° gestattendes Thermometer enthält und dessen vier quadratische Seitenflächen sowie die quadratische Bodenfläche in Berührung mit der Haut eines Kranken gebracht wurden.

Fortsetzung.

	H.-T.	R.-E.	U.-E.
Handrücken, in der Mitte	31	32·7	0·3
Hohlhand, in der Mitte	33·2	38	0·4
Brust, oben, aussen, über den Warzen	34·4	33·5	0·45
Fussrücken, in der Mitte	32·2	33·9	0·5
Oberbauch, in der Mitte	35·8	34	0·5
Unterschenkel, etwa Mitte der Streckseite . .	34·2	34·5	0·7
„ „ „ „ Beugeseite . . .	33·8	34·5	0·6
Rücken, etwa Mitte	33·7	35	0·9

Ueberblicken wir diese Zusammenstellung und nehmen wir vorweg, was in anderen Abschnitten unserer Abhandlung aus ähnlichen Tabellen für den Druck- und den Weber'schen Raumsinn gefolgert werden wird, so gelangen wir zu folgenden Schlüssen. 1. Die Reiz- und Unterschiedsempfindlichkeit für Wärme ist am grössten in der Streckseitenmitte des Oberarms, am kleinsten in der Rückenmitte. 2. Der Einfluss der normalen Hauttemperatur auf die Temperaturempfindlichkeit ist klein. 3. Die Thermoaesthesie steht in keiner deutlichen Beziehung zur Dicke der Haut. 4. Sie schwankt in engeren Grenzen, als die Empfindlichkeit des Druck- und Raumsinnes an verschiedenen Körperstellen differirt. 5. Die Stellen grösster und geringster Temperaturempfindlichkeit sind nicht dieselben wie die des Drucksinnes und des Weber'schen Raumsinnes.

2. Zur Feststellung der Grenzen des Temperatursinnes d. h. derjenigen Temperaturen, bei welchen eben der Schmerz einzutreten beginnt, hat sich Donath [1] einer sehr künstlichen Methode bedient, welche obendrein fehlerhaft ist, weil seiner Beschreibung zu Folge die auf die Haut wirkende Temperatur mit der vom Thermometer gezeigten als identisch nicht angenommen werden kann. Ich habe die bekannten Reagenzgläschen gewählt und durch Aufsetzen die empfindlichste und die unempfindlichste Stelle des Körpers geprüft. Der Boden des Gläschens blieb jedesmal eine Secunde lang auf der Haut und die Temperatur der in ihm enthaltenen Flüssigkeit wurde so lange erhöht bezw. erniedrigt, bis für diesen als Normalmaass willkürlich fixirten Zeitraum der Schmerz eintrat. So ergab sich auf der Mitte des Oberarms als die höchste Temperatur, bei der noch nicht Schmerz gefühlt wird: + 53·3° C., als die niedrigste + 2·5° C., auf dem Rücken: + 58.6° C. und 3·9° C. Liess ich ferner

---

[1] Donath im Arch. f. Psychiatrie. XV, 695.

den Reiz beliebig lange wirken, so erhielt ich als obere Grenze: Oberarm-
mitte: + 48.7° C., Rückenmitte: + 56.2; als untere Grenze: + 2·9° C.
bezw. + 4·1° C.

3. Ueber die Temperaturempfindungskreise [1] können wir uns
hier sehr kurz fassen, da wir in dem Kapitel „Ortssinn" alles für die
Lehre von den Kreisen und von dem Vorgange der Verschmelzung Wichtige erledigen werden und jetzt bloss das vorwegzunehmen brauchen, was
für das Verständniss der Temperaturempfindungen selber von Bedeutung
ist. Die Frage, in welchem Abstande zwei thermische Reize eben noch
als doppelt empfunden werden, ist bisher noch nicht beantwortet worden
und zwar deshalb nicht, weil alle Beobachter in den Temperaturreizen
Hülfsmittel für die Erforschung des Raumsinnes oder der Punkte gesehen
haben. Czermak und Klug merken an, dass, wenn zwei ungleich temperirte Taster in einen Empfindungskreis fallen, abwechselndes Wärme-
und Kältegefühl entsteht oder nur der kältere percipirt wird; wenn sie
weiter auseinander fallen, bemerke man rasche Ausbreitung der Wärmeempfindung, dagegen Localisirtbleiben der Kälteempfindung. Goldscheider
hat das Problem dadurch verwirrt, dass er es lediglich auf die Blix'schen
Punkte bezog; seine Ergebnisse sind, wie Wundt richtig hervorhebt, offenbar
weniger für die räumliche Unterscheidung der Eindrücke als für die relative Menge der Temperaturpunkte maassgebend. So behauptet er u. A.,
dass man die Temperaturpunkte unter Umständen in erstaunlich geringen Abständen doppelt fühlen könne; jedoch beziehe sich diese Eigenschaft immer nur auf einzelne Punktpaare und zwar nur solche, welche
mit hervorragender Empfindlichkeit ausgestattet sind. Entsprechend fand
Goldscheider, dass manche Punkte auch bei ziemlich grossem Abstande
nur eine einfache Empfindung geben, während andere sehr nahe an einander
gelegene Punkte mit frappanter Deutlichkeit einen Doppeleindruck produ-
ciren. Von allen diesen Dingen habe ich nichts bemerkt. Ich benutzte
bei meinen leider wenig zahlreichen und auf die eigene Person beschränkten
Versuchen Kronecker's Thermaesthesiometer, dessen Perfusionsröhrchen
von Wasser, einmal von + 5° C., dann von + 45° C. durchströmt wurden, und entnahm aus je fünf Versuchen den Minimalwerth. So erhielt
ich eine, übrigens mit Goldscheider's Ergebnissen recht gut überein-
stimmende Tabelle.

---

[1] Vgl. Manouvrier, Nouvel aesthésiomètre im *Arch. de physiol.* 1876. p. 757;
Goldscheider in *Monatshefte f. prakt. Dermat.* III, 6; Ders. in *Diesem Arch.* 1885.
Suppl. S. 70 ff.; Wundt in *Physiol. Psych.* II³, 7; Klug in *Arbeiten aus der physiol.
Anst. zu Leipzig.* 1876. S. 168. Dort auch die ältere Litteratur von Weber, Fick,
Czermak, Rauber.

	Kälte	Wärme
	in Millimetern	
Oberfläche des Nagelgliedes des 1. Index	1·2	1·9
Oberarm, Mitte der Streckseite	2·0	3·5
Rücken, etwa Mitte	4·7	6·0

Indessen bitte ich, diese wenigen Zahlen nur als vorläufige zu betrachten und der grossen Schwierigkeit eingedenk zu sein, welche in der Trennung der Berührungsdifferenzen von den Wärmeortsdifferenzen für die Selbstbeobachtung enthalten ist.

Dieselbe Schwierigkeit bleibt bei Verwendung eines Instrumentes, das ich in Anlehnung an K. Noiszewski[1] hergestellt habe und „Thermotopouaesthesiometer" nennen will. Es besteht in einem dünnen Elfenbeinplättchen, das mit zehn je 1 mm von einander entfernten sehr dünnen Platinstiftchen durchsetzt ist, die glatt abgeschliffen sind und über die Oberfläche des Plättchens nicht hervorragen. Die Verbindung zweier Stifte, die also 1 bis 10 mm auseinander liegend gewählt werden können, erfolgt mittels eines abgestumpften Zirkels, dessen Zinken mit ihren Endflächen genau auf die Stiftenden passen. Diese werden bis zu einer gewissen Temperatur erhitzt und geben dann einen Theil ihrer Wärme an die von ihnen berührten zwei Stifte ab. Wieviel Wärme sie abgeben, lässt sich am bequemsten auf einem Umwege ermitteln, der S. 321 genauer beschrieben werden wird. Genug, dass man mit einiger Sicherheit Temperaturen und Entfernungen durch das Thermotopoaesthesiometer fixiren kann. Die Ergebnisse waren bei mir annähernd die gleichen wie die vorher mitgetheilten, nämlich:

	Wärme + 45° C.
Oberfläche des Nagelgliedes des 1. Index	2 mm
Oberarm, Mitte der Streckseite	4 mm
Rücken, etwa Mitte	6 mm

4. Es besteht nun noch ein anderer Zusammenhang zwischen dem Oertlichen und Qualitativen der Temperaturempfindungen, derart dass man von einem Einfluss der Grösse einer gereizten Fläche auf die Intensität der Empfindung sprechen kann. „Wenn man", sagt Weber (S. 553), „in dieselbe warme oder kalte Flüssigkeit den Zeigefinger der einen Hand und die ganze andere Hand gleichzeitig eintaucht, so ist die

[1] Journal des dritten Congresses russischer Aerzte. S. 253. 1889. Aeltere Instrumente zum gleichen Zwecke sind beschrieben von Liégeois in Gazette hebdomadaire. 1868. S. 172 u. Mollière in Lyon méd. 1869. S. 158.

Empfinduug in beiden Gliedern nicht dieselbe, sondern in der ganzen Hand heftiger." Trifft also derselbe calorische Reiz eine grössere Zahl von Nervenendigungen, so nimmt die Empfindung weder eine andere Qualität noch einen ausgesprochen räumlichen Character an, sondern sie wächst in ihrer Stärke. „Es scheinen sich", so fährt Weber fort, „die durch viele empfindliche Punkte aufgenommenen Wärmeeindrücke im Gehirn, wohin sie mit fortgepflanzt werden, zu summiren und einen Gesammteindruck hervorzubringen." In diesen wenigen Worten liegt ein Grundproblem der Psychologie verborgen.[1] Denn ob eine solche Summation wirklich existirt, ob sie sich auf die physiologischen Erregungen, sei es die der Peripherie (wofür in der Muskellehre Anhalte), des Rückenmarkes, des Gehirnes oder auf die psychischen Elemente bezieht, das ist eine eine annoch unentschiedene Frage, die wir in dem Kapitel über Empfindung und Wahrnehmung eingehend discutirt haben.

Wie dem auch sein möge, jedenfalls bleibt das Verhältniss zwischen Ausdehnung und Intensität näher zu untersuchen. Ich habe mich zu diesem Zwecke wiederum des Kunstgriffes bedient, als Maass der Intensität nicht die praktisch unausführbare Vergleichung, sondern das Auftreten des Schmerzes zu verwerthen. Die Schnelligkeit, mit der bei Reizung grösserer und kleinerer Flächen der Würme- oder Kälte-Schmerz eintritt, gewährt einen Anhalt für die Intensität der beide Male erzeugten Temperaturempfindungen. Ich liess demgemäss eine scharf begrenzte Körperregion in heisses Wasser tauchen und registrirte mittels Chronoskopes den Augenblick der Wärmeempfindung und den des Schmerzes. Die Zahlen der nachstehenden Tafel bezeichnen die so gefundene Differenz in tausendstel Secunden. Und zwar wurden in einer Reihe von Versuchen die letzten beiden Glieder des linken Zeigefingers, in einer anderen die letzten beiden Glieder der drei mittleren Finger eingetaucht, so dass, wenn man die Normalfläche, nämlich das eine letzte Glied des linken Zeigefingers, mit 1 bezeichnet, man ein Verhältniss von Flächengrössen hat, das annähernd der Zahlenproportion 1 : 2 : 6 entspricht. Der besseren Uebersicht halber habe ich, dem nächsten Abschnitt der Arbeit vorgreifend, die Werthe für die Normalfläche in der zweiten Spalte beigefügt und die Flächen selber, der Proportion gemäss, mit den Ziffern I, II, VI bezeichnet. Alle Zahlen stellen das arithmetische Mittel aus je 10 Versuchen dar.

---

[1] Ein weniger wichtiges Problem ist die Frage, ob die Empfindungsverstärkung durch räumliche Ausbreitung nicht bloss eine scheinbare, zum Theil durch die Erhöhung der Lust- oder Unlustgefühle bedingte ist. Ich glaube dies auf Grund genauer Selbstbeobachtung verneinen zu müssen.

Person	I (A. M.)	Datum	Temp.	II (A. M.)	M. V.	VI (A. M.)	M. V.
v. Bentivegni	1112	28./IV. 1891	60°	1003	173	828	65
„	843	15./V. „	65°	809	57	641	40
Wreschner	1673	19./III. „	60°	1187	167	740	85
„	1326	20./III. „	65°	807	72	490	140
„	983	20./III. „	70°	863	123	482	71
„	750	23./III. „	75°	676	88	326	62
M. D.	1313	20./III. „	60°	941	114	685	67
„	1061	23./III. „	85°	806	133	441	46
„	900	19./III. „	70°	438	41	351	60
„	779	23./III. „	75°	412	58	306	69

Man erkennt sofort, dass die Abnahme der Zeiten innerhalb der einzelnen Querreihen eine stetige ist und dass diese Abnahme nicht in einfach umgekehrtem Verhältniss zur Zunahme der Flächen steht, denn sonst müssten die Zahlen der ersten Reihe lauten: 1112, 370, 185. Auch lässt sich keine andere Art der Gesetzmässigkeit, etwa die der Maassformel ($E = C$ log. nat. R), in die Resultate hineininterpretiren. Wir müssen uns also schon mit der Festellung einer ganz allgemeinen Abhängigkeit begnügen.

Wie es sich mit den Kälteempfindungen gestaltet, habe ich in gleicher Weise bisher nicht untersucht. Hingegen führte mich eine gelegentliche Beobachtung auf ein anderes Verfahren. Legt man ein 4 cm langes, 1 cm breites, $1/_2$ cm dickes Stückchen Eis mitten in die Handfläche, so dauert es etwa 10—12 Secunden, bis Schmerz eintritt; ist das Stück ungefähr doppelt so gross, so beansprucht seine Application nur etwa 8 Secunden bis zur Schmerzerregung. Ich stellte mir nun mehrere solcher Stücke her, deren Maasse sich annähernd wie 2 : 1 verhielten und deren objective Grösse als nebensächlich nicht notirt zu werden braucht, und ermittelte am Chronoskop folgende Zeiten für die Differenz zwischen Kälte und Schmerz.

Person	Datum	Gr. Stück	Kl. Stück	Verhältniss
Wreschner	9./III. 1891	6667	8123	1 : 1·22
„	„	5909	10057	1 : 1·7
M. D.	„	4715	12429	1 : 2·4
„	„	4528	11203	1 : 2·5

Hier entsprechen also die Empfindungsstärken in leidlich gerader Proportion den Reizgrössen. Dass die Aufeinanderfolge der Reize, d. h. ob erst das grosse und dann das kleine Stück aufgelegt wurde oder umgekehrt, dass diese Aufeinanderfolge, sage ich, keine Fehlerquelle bildete, dafür wurde durch lange Pausen gesorgt. Die weiteren Tafeln bedürfen nun keiner Erklärung.

Person	Datum	Gr. Stück	Kl. Stück	Reiz- verhältniss	Empfindungs- verhältniss
Wreschner	6./III. 1891	4015	18368	1 : 4	1 : 4·6
„	„	6503	13137	1 : 4	1 : 2
„	9./III. 1891	8828	11312	1 : 4	1 : 1·7
„	„	7047	19644	1 : 4	1 : 2·8
M. D.	6./III. 1891	7087	12081	1 : 4	1 : 1·7
„	„	6118	19670	1 : 4	1 : 8·2
„	„	7417	11369	1 : 4	1 : 1·5
„	9./III. 1891	6828	11312	1 : 4	1 : 1·7

Person	Datum	Ganz gr. Stücke	Gr. Stücke	Kl. Stücke	Reiz- verhältniss	Egsverh.
M. D.	7./IV. 1891	5719	6135	10698	4 : 2 : 1	1·9 : 1·7 : 1
„	„	6758	9004	13596	4 : 2 : 1	2·0 : 1·7 : 1
„	„	6840	13296	14807	4 : 2 : 1	2·3 : 1·1 : 1
Wreschner	„	6119	7971	8035	4 : 2 : 1	1·4 : 1·0 : 1
„	„	8009	8662	8967	4 : 2 : 1	1·1 : 1·0 : 1
„	„	9836	13270	17194	4 : 2 : 1	1·8 : 1·3 : 1

5. Wenn demnach diese Ergebnisse wiederum kein gesetzmässiges Verhältniss zwischen Reiz und Empfindung erkennen lassen, so fragt es sich endlich, wie es in dieser Beziehung mit der Abhängigkeit der Unterschiedsempfindlichkeit von der Reizgrösse steht. Fechner fand die feinste Unterschiedsempfindlichkeit bei Temperaturen zwischen 12—25° C., Alsberg bei Temperaturen zwischen 35—39° C. Demgegenüber ermittelten ziemlich übereinstimmend als Region der Maximalempfindlichkeit: Lindeman[1] 26—39°, Nothnagel 27—33°, Kesseler 27—33°. Den letztgenannten Autoren muss ich mich durchaus anschliessen. Nach meinen Erfahrungen lassen sich nach beiden Richtungen je drei Stufen unterscheiden: am gröbsten urtheilt man über Differenzen bei Temperaturen von — 3 bis + 14° C und + 37 bis + 48° C., genauer schon bei Reizen zwischen + 15 und + 26 einerseits, + 33 und + 36 anderseits, am feinsten zwischen + 27 und + 32° C. Es folgt hieraus aber nichts weiter, als dass die grösste Feinheit der Differenzenwahrnehmung in der Gegend

---

[1] Lindemann, De sensu caloris. Diss. Halis 1857.

des physiologischen Nullpunktes liegt und die Unterschiedsempfindlichkeit mit der Entfernung vom Nullpunkte geringer wird. Eine genauere Beziehung, insbesondere zum Weber'schen Gesetz,[1] lässt sich nicht feststellen. Alle Versuche hierzu scheitern an der Veränderlichkeit des physiologischen Nullpunktes, welche theils durch den Wechsel der Eigenwärme, theils durch Anpassung an die Reize zu Stande kommt.

6. Eine gleichfalls bei Experimenten leicht störende Erscheinung ist die der Nachempfindungen. Sie ist aber an sich lehrreich genug, um besonders besprochen zu werden.

a) Das Nachbild eines Kälte- oder Wärme-Reizes wird durch die entgegengesetzte Erregung aufgehoben, durch eine neue gleichartige Erregung verstärkt. — Hält man einen Finger in kaltem Quecksilber, so bleibt auch nach dem Herausziehen die Empfindung des Kühlen längere Zeit bestehen. Taucht man ihn aber sofort in warmes Quecksilber, so verschwindet augenblicklich das Gefühl der Kälte: der Finger enthält jetzt weder die Empfindung kalt, noch die Empfindung warm, obwohl er für die betastende andere Hand sich als noch kalt erweist. Und wenn man ihn nun schnell wieder herauszieht, tritt von Neuem die gleichsam bloss unterbrochene Kälteempfindung ein. Preyer[2] vergleicht dieses Phaenomen mit einem aus der Optik bekannten: die eine complementäre Farbe erscheint sofort wieder an Stelle des farblosen Lichtes, sobald die andere beseitigt wird, welche mit ihr zusammen Weiss gab. Umgekehrt lässt sich die Fortdauer des Erregungszustandes verlängern. Ein starker Wärmereiz wird mehrmals applicirt und die Dauer seines Nachbildes chronoskopisch gemessen. Sie möge sich, wie im Durchschnitt meiner bezüglichen Versuche, als 534 σ betragend herausstellen. Alsdann wird in einer zweiten Reihe gegen Schluss dieser Nachempfindungszeit ein zweiter dicht über dem Schwellenwerth liegender Wärmereiz auf kürzeste Zeit applicirt. Jetzt ergiebt sich ein Mittel von 662 σ. Dass diese Verlängerung nicht auf eine vom zweiten Reize selbständig erzeugte neue Nachempfindung zu beziehen ist, folgt daraus, dass Wärmeerregungen dicht über der Schwelle überhaupt kein Nachbild hinterlassen.

b) Die intermittirende Nachempfindung. — Urbantschitsch hat acustische Nachbilder beobachtet, bei denen sich eine Pause einschiebt zwischen das Ende des objectiven und den Beginn des subjectiven Tones.

---

[1] Das Theoretische, ausser bei Lotze (*Metaphysik*. S. 258 und *Grundzüge der Psychologie*. § 7), Weber, Fechner, Wundt. s. bei Grotenfelt, *Das Weber'sche Gesetz*. S. 44. 1888. Ueber das Verschmelzen schnell aufeinander folgender Reizempfindungen als Maass der Nachbilddauer, s. Mach. *Bewegungsempfindungen*. Seite 58.

[2] A. a. O. S. 84.

Lustig berichtet Aehnliches von der Wahrnehmung eines überspringenden elektrischen Funkens: nachdem der Lichteindruck abgeblasst ist, entwickelt sich nach einem von Empfindung leeren Intervall ein deutliches positives Nachbild. Goldscheider erwähnt folgende Thatsache: „Uebt man mit einer Nadelspitze einen leichten Eindruck auf die Hand aus, so hat man ausser der ersten sofort eintretenden stechenden Empfindung nach einem empfindungslosen Intervall eine zweite gleichfalls stechende Empfindung, welche sich in ihrem Charakter dadurch von der ersten unterscheidet, dass ihr nichts von Tastempfindung beigemischt ist, sie vielmehr gleichsam wie von innen zu kommen scheint." Diese intermittirende Nachempfindung darf nicht ohne Weiteres mit den vorher erwähnten optischen und acustischen identificirt werden, denn von jenen wissen wir nicht, was von dieser feststeht, dass sie vornehmlich nach einer Reihe von Reizen auftritt. Eine Abhängigkeit von einer Reizreihe habe ich nun auch für die intermittirende Temperaturnachempfindung beobachtet. Sie entsteht am sichersten, wenn man im Zeitraum einer halben Secunde vier ganz leichte Reize auf dieselbe Stelle wirken lässt. Alsdann unterscheidet man deutlich: die primäre Empfindung, die Empfindungspause im Betrage einer Secunde, die secundäre Empfindung.

c) Die continuirliche Nachempfindung. Bei der Application stärkerer Reize fällt die unter b geschilderte Erscheinung fort und an ihre Stelle tritt ein sofort an die Reizempfindung anschliessendes, stetiges Nachbild. Um seine Dauer zu fixiren, bediente ich mich des später zu beschreibenden Sensibilometers. Eine Metallkugel von 1 ᶜᵐ Durchmesser wird 15 Secunden lang in Quecksilber von + 50 oder 55° C. getaucht und dann aufgesetzt.[1] Bei der Empfindung der Wärme schliesst die Versuchsperson den durch das Chronoskop laufenden Strom und der Beobachter nimmt sogleich, nachdem er das Geräusch gehört hat, die Kugel ab. Am Schlusse der nun bestehenden Nachempfindung öffnet die Versuchsperson den Strom. Von der so gefundenen Gesammtzeit muss offenbar die Zeit, welche zwischen dem ersten Signal und dem Abnehmen der Kugel verläuft, abgezogen werden: denn während dieses Momentes haben wir es noch mit einer Reizempfindung, nicht mit einer Nachempfindung zu thun. Nun entspricht das Intervall genau dem einer Gehörsreaction; auf ein Geräusch hin wird eine gleichmässige und einfache Bewegung ausgeführt. Wenn wir daher die von Jastrow[2] auf 138 σ berechnete Durchschnittszeit einer Gehörsreaction subtrahiren, so erhalten wir die Zahlen für die continuirliche

---

[1] Die Berechnung der Temperatur, welche der Haut wirklich mitgetheilt wird, s. S. 297. Sie ist immer in der dritten Spalte mitgetheilt.
[2] Jastrow, *The time relations of mental phenomena.* p. 12. 1890.

Wärmenachempfindung. — Ich habe solcher Art an drei Stellen experimentirt. Die erste befindet sich auf dem linken Handrücken, dicht vor dem Trapezbeine, zwischen den Metacarpalknochen des Daumens und des ersten Fingers; die zweite ist die Stelle der Pulsation der linken Radialarterie, die dritte die ihr gegenüberliegende Stelle der Ulnarseite.

Person	Datum	°C	Ort	A. M.	M. V.
v. Bentivegni	20./V. 1891	48·5₂°	l. Hdrücken	(853) 715	46
„	„	48·5₂°	l. Radial Art.	(945) 807	80
„	„	48·5₂°	l. Ulnar Stelle	(635) 497	61
„	21./V. 1891	52·5₂°	L. Hdrücken	(745) 607	76
„	„	52·5₂°	l. Radial Art.	(863) 725	70
„	„	52·5₂°	l. Radial Art.	(851) 713	68
„	„	52·5₂°	L. Ulnar Stelle	(454) 316	44

Nimmt man höhere Temperaturgrade, so tritt Schmerz ein, dessen Nachbild weit länger, von 1513 σ bis 1889 σ, dauert. Im Allgemeinen war die Empfindung für Hrn. von Bentivegni die eines stetigen Abklingens, nur gelegentlich trat bei 55° gegen Ende des Abklingens ein dem Schmerze sich näherndes kurzes „Prickeln" auf. Dass dies Prickeln zum Nachbilde des Temperaturreizes gehört, ergiebt sich aus seinem Fehlen bei den Nachempfindungen des Druckes und des Schmerzes; da es jedoch in 40 Versuchen bloss 5 Mal beobachtet worden ist, verdient es vielleicht keine Beachtung.

Unsere Zahlen haben nicht nur die Bedeutung, dass sie die Dauer der Wärmenachwirkung angeben, sondern auch die, dass sie einen Beitrag zur Lehre von der Verschmelzung liefern. Es liegt auf der Hand, dass, sobald ein zweiter Reiz zu wirken beginnt, bevor noch die Nachwirkung des ersten verschwunden ist, er mit jenem in der Empfindung zusammenfliessen wird. Wenn man also, unseren obigen Erfahrungen zuwider, mehr als höchstens zwei Reize[1] in der Secunde applicirt, so werden sie nicht mehr gesondert aufgefasst; wie es übrigens bei den Versuchen zu b sich thatsächlich gezeigt hat. Nennen wir das kleinste Zeitintervall, bei dem gerade noch zwei Wärmereize als zwei percipirt werden können, die „Zeitschwelle" und beziehen wir sie zum Zwecke ziffernmässigen Ausdrucks auf die Normal-Secunde, so dürfen wir sagen: die Zeitschwelle der Wärmeempfindung beträgt ein halb. Der hohe Werth wird allen denen auf-

---

[1] Das Mittel aus den Zahlen der Tabelle ist 626σ, d. h. mehr als eine halbe Secunde.

fallen, welche die üblichen Angaben der Zeitschwelle für Berührungseindrücke zur Vergleichung heranziehen. Nach v. Wittich und Grünhagen erkennt man Vibrationen von Saiten noch als solche bei 1506—1552 Schwingungen in einer Secunde. Als Valentin die Fingerspitze gegen ein mit stumpfen Zähnen besetztes Rad hielt, empfand er den Eindruck eines glatten Randes, wenn die Zähne in Pausen von $^1/_{800}$ Secunden die Haut streiften; bei langsamerer Drehung verursachte jeder Zahn eine Einzeldruckempfindung. Die Thatsachen sind richtig, ihre Deutung ist falsch. Wie wir in dem betreffenden Capitel sehen werden, resultirt aus einer schnellen Raddrehung anfangs das Gefühl des Rauhen, dann das des Glatten. Dieses Gefühl der Rauheit wird zwar durch intermittirende Reizung hervorgerufen, besteht aber keineswegs in der Empfindung der Intermittenz. Die Grenze liegt also bei Valentin u. A. viel zu hoch; in Wirklichkeit unterscheiden wir nur 20 bis 30 Berührungen in der Secunde, womit die von Haycraft (im *Brain* VIII, 190) für Gehör und Gesicht gefundenen Zahlen übereinstimmen. Bei stetiger Beschleunigung der Raddrehung durchläuft die Empfindung drei Stadien: Einzelberührung, Rauheit, Glätte. Hier liegt ein neuer Beweis für den öfters berührten Satz, dass Aenderungen in der Empfindungsqualität durch Aenderungen in der Häufigkeit der Reizung verursacht werden. Etwas Aehnliches giebt es für die keiner weiteren Qualitäten fähigen Empfindungen Warm und Kalt nicht. —

7. Zum Schlusse dieses Abschnittes sei des Contrastes gedacht. — Wenn wir früher erwähnten, dass lang andauernde Abkühlung wie Erwärmung einer Körperfläche die Reiz- und Unterschiedsempfindlichkeit herabsetzt, so können wir hinzufügen, dass eine kurze derartige Einwirkung die Empfindlichkeit für die andere Qualität verfeinert. Die gesunkene Eigenwärme der Haut wird zu einer inducirenden Temperatur gegenüber der inducirten Reizwärme, die erhöhte wird es gegenüber einer Kältereizung.[1] Die hergehörigen Versuche für den simultanen Contrast bedürfen keiner längeren Beschreibung. Bei starker Abkühlung einer Hautregion fühlen sich die angrenzenden Partien als warm und umgekehrt; ein neutral temperirter Gegenstand wird an einer beliebigen Hautstelle als warm (kalt) empfunden, wenn die Umgebung der Stelle abgekühlt (erwärmt) wird. Der successive Temperaturcontrast zeigt sich sehr schön in dem bekannten

---

[1] Wichtigste Litteratur über das Allgemeine: Stumpf, *Tonpsychol.* II, 398; Weber, a. a. O. S. 544; Fechner, *Elemente der Psych.*[1] I, 174; G. H. Schneider in *Vierteljahrsschr. f. wissensch. Philos.* II, 411; Hoeffding, *Psychol.* S. 134. — Ueber besondere Punkte: Preyer, a. a. O. S. 79; Goldscheider im *Arch. für Psychiatrie.* 1887. S. 37; Kirschmann in *Phil. Stud.* VI, 491.

Experimente mit den Händen, die erst getrennt in warmes und in kaltes, dann zusammen in laues Wasser getaucht werden. Aus den Beobachtungen des Verfassers, die im Einzelnen aufzuführen keinen Werth hat, lassen sich drei Sätze über den Contrast bei Temperaturempfindungen ableiten: a) Der successive Gegensatz wirkt stärker als der gleichzeitig gegebene. b) Jeder Temperaturreiz wird dann am schärfsten aufgefasst, wenn er sowohl durch successiven wie durch simultanen Contrast gehoben ist. c) Man kann die inducirende Temperaturintensität unbeschadet der Stärke der Contrast-wirkung durch eine geringere Intensität, aber etwa sechsfach grössere Ausdehnung des Reizobjectes ersetzen.

III. Verhältniss des Temperatursinnes zu den Berührungs- und Schmerzempfindungen.

A. Oertliches.

1. Unter den örtlichen Beziehungen zwischen den Empfindungen der Berührung und der Wärme nimmt die von Wunderli[1] vermeintlich entdeckte den ersten Platz ein. Sie soll darin bestehen, dass schwache Wärmereize an wenig empfindlichen Stellen mit schwachen Berührungs-reizen verwechselt werden können. Wunderli's Verfahren ist in kurzen Worten folgendes. Ueber eine Stelle der Lendenwirbeldornen wird eine Pappscheibe mit einem etwa 4 mm. grossem Loch gehalten und durch diese Oeffnung die Haut entweder mittels eines Pinsels berührt oder mittels strahlender Wärme gereizt. Man soll nun bemerken, dass der Beobachtete auf die Frage, „welche Art von Reiz gewirkt habe", sehr häufig in dem Sinne eine falsche Antwort giebt, dass er behauptet, berührt worden zu sein, während in Wirklichkeit eine Wärmestrahlung seine Haut traf. Es springt sofort in die Augen, wie ungünstig die Stelle für eine wirkliche Entscheidung gewählt ist: denn wir empfinden auf dem Rücken wohl häufig Berührungen, aber selten Wärmereize. Ausserdem fällt es auf, dass die Verwechselung immer bloss nach der einen Richtung hin erfolgt. Im übrigen jedoch haben 200 Versuche des Verfassers an fünf Personen kein einziges Mal das gleiche Resultat ergeben. Was des Oefteren vorkam, war etwas ganz anderes: nämlich dass die Betreffenden nicht zu bestimmen

---

[1] Wunderli, Experiment. Beiträge zur Physiologie des Tastsinnes. Dissertation Zürich 1859; Wunderli u. Fick in Moleschott's Untersuchungen. VII. 303, 1860; Fick, Lehrbuch der Anatomie u. s. w. S. 26; Blix in Zeitschrift für Biologie. XX. 145; Goldscheider, Die Lehre von den spec. Energien. S. 26; Derselbe im Archiv für Psychiatrie. 1887. S. 31; Wundt, Physiol. Psychologie. I'. 368; Ziehen, Leitfaden. S. 47; Nothnagel in Deutsches Archiv für klinische Medicin. II. 298.

vermochten, welcher Reiz gewirkt habe. Bei der geringen Intensität der
Erregungen hat diese Unsicherheit gar nichts befremdendes; sie ist aber
deshalb um so schärfer von dem sicheren Irrthum zu scheiden. Ich kann
mir Wunderli's Ergebnisse nur so erklären: die Versuchspersonen empfanden mehrmals, dass irgend eine Reizung stattfand, ohne ihre Art zu
unterscheiden. Da sie nun gewöhnt waren, an der betreffenden Stelle Druck
wahrzunehmen und die unklare Empfindung auf das nämliche Sinnesorgan
beziehen mussten, so gaben sie voreilig ihr Urtheil ab. Es verhält sich
hier genau so, wie überhaupt an den unteren Grenzen von Reizstärken aller
Art, z. B. bei einem leisen Dröhnen.

Noch weniger als die behauptete Thatsache ist Fick-Wunderli's
Erklärung derselben stichhaltig. Auf Grund jener Erscheinung vermuthen
sie, dass jede Druck- und Temperaturempfindung aus einer verschieden
grossen Summe gleichartiger discreter Einzelempfindungen bestehe, deren
Anordnung die Qualität der Gesammtempfindung bedinge. Je mehr man
sich einer eigentlich elementaren Empfindung durch ein Nervenelement
nähere, um so mehr verschwinde eben der Unterschied zwischen den beiden
Klassen. Es folge hieraus, dass der gewöhnliche Wärmereiz immer Nervenelemente in anderer Anordnung trifft als ein Druckreiz. Und zwar
soll ein Temperaturgefühl entstehen, wenn die Intensitäten der einzelnen
Gefühlselemente sehr stetig abgestuft sind, so dass zwischen zwei Elementen *a* und *b* räumlich kein Element zu liegen kommt, dessen Intensität
nicht auch zwischen den Intensitäten von *a* und *b* liegt; eine Berührungsempfindung soll zu Stande kommen, sobald diese Bedingung nicht erfüllt
ist. — Zu solchen weitgehenden Hypothesen liegt meines Erachtens gar
kein Grund vor. Die als richtig vorausgesetzte Thatsache berechtigt lediglich
zu dem einfachen Schlusse, dass bei einer gewissen Minimalgrösse der
Einwirkung auf den Hautsinn Urtheilstäuschungen vorkommen.

2. Wenn Berührungs- und Wärmereize nach einander wirken, verschwimmen sie manchmal in einander; wirken sie zusammen, so können
sie sich gegenseitig unterstützen und zu einer von E. H. Weber entdeckten Interferenzerscheinung[1] Anlass geben. Weber hat beobachtet,
dass kalte auf der Haut ruhende Körper uns schwerer, warme leichter als
sie sollten erscheinen. Unbefangene Personen, denen man bei unterstütztem Kopf (zur Ausschliessung des Muskelsinnes) abwechselnd einen auf
— 4° C. bis + 7° C. abgekühlten oder zwei aufeinander geschichtete auf
+ 37 bis 38° C. erwärmte Thaler auf die Stirnhaut legt, halten in der

---

[1] Weber, a. a. O. S. 556; Funke in Hermann's *Handbuch*. III, 2, S. 320;
Szabadfoeldi in Moleschott's *Untersuchungen u. s. w.* IX, 631; Bernstein,
Die fünf Sinne. S. 45. Aehnliche Interferenzerscheinungen zwischen Geschmack und
Geruch beobachten wir tagtäglich beim Essen.

Regel beide Gewichte für gleich schwer oder sogar den einen kalten Thaler für schwerer, als die zwei warmen. Im Gegensatz hierzu behauptet Szabadfoeldi, dass heisse Gegenstände für schwerer beurtheilt werden. Er operirte mit zwei aus Hartholz gefertigten, 2—5 mm. dicken Scheiben von verschiedenen Krümmungshalbmessern. Erwärmte er die kleine Scheibe auf + 50° C. und mehr, so erschien sie schwerer als die etwas grössere, aber nicht erhitzte. Ich persönlich habe über diese mir fragwürdige Beobachtung keine Erfahrungen; hingegen vermag ich Weber's Versuche vollauf zu bestätigen. Ein in der Winterluft abgekühltes Thalerstück ist für unser Urtheil schwerer als ein dem Portemonnaie entnommenes und beträchtlich schwerer als ein über der Spiritusflamme erwärmtes Stück, mag man nun die Thaler hintereinander auf derselben Fingerspitze wippen oder auf die Haut des unterstützten Kopfes legen oder sie gleichzeitig an den entsprechenden Stelle beider Hände wiegen. Genauere Massbestimmungen lassen sich deshalb sehr schwer treffen, weil die Feststellung des Wärmegrades der Thaler erfolgen muss, bevor sie aufgesetzt werden, um einen Druck des Thermometers zu vermeiden. Unter zahlreichen Versuchen, die derart vor sich gingen, dass der Assistent die die Stirn belastenden erwärmten Thalerstücke so lange mit Gewichten beschwerte, bis sie gleichschwer mit dem normalen Thaler erschienen, sind mir nur die folgenden geglückt:

Person	Datum	Thaler-Temp.	Gew.	Person	Datum	Thaler-Temp.	Gew.
		+ °C.	gr			+ °C.	gr
M. D.	7. IV. 1891	40	1	M. D.	8. IV. 1891	45	2
„	„	41	1	„	„	46	1·5
„	„	42	1·5	„	„	47	2
„	„	43	1	„	„	48	3
„	„	44	1	„	„	50	2·5

Meine Gewichtszahlen bleiben also hinter den von Weber angegebenen bedeutend zurück. Auch habe ich gefunden, dass bei Temperaturen über + 50° C. und bei sehr kalten Stücken das Phaenomen verschwindet. Sehr merkwürdig ist ferner, dass bei mittleren Temperaturen, zu deren Apperception eine längere Zeit gebraucht wird, die Wahrnehmung der scheinbaren Gewichtsverminderung der Wahrnehmung der Wärme vorausgeht; man gibt das Urtheil „Leichter" zeitlich vor dem Urtheil „Wärmer" ab.

Als ein Gegenstück zum Weber'schen Versuch hat Nothnagel[1] ein anderes Experiment mitgetheilt. Wenn man zwei runde Scheiben von gleichem Metall und gleichem Durchmesser, aber verschiedener Schwere, auf genau dieselbe hohe oder niedere Temperatur erwärmt oder erkältet, so erscheint die schwerere wärmer bezw. kälter als die andere. Ersichtlich handelt es sich hier nicht um ein echtes Gegenstück zum Weber'schen Versuch, sondern um ein Phaenomen der Leitung, die ja durch die vollständigere Berührung des schwereren Körpers begünstigt wird. Jener Grundversuch muss daher aus sich selbst erklärt werden. Dass es nicht, wie Fick und Funke wollen, mit einer Urtheilstäuschung gethan ist, mit „einer irrigen Taxirung der Empfindungsgrössen bei der Beschäftigung der Aufmerksamkeit durch zwei gleichzeitige Empfindungen", ergiebt sich aus unserer von zwölf Personen bestätigten Beobachtung, wonach das Urtheil über das Gewicht früher sich einstellt als dasjenige über die Temperatur. Des Räthsels Lösung ist vielmehr in der früher von uns ausführlich besprochenen Thatsache zu suchen, dass Abkühlung einer Hautstelle ihre absolute und relative Empfindlichkeit für Druck-reize erhöht. Jede Abkühlung zieht die Haut etwas zusammen, bringt mehr Nervenendapparate unter die lastende Fläche und somit auch zur Erregung.

B. Zeitliches.

Die zeitlichen Beziehungen, die zwischen den Empfindungen der Berührung und der Temperatur einerseits, zwischen Temperatur und Schmerz andererseits bestehen, erfordern zu ihrer Feststellung einen etwas umfang-reichen Apparat. Ich beschreibe im Folgenden die von mir verwendete Ver-suchstechnik nur insoweit sie neu oder auch für andere Zwecke lehrreich ist.

1. Als Zeitapparat diente das Hipp'sche Chronoskop mit doppeltem Elektromagnete. Von den vier Möglichkeiten seiner Benutzung habe ich meistens die gewählt, durch welche ein Stromkreis im Anfang geschlossen und am Ende geöffnet wird; in diesem Falle ist bloss der untere Elektro-magnet eingeschaltet, die obere Feder gespannt, die untere entspannt. Hierbei sind nun drei Fehlerquellen zu vermeiden. Die erste fliesst aus dem Zeitunterschiede, der aus der Anordnung der Stromschliessung oder der Stromöffnung entstehen kann; sie ist von uns, wie man sehen wird, dadurch ausgeschlossen worden, dass der an sich schon unbedeutende Fehler jedenfalls zu Anfang und zu Ende gleich war. Zweitens kann ein (constanter und leicht festzustellender) Fehler in dem Échappement des Uhrwerkes vorkommen. Die transversalen Schwingungen der Regulator-feder mögen sich z. B. nicht tausend Mal, sondern bloss neunhundert Mal in der Secunde vollziehen. Gröbere Unregelmässigkeiten würden am Ton der Feder, feinere Unregelmässigkeiten durch ein Control-instrument zu entdecken sein; aber dafür, dass das von der Fabrik neu

hergestellte und dem Berliner Institut übersendete Chronoskop von vornherein keinen derartigen Fehler, sondern eine wirkliche Tausendstelfeder enthält, dafür habe ich mich auf die sorgfältige Herstellung in der Fabrik verlassen. Endlich kann und wird eine Schwankung resultiren aus dem Unterschiede zwischen der wechselnden Anziehungszeit des Ankers durch den Elektromagnet und der Abreissungszeit durch die Hebelfeder. Insbesondere da die Stromstärke nie auf gleicher Höhe bleibt, werden Veränderungen unterlaufen müssen; sie werden sich aber durch geeignete Abstufung der Stromstärke und häufigen Wechsel der Stromrichtung vermeiden lassen, sobald man nur durch irgend ein Mittel die erwähnten Schwankungen entdecken kann.

Zu diesem Zwecke bedient man sich häufig des Hipp'schen Fallapparates. Bekanntlich leidet er jedoch an so empfindlichen Mängeln, dass man ihn zur Noth nur benutzen kann, indem man jedes Mal drei Versuche mit ihm vornimmt: nämlich zwei Höhenbestimmungen und eine Differenzbestimmung. Mit dem Lange'schen Controllhammer [1] steht es auch nicht viel besser. Unter solchen Umständen zog ich es vor, mir ein eigenes Instrument herzustellen, indem ich auf Anregung des Hrn. Prof. Munk und mit Hülfe des ausgezeichneten Berliner Mechanikers Hrn. J. Pfeil den Siemens-Pflüger'schen Fallhammer umgestaltete. Die bei ihm angebrachte elektromagnetische Auslösung und der Quecksilbercontact sind freilich nicht zu gebrauchen: der Elektromagnet setzt dieselben Fehler, die wir vermeiden wollen, und der Quecksilbercontact ist wegen der schwankenden Höhe der Oberfläche u. dgl. m. zu ungenau. Da der Hammer nicht, wie sonst, dazu zu dienen hatte, gleichmässige Schliessungen und Oeffnungen herzustellen, sondern seine stets sich gleichbleibende Fallzeit ein Controlmaass abgeben sollte, so war es nöthig, erstens unten einen sicheren Hebelschluss und zweitens oben einen Contact anzubringen, welchen der Hammerknopf in gehobener Stellung bildete und der mit Beginn des Falles gelöst wurde. Das Letztere ist in ziemlich umständlicher Weise ausgeführt worden, um dem Hammer seine sonstige Verwendbarkeit zu belassen. Der Hammer wird durch einen isolirten Abzug gehalten und steht durch ein Platinblech am Kopfe mit einer Schraube in Contact; wird der der Kopfunterseite genau angepasste Abzug zurückgezogen, so fällt der Hammer und öffnet beim Aufschlagen den Hebelcontact. Mittels Nebenschlusses wurde es erreicht, dass der unten ruhende Hammer die Versuche in keiner Weise störte, je-

---

[1] Berger in *Philos. Studien*. II. 45 u. 93; Lange, *Ebenda*. IV. 462 ff.; Wundt, *Ph. Ps.*² II, 276. Cattell's Fallchronometer (*Phil. Studien*, III, 97 ff. u. 307 ff., wo jedoch die neue Einrichtung zur Aequilibrirung des Fallschirms durch ein Gegengewicht nicht erwähnt wird) erscheint mir als wenig nützlich.

20*

doch jeden Augenblick in Thätigkeit gesetzt werden konnte. Die Verbindung mit Element und Chronoskop wird, denke ich, aus Fig. 3 hinreichend klar werden, weil alle Nebensächlichkeiten, wie Stromwender u. dgl., fortgelassen sind; zur grösseren Deutlichkeit ist in einer Nebenzeichnung die Ruhelage des Hammers angedeutet. Diese Einrichtung hat sich in jeder Beziehung vortrefflich bewährt. Die Normalzeit des Falles betrug 80 σ,[1] die mittlere Variation in zehn Hammerversuchen meist 1 σ, die grösste beobachtete Abweichung 3 σ, die leicht durch Verschiebung am Rheocbord ausgeglichen wurde. Nach je zehn Experimenten machte ich den Controlversuch am Hammer. Ausser seiner Handlichkeit und Zuverlässigkeit — beide werden durch isolirte Stellung und Filzunterlage erhöht — besitzt unser Apparat den Vortheil, dass er unschwer aus dem in wohl allen physiologischen Instituten vorhandenen Pflüger'schen Hammer hergerichtet werden kann. Wollte man nach dem gleichen Principe ein neues Instrument bauen, so würde es noch weit einfacher aussehen können. Ich verweise jedoch zunächst auf den neuen im Wundt'schen Institut eingeführten Hammer, dessen Prüfung bei einer mittleren Fallzeit von 630 σ die kleine mittlere Variation 1·9 σ ergeben hat.

Die zweite technische Aufgabe, die sich mir darbot, war die, einen Reizapparat herzustellen, mit dem bequem an allen Körperstellen, in wechselnder Ausdehnung und Stärke Berührungs-, Kälte-, Wärme-, Schmerz-Reize applicirt werden können. Die von v. Vintschgau[2] und Goldscheider[3] construirten und nur theilweise brauchbaren Apparate schienen mir eine Combination zu erlauben, aus der das in Fig. 2 abgebildete Instrument hervorgegangen ist. Ich nenne es „Sensibilometer". Zwei Messingschienen durchsetzen den isolirenden Holzgriff g und treten an dem einen Ende mit den Verbindungsklemmen $k\,k$ aus dem Heft heraus. Auf der anderen vorderen Seite ragt die obere Schiene a um die ungefähre Länge des Griffes aus diesem hervor und mündet vorn in ein Gabelscharnier, in dem drehbar der Elfenbeinsperrhaken h sich bewegt. Die untere Schiene dagegen endet unmittelbar am Heft mit der flachen, viereckigen Hülse b, in die, mit einem entsprechenden Zapfen versehen, die flache dünne Stahl-

---

[1] Das Bedenken, dass eine Stromstärke, die für 80 σ richtige Zeitwerthe liefert, zu hohe Werthe giebt, wenn die zu messenden Zeiten beträchtlich länger sind, trifft doch bloss bei einer Versuchsanordnung zu, wo während des Hammerfalles der Strom in den Elektromagneten geschlossen ist.

[2] v. Vintschgau in Pflüger's Archiv. X, 4 u. XVI. 318.

[3] Goldscheider in *Diesem Archiv.* 1887, S. 428. — Die Hülfsmittel der später zu nennenden übrigen Forscher sind gänzlich unzureichend. Hr. Prof. Münsterberg macht mich darauf aufmerksam, dass in A. Rémond's *Recherches exp. sur la durée des actes psychiques les plus simples*, Paris 1888 auf der Tafel nach S. 12 ein ähnliches Instrument abgebildet ist.

Feder e eingeschoben und durch einen Bajonettverschluss festgehalten ist.
Au ihrem freien Ende legt sich die Stahlfeder mit leichtem Druck gegen
den Sperrhaken, während sie in geringer Entfernung davon nach unten
den halbrunden Metallkopf d, nach oben einen Platinstift trägt. Zwischen
Kopf und Feder ist eine Asbestscheibe eingelegt. Dem Platinstift gegenüber ist in einer Entfernung von 0·5ᵐᵐ die obere Schiene an ihrer unteren
Kante mit einem Platinplättchen versehen, so dass bei einem Druck auf
die Halbkugel d Stift und Plättchen sofort Contact bilden. — Dieser
Apparat bietet u. A. die Vortheile, dass die Feder — auch durch einen
steifen Arm mit Federanschlag ersetzbar — schnell herausgenommen und
wieder eingefügt werden kann, dass Kugeln verschiedener Grösse, wenn sie
nur gleiches Schraubengewinde haben, zu verwenden sind und dass vor-
eilige Stromschlüsse durch das nach unten ziehende Gewicht der Kugel
verhindert werden. Von dem constanten Fehler des Sensibilometers und
seiner Einfügung in den Stromkreis wird später die Rede sein.

Neben dem Registrir- und dem Reizungsapparat kommt drittens noch
der Reactionsapparat in Frage. Den von mir construirten nenne ich
„Fingercontact"; er ist in Fig. 1 skizzirt. Zwei dem vorderen Ende des
rechten Daumens und Zeigefingers angepasste
und daraufgeschobene Hartgummihülsen a a₁
werden je von einem etwas schmaleren Messing-
reifen b b₁ umspannt, welcher unverschiebbar
festsitzt. An beiden Reifen treten, einander
zugekehrt, die Warzen c c₁ hervor, von denen
die eine (c) in eine mit Platin belöthete ebene
Fläche, die andere (c₁) in einen Platinstift aus-
läuft. Fläche und Stift haben eine solche
Stellung zu einander, dass der Contact senkrecht erfolgt. Zwei baumwollene, nicht dehnbare Bänder, von denen in der Figur nur das
obere, d, sichtbar ist, verbinden, parallel-

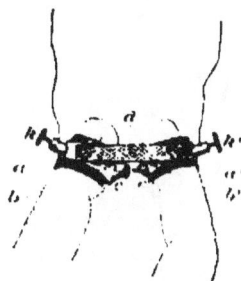

Fig. 1.

laufend, oben und unten beide Reifen, an denen sie durch Schräubchen
befestigt sind. Sie dienen dazu, Contactstift und -fläche bei geöffneter
Stellung in einer bestimmten Entfernung von einander zu halten und der
Oeffnungsbewegung einen festen Rückanschlag zu geben. Auf einer äusseren,
dem Contact abgekehrten Seite tragen schliesslich beide Reifen je eine Ver-
bindungsklemme k k₁.

Die Herstellung dieses neuen Reactionsmittels ist aus mehreren Gründen erfolgt. Die gebräuchlichen Taster [1] scheinen mir den Fehler einzu-

---

[1] Auch der Ewald'sche. Vgl. Dumreicher, *Zur Messung der Reactionszeit.*
Dissertation. Strassburg 1889. S. 32.

schliessen, dass ihre Benutzung eine sehr ausgedehnte und zusammengesetzte Muskelarbeit nöthig macht, die gar nicht gemessen werden soll

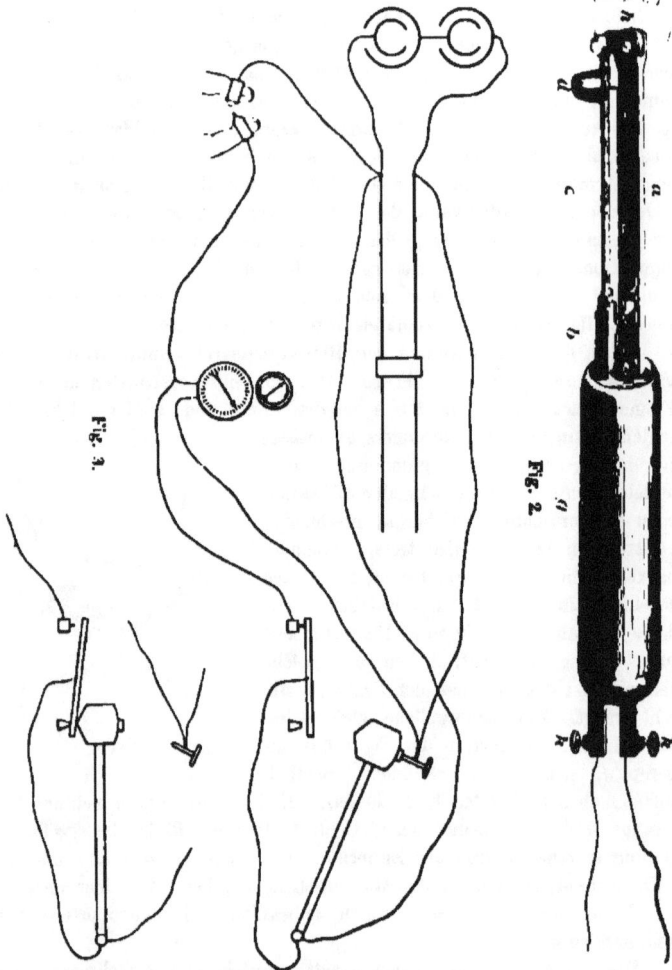

Fig. 3.

Fig. 2.

und die in ihren Einzelgliedern recht variabel ist. Macht man hingegen
die Federn des Tasters sehr leicht, so setzt man sich der Gefahr unbeab-

sichtiger und voreiliger Reactionen aus; will man gar die oft ausschliesslich angebrachte Bewegung des Fortziehens anwenden, so bedient man sich
eines in Art und Grösse gänzlich verschiedenen Muskelvorganges. Bei
unserem Fingercontact handelt es sich um die aus dem gewöhnlichen Leben
her eingeübte einfache Adduction und Abduction des rechten Zeigefingers,
um eine kleine, innerhalb einer bestimmten Spielweite erfolgende, sehr
gleichmässige Bewegung eines einzigen und zwar des geübtesten Fingers.
Dazu kommt, dass der Fingercontact in jeder Beziehung sehr bequem ist,
schnell und billig hergestellt werden kann. — Im Anschlusse hieran müsste
ich nun eigentlich mittheilen, ob von mir und meinen Versuchspersonen
sensoriell oder musculär reagirt worden ist. Ich kann das leider nicht,
weil keiner der Herren bei Benutzung des Fingercontactes den Unterschied
zu Stande brachte. Diese Thatsache, die mich zuerst auf's Aeusserste
frappirte, enthält vielleicht die experimentelle Bestätigung der früher von
mir[1] geltend gemachten Einwände gegen die Lange'sche Unterscheidung.
Muss es schon in Erstaunen setzen, dass Münsterberg die verwickeltsten
Reactionen als Reflex deutet, dass Martius[2] zu den beiden Formen als
dritte eine „centrale" Reaction hinzufügt und eingesteht, die musculäre
könne manchmal zu höheren Beträgen führen als die sensorielle, so muss
es noch mehr auffallen, dass acht gute Beobachter, von denen zwei
(Wreschner und der Verf.) grössere Uebung in experimentell-psychologi-
schen Untersuchungen besitzen, die Verschiedenheit der Reactionsformen
nur an dem gewöhnlichen Tastapparat, nicht mit dem Fingercontact zu
constatiren vermögen. Wie mir scheint, hat unsere Art zu reagiren jedenfalls mehr Aehnlichkeit mit der sogen. sensoriellen als mit der musculären
Form, denn es ist gelegentlich vorgekommen, dass die Bewegung ausblieb,
„vergessen" war, während wir vorzeitige und Fehlreactionen nicht zu verzeichnen hatten. Niemals empfanden wir einen Gegensatz zwischen einer
auf die Vollziehung der Reaction hindrängenden Erwartung und der Ruhelage des rechten Zeigefingers, niemals das, was Külpe[3] beschreibt: „Die
Hemmung der lebhaft vorgestellten Bewegung fällt schwer, es treten Er-
müdungsempfindungen durch die starke Anspannung der Antagonisten auf,
die Bewegung erscheint wie eine Befreiung." Das Alles ist eben auf die
gewöhnliche Art und Weise der Reaction zugeschnitten, trifft aber weder
für den Beisscontact noch für den Fingercontact zu.

Mit dem eben Ausgeführten ist natürlich nicht gemeint: es sei uns
schlechthin unmöglich gewesen, einseitig die Aufmerksamkeit entweder auf

---

[1] Desoir in Vierteljahrsschrift für wissenschaftliche Philosophie. XV. 95.
[2] Martius in Philos. Studien. VI, 212 u. VI, 409. — Lange, Ebenda. IV. 479.
[3] Külpe in Philos. Studien. VI. 330; vgl. VII. 167.

den Reiz oder auf die Bewegung zu richten. Das vermag man selbstredend bei jeder Aufgabe und mit jedem Apparat. Wäre dies etwa der Sinn der Lange'schen Unterscheidung, dann würde die Behauptung gerechtfertigt sein: wer schlechthin sensoriell oder musculär reagirt, der reagirt falsch Von einer Reaction verlange ich, dass sie sicher und schnell geschehe und bei jeder Form des Hülfsmittels verwendbar sei; ich darf dann aber nicht der Versuchsperson die verkehrte Zumuthung stellen, sie solle den einen oder den anderen Theil des Gesammtvorganges willkürlich bevorzugen, andererseits darf ich mich nicht auf ein einziges und noch dazu nicht fehlerfreies Instrument beschränken. Die wahre Reaction steht in der Mitte zwischen den künstlich erzeugten Extremen. — Ueber die Berechnung der Versuchsergebnisse bedarf es bloss weniger Worte. Die erste Reaction jeder Reihe ist gestrichen worden, weil nach längerer Ruhezeit die Reize etwas Ungewöhnliches, Erschreckendes haben, was das erste Resultat zu beeinträchtigen im Stande ist. Um Ermüdung zu verhüten, wurden nicht mehr als zehn Versuche hintereinander ausgeführt, von diesen aber nur diejenigen ausgelassen und durch neue ersetzt, die der Beobachtete von selbst als fehlerhaft bezeichnete. Da also willkürlich nichts gestrichen worden ist, so beziffert sich die mittlere Variation manchmal etwas hoch. Diese Thatsache scheint mir indessen nicht bedenklich zu sein. Das Vertrauen zur Gesetzmässigkeit des Vorganges, den das arithmetische Mittel misst, wird unter genau gleichbleibenden Nebenumständen der Grösse der m. V. umgekehrt proportional sein; wo aber diese Gesetzmässigkeit feststeht, da wird die m. V. zum Maass der einwirkenden und in ihrer Wirkung sich auflebenden Nebenumstände, durch deren Einfluss die Bedeutsamkeit des a. M. besonders dann nicht aufgehoben werden kann, wenn, wie hier, nicht die absoluten, sondern die relativen Werthe, die Veränderungen des a. M., in Frage kommen.

2. Die Ergebnisse der von mir im Winterhalbjahr 1890/91 vorgenommenen Reactionsversuche beleuchten die zeitlichen Beziehungen zwischen den Empfindungen von Berührung, Kälte, Wärme, Schmerz. An den Anfang stellen wir die einfache Druckreaction, theils weil wir die Werthe für sie zur Vergleichung brauchen, theils weil wir sie später geradezu in Rechnung werden setzen müssen.

Die meisten Untersucher der Druckreaction haben Inductionsschläge als Reize benutzt. So als Erster Hirsch mit dem Durchschnittsresultate von 182 σ, dann Orchansky mit 155 σ, Exner mit 139—175 σ, Berger mit 188—212 σ, Hall und v. Kries mit 126—163 σ.[1] Eigentlich aber

---

[1] Die Litteraturnachweise dürfen wohl fortgelassen werden; die Zahlen sind das von mir berechnete arithmetische Mittel.

darf man hier nicht von Berührungsreactionen sprechen. Inductionsschläge setzen weder die Empfindung des Berührtwerdens noch die des Druckes, sondern eine von dem adaequaten Sinnesreiz gänzlich verschiedene Empfindung. Eine wirkliche mechanische Reizung muss erfolgen, wenn wir eine der optischen, akustischen u. s. w. entsprechende haptische Reaction erzielen wollen. Solche Untersuchungen hat meines Wissens bisher bloss Vintschgau mit seinem, zu diesem Zwecke etwas vereinfachten Thermophor angestellt; das Mittel aller bei ihm und seinen Mitarbeitern gefundenen Zahlen beträgt 122 σ. Vintschgau weist ganz richtig darauf hin, dass man bei einiger Uebung die Berührungsstärke recht gleichmässig gestalten lernt und zweifellos sicherer beherrscht als die Stärke von Inductionsschlägen. Ausserdem werden die Beobachteten ersucht, jedes Mal, so oft ihnen die Berührung als besonders stark bezw. schwach erscheint, Einspruch zu erheben; es hat sich jedoch stets gezeigt, dass die Verkürzung bezw. Verlängerung der Reactionszeit kaum merklich war. Deshalb kann auch der Fehler, der durch die bei der Anwendung unseres Sensibilometers verstreichende Zeit zwischen der Berührung der Kugel mit der Haut und der Berührung von Stift und Plättchen entsteht, als ein constanter betrachtet und vernachlässigt werden. Er dürfte übrigens nach meiner Berechnung den Werth von 3σ nicht übersteigen.

Das Sensibilometer wurde in den auf Fig. 3 sichtbaren Stromkreis des Fingercontactes eingeschaltet und die Versuchsperson angewiesen, den Fingercontact geschlossen zu halten. Der Strom war demnach jetzt bloss am Contact des Sensibilometers unterbrochen; wurde letzteres aufgesetzt, so begann der Strom zu kreisen und die Zeiger des Chronoskopes in Bewegung zu setzen. Die Reaction erfolgte durch Oeffnen des Fingercontactes. Gereizt wurden in einer ersten Reihe von Versuchen bloss zwei Stellen, nämlich die fleischige in der Mitte des Daumenballens und das Metacarpophalangealgelenk des linken Zeigefingers. Dagegen wechselte ich mit den Kugeln. Kugel I hat den Durchmesser eines halben Centimeters, Kugel II den von 1 ᶜᵐ, Kugel III einen solchen von 1·5 ᶜᵐ; die Berührungsflächen verhalten sich demnach wie ½ : 1 : 1½.

Person	Datum	Ort	A. M.	M. V.	Mittel aus A. M.	Kugel
v. Bentivegni	20. IV. 1891	Daumen	124	18		
		Knöchel	132	14	133σ	I
			115	10		
			162	19		

Fortsetzung.

Person	Datum	Ort	A. M.	M. V.	Mittel aus A. M.	Kugel
v. Bentivegni	21. IV. 1891	Daumen	148	13		
			144	11		
			138	15	126σ	II
		Knöchel	111	7		
			104	13		
			114	13		
	1. V. 1891	Daumen	107	6		
			97	13		
		Knöchel	93	9	98σ	III
			95	9		
M. D.	15. IV. 1891	Daumen	156	13		
			135	20	149σ	I
			155	15		
	16. IV. 1891	Knöchel	162	11		
			145	12	146σ	II
			130	18		
	11. IV. 1891	Daumen	129	16		
			126	19	124σ	III
			118	8		

Aus dieser Tafel erhellt, dass Vergrösserung der Reizfläche Verkürzung der Druckreaction zur Folge hat. — In einer zweiten
Versuchsreihe galt es, mittels des Kunstgriffes der einfachen Reaction die
verschiedene Empfindlichkeit verschiedener Körperstellen zu prüfen. Es
kam mir in erster Linie darauf an, den durch beinahe die ganze Litteratur
sich fortschleppenden Irrthum zu zerstören, als sei die Fingerspitze der am
feinsten fühlende Punkt der Körperfläche. Die letzte Spalte der folgenden
Tafel enthält die Differenzen zwischen der Reactionszeit an der Spitze des
linken Zeigefingers und derjenigen an der betreffenden Vergleichsstelle; wie
man sieht, sind die Reactionszeiten der anderen Stellen ausnahmslos kleiner.
Am Nacken wurde der Dornfortsatz des siebenten Halswirbels geprüft; am
Oberarm der Punkt, der etwa der Insertion des M. deltoideus entspricht;
an der Zunge der Mittelpunkt der Horizontallinie, die von der Spitze etwa
1 cm. entfernt ist; von Stirn, Schläfen, Wangen die Mitten, ebenso vom
inneren und äusseren Rande des Daumens.[1]

[1] Die ersten drei Stellen sind bereits von Hall und v. Kries, die übrigen von
v. Vintschgau benutzt worden. Vgl. Hall u. v. Kries in *Diesem Archiv*. 1879. Suppl.

Person	Datum	Ort	A. M.	M. V.	Mittel aus A. M.	Differ.
M. D.	14. IV. 1891	Zeigefingerspitze	142	21	} 144σ	—
			153	12		
			138	10		
		Nacken	118	15	} 122σ	+22
			127	10		
	15. IV. 1891	Oberarm	138	14	} 135σ	+ 7
			132	13		
		Stirn	129	17	} 126σ	+18
			118	7		
		Zunge	126	19	} 130σ	+14
			135	12		
Bartel	15. V. 1891	Zeigefingerspitze	161	35	} 159σ	—
			158	27		
		Nacken	123	18	} 126σ	+33
			129	15		
		Oberarm	133	21	} 132σ	+27
			130	22		
		Stirn	123	17	} 121σ	+38
			119	11		
		Zunge	132	10	} 135σ	+24
			138	14		
	16. V. 1891	Rechte Schläfe	121	6	} 120σ	+39
			118	9		
		Linke Schläfe	117	11	} 118σ	+41
			118˙	10		
		Rechte Wange	134	12	} 132σ	+27
			129	16		
		Linke Wange	110	6	} 117σ	+42
			125	13		
		Carpus Volars.	147	15	} 150σ	+ 9
			153	16		
		Daumenballen	140	5	} 139σ	+20
			138	7		
		Daumen Ulnar-rand	145	18	} 143σ	+16
			141	17		
		Daumen Volar-rand	141	14	} 140σ	+19
			139	15		

S. 5ff.; v. Vintschgau u. Steinach in Pflüger's *Archiv*. XLIII. 169. — Neuere Untersuchungen, die ich mit Hrn. Dr. med. Thuneberg u. A. anstellen konnte, haben ähnliche Ergebnisse wie die im Texte erwähnten gehabt.

Ordnet man die Stellen, von der empfindlichsten an abwärts gehend,
so erhält man für M. D. folgende Reihenfolge: Nacken, Stirn, Zunge, Oberarm, Zeigefingerspitze; für B.: Linke Wange, L. Schläfe, R. Schläfe, Stirn,
Nacken, R. Wange, Oberarm, Zunge, Daumenballen, Carpus, Radialrand
des Daumens, Ulnarrand des Daumens, Fingerspitze. Dieser Ansatz zu
einer Topographie der Druckempfindlichkeit nach Maassgabe der Reactionszeiten wird sich alsbald für die Vergleichung mit Temperaturreactionen als
nützlich erweisen; in die interessante Vergleichung mit unseren Ergebnissen
über die Unterschiedsempfindlichkeit und den Raumsinn an verschiedenen
Körperpartien einzutreten, ist hier nicht der Platz.

Die ältesten Untersuchungen über Temperaturreactionen stammen
von Herzen.[1] Der Schweizer Physiologe giebt ohne nähere Beschreibung
seines Verfahrens nur summarisch an, dass die Reactionszeit für Kälte
doppelt, für Wärme dreimal so lang wie für Berührung sei, und für Wärme
ungefähr 500—600 σ, für Kälte 250—300 σ betrage. Tanzi[2] hat dasselbe Verhältniss gefunden und als das Mittel für Kälte 227, für Wärme
507 σ angegeben, Zahlen, welche übrigens falsch berechnet sind und 224
und 505 lauten müssen. Bolko Stern[3] fand 1888 bei gesunden Personen
eine Incongruenz zwischen Berührungs- und Wärmeempfindung, nicht aber
zwischen Berührungs- und Kälteempfindung; Ewald[4] und O. Rosenbach[5]
hatten der Hauptsache nach mit Rückenmarkskranken experimentirt. Jedoch hebt Rosenbach hervor, dass bei normalen Menschen durch die
Berührung stark erwärmter Gegenstände ein Zeitunterschied in der Auffassung der der Sphaere des Tast-, Wärme- und Schmerzgefühles angehö-
fenden Empfindungen zu constatiren sei, und dass man zweitens die Differenzen in der Apperceptionszeit steigern oder verringern könne, je nachdem
man als Reizstelle Gebiete mit dünnerer oder dickerer Epidermis (Sohle, Lippen)
wähle. Die ausführlichsten Erörterungen verdanken wir Goldscheider[6]
und Vintschgau.[7] Aus Vintschgau's Zahlen berechne ich das Ge-
sammtergebniss für Kälte auf 161, für Wärme auf 177 σ. Goldscheider,
der am Körper sehr sorgsam und im grossen Ganzen gewiss richtig Regionen von verschiedener Temperaturempfindlichkeit festgestellt hat, gruppirt
seine Ergebnisse nach drei Stufen der localen Thermoaesthesie intensiven

---

[1] Herzen in *Lo Sperimentale.* October 1879 (dem Verf. unzugänglich gewesen);
Extrait des Archives des Sciences phys. XV. 118; Pflüger's *Archiv.* XXXVIII. 95.
[2] Tanzi in *Riv. di filosofia scient.* April 1886.
[3] Stern im *Archiv für Psychiatrie.* 1886. S. 485.
[4] Ewald in Pflüger's *Archiv.* XXXVIII. 455.
[5] Rosenbach in *Deutsche medicinische Wochenschrift.* X. Nr. 22 u. XV. Nr. 13.
[6] Goldscheider in *Diesem Archiv.* 1888. S. 424.
[7] v. Vintschgau in Pflüger's *Archiv.* Bd. XLIII.

(I), mässigen (II) und schwachen (III) Grades. Ich habe aus seinen Tafeln die folgende Mittelwerthe gezogen:

Kälte			Wärme		
Stelle I	Stelle II	Stelle III	Stelle I	Stelle II	Stelle III
264 σ	858σ	609σ	368σ	466σ	766σ

Die Zahlen zeigen Schwankungen von 1 zu 2·3 und längere Zeiten für die Wärmereaction als für die Kältereaction. Goldscheider's Folgerungen betreffen wesentlich die physiologischen Verhältnisse im peripherischen Apparat und in den Leitungsbahnen; sie werden uns daher erst im theoretischen Theile, dort freilich recht ausführlich, beschäftigen.

Ganz neuerdings ist eine neue zweite Studie Tanzi's[1] über unsere Frage erschienen. Tanzi vermied diesmal die Berührung und benützte als Wärmereiz eine Flamme, als Kältereiz Chloraether, welche beide zu wirken anfingen, sobald ein sie bedeckender Metalldeckel herabfiel und im Herabfallen das Chronoskop in Gang setzte. Die Bestimmung der Temperaturhöhe erfolgte lediglich danach, dass sie dicht unterhalb der Schmerzgrenze gewählt wurde. So beschaffene Wärme und Kälte sollen nun vergleichbar sein. Das Zahlenergebniss lautete: 1) aus 50 Wärmereizungen A. M. 517 σ, M. V. 38 σ; 2) aus 50 Kältereizungen auf derselben Stelle A. M. 231 σ, M. V. 26 σ; 3) aus 50 Kältereizungen auf einer halb so grossen Stelle A. M. 380 σ, M. V. 39 σ. Daraus folge einmal, dass Kälte in weit kürzerer Zeit empfunden werde als Wärme, alsdann dass die Reactionszeit für Kälte der für Wärme nahe komme, mithin sich verlängere, wenn das abgekühlte Hautgebiet viel kleiner ist als das erwärmte, und endlich, dass die Reactionszeit der Zahl der gereizten Punkte nicht genau entspreche. Ob hierbei eine Verschiedenheit der Vorgänge im Rückenmark oder eine geringere Entfernung der für Kälte empfindlichen Punkte von der Epidermis, gegenüber den in grösserer Tiefe liegenden wärmeempfindlichen wesentlich sei, will Tanzi nicht unterscheiden.

Man sieht: alle vorliegenden Untersuchungen haben andere Ziele verfolgt als das uns gesteckte. Sie haben die Temperaturreaction unmittelbar, nicht in ihrer zeitlichen Beziehung zur Berührungsempfindung und zum Temperaturschmerz geprüft. So ist eine Lücke geblieben, die unsere Experimente ausfüllen möchten.

Der Zeitunterschied zwischen Berührung und Kälte ist Jedermann aus Alltagserfahrungen geläufig. Legt man die Hand auf eine Marmorplatte oder an ein Eisengeräth, so erhält man erst den Tasteindruck

---

[1] Tanzi in *Riv. di fren.* XVI. S. 385—415.

und dann, nach einer kurzen Pause, die Empfindung des Kühlen. Die Wahrnehmung ist nicht etwa die eines stetigen Ueberganges vom Tasteindrucke zum Gefühl des Kalten, sondern die zweier durch ein empfindungsleeres Intervall getrennten Vorgänge. Am deutlichsten wird dies, wenn man mit einem Tropfer kaltes Wasser[1] auf empfindliche Stellen tropft; da empfindet man Aufschlagen, Pause und ansteigendes Kältegefühl als drei Stadien. Die Versuchsperson erhielt nun die Anweisung, bei der Empfindung des Auffallens den Fingercontact zu schliessen und bei deutlicherem Kältegefühl und zwar möglichst immer bei demselben Grade den Contact zu öffnen. Wir benutzten entweder Eiswasser oder ein Gemenge gleicher Gewichtstheile Schnee und Kochsalz, und wir versuchten, annähernd gleichmässige Tropfen zu erzielen. Gereizt wurde ausschliesslich die Pulsationstelle der linken Radialarterie. Dass die nachfolgenden Zahlen keine echte Temperaturreaction darstellen, vielmehr die kürzere Differenz zwischen zwei Empfindungen bezeichnen, sei ausdrücklich hervorgehoben.

Person	Datum	°C	A. M.	M. V.	Bemerkungen
Wreschner	2. IV. 1891	+ 20	951	128	Wreschner bezeichnet
		+ 18	947	89	die Kälte als „dumpf"
		+ 17	767	45	und die Schwierigkeit
		+ 14	482	23	einer Reaction bei so
		+ 10	606	89	geringen Kältegraden
		+ 10	418	41	als ausserordentlich
		+ 10	421	22	gross.
		+ 5	449	29	
		+ 5	563	55	
		+ 5	471	45	
	3. IV. 1891	0	449	27	
		0	412	43	
		0	295	41	
		− 1	303	32	
		− 1	284	21	
		− 1	319	37	
M. D.	19. V. 1891	0	312	17	M. D. empfindet auch
		0	354	42	die erste Berührung
		− 1	220	15	schon als etwas kühl,
		− 1	263	13	die eigentliche Kälte
		− 5	274	29	jedoch erst später.
		− 5	309	21	
	21. V. 1891	− 7	250	18	
		− 7	262	25	
		−10	209	20	
		−10	224	12	
		−10	215	16	

[1] Aether oder Quecksilber sind nicht gut verwerthbar.

Nach diesen allgemeinen Feststellungen über die Differenz zwischen Berührungs- und Kälteempfindung am gesunden Menschen, kam es darauf an, das Verhältniss desselben Zeitunterschiedes bei wechselnder Grösse der Reizfläche zu prüfen. Wir benutzten das Sensibilometer, dessen drei Kugeln vor jedem Versuch 15 Sec. lang in eine Kältemischung von — 20" C. gehalten wurden. Wieviel von dieser Kälte die Messingköpfe annehmen, vermag ich nicht zu sagen. Ich hatte ursprünglich beabsichtigt, die Feder mitsammt dem Kopf im kalten Luftbade abzukühlen, und deshalb auch das Sensibilometer so eingerichtet, dass die Feder leicht herausgenommen und mit zwei Griffen schnell wieder eingesetzt werden kann. Man wäre dann, etwa nach je zehn Minuten, in der Lage gewesen, die Temperatur der Kugel für gleich mit der Lufttemperatur, vermindert um einen constanten Subtrahendus, zu erklären. Allein diese zehn Minuten konnte ich für einen Einzelversuch nicht aufwenden, und so musste ich zu einer Methode greifen, die zwar keine genauen Temperaturangaben erlaubt, aber den Vortheil hat, dass sie keine Unsicherheit oder Zweideutigkeit in sich schliesst. In einer ersten Versuchsreihe befand sich das Sensibilometer ausserhalb des Stromkreises: diese Experimente entsprechen also den eben berichteten. In einer zweiten Serie war das Sensibilometer eingeschaltet und der Beobachtete reagirte durch Oeffnen des Fingercontactes bei der Kälteempfindung. Zu der in der ersten Reihe gemessenen Zwischenzeit zwischen Berührungs- und Kälteempfindung tritt hier demnach die Zeit, die zwischen der objectiven Reizung und der Berührungsempfindung verfliesst. Diese Zeit entspricht den drei ersten Theilen einer Berührungsreaction, nämlich der Leitung vom Sinnesorgan bis zum Gehirn, der Perception und der Apperception; sie enthält aber nicht die Willenserregung im Centralorgane und die Zeit der motorischen Fortpflanzung bis zum Vollzug der Bewegung. Die Zeit für die Willenserregung vermag man nicht in Zahlen zu fassen, die Zeit für die Fortpflanzung der centrifugalen Nervenerregung kann man jedoch nach den Versuchen von Helmholtz, Baxt u. A. für die Strecke von Rinde zu Finger, auf der directen Pyramidenseitenstrangbahn mit einer Hemmung in den Gangliengruppen des Vorderhorns, auf 30 σ schätzen. Wir werden demgemäss von den bei eingeschaltetem Sensibilometer gefundenen Zahlen abziehen müssen: die Zeit der Berührungsreaction für dieselbe Stelle und dieselbe Kugel, vermindert um den Betrag von 30 σ.

Person	Datum	Ort	Kugel	A. M.	M. V.	
M. D.	25. V. 1891	Daumenballen	I	251	29	
		Indexknöchel		268	32	
		Daumenballen	II	234	9	Ohne Einschalt.
		Indexknöchel		252	21	
		Daumenballen	III	218	24	
		Indexknöchel		229	31	

Fortsetzung.

Person	Datum	Ort	Kugel	A. M.	M. V.	
M. D.	25. V. 1891	Daumenballen	I	(353—119) 294	38	Mit Eiswhalt.
		Indexknöchel		(369—119) 250	35	
		Daumenballen	II	(374—116) 258	48	
		Indexknöchel		(357—116) 241	47	
		Daumenballen	III	(301— 94) 207	33	
		Indexknöchel		(286— 94) 192	16	

Die Uebereinstimmung beider Methoden in ihren Ergebnissen lässt
kaum etwas zu wünschen übrig, denn die grösste Abweichung beträgt
nicht mehr als 37 σ; vielleicht aber liegt ein Mangel darin, dass bloss der
Verfasser als Versuchsperson fungirt hat. — Reactionsversuche über die
Kälteempfindlichkeit an verschiedenen Körperstellen sind gleichfalls, obschon
nicht in grosser Zahl, angestellt worden; da sie fast durchgängig sich mit
Goldscheider's Resultaten decken, so darf von einer Mittheilung derselben abgesehen werden.

Was im Allgemeinen über das Verhältniss von Berührungs- zu Kälte-
Empfindung gesagt worden ist, gilt gleichermaassen von den Beziehungen
zwischen Berührungs- und Wärme-Empfindung und bedarf keiner
Wiederholung. Auch hier wurden zunächst Tropfversuche vorgenommen,
mit der Vorsichtsmaassregel des Abschleuderns des ersten Tropfens, der zu
schnell an der Luft abkühlt. Zwischen den Einzelversuchen wurde die
betropfte Hautstelle natürlich sorgfältig abgewischt; gereizt wurde der Ort
der Pulsation der linken Radialarterie. Der Beobachtete schloss den Fingercontact bei der Berührungsempfindung und öffnete ihn bei deutlicher Wärmeempfindung.

Person	Datum	°C	A. M.	M. V.	Bemerkung
Wreschner	22. III. 1891	+40°	643	24	Bei 55° nimmt manch-
		45	610	51	mal die Wärmeempfin-
		50	407	77	dung eine schmerz-
		55	293	29	hafte Färbung an.
Hartel	24. III. 1891	40	520	32	
		45	523	48	
		50	436	25	
M. D.	31. III. 1891	40	609	42	
		45	603	37	
		50	514	24	
		55	502	36	

Dieselben Beziehungen sind in der eben beschriebenen doppelten Weise mit dem Sensibilometer untersucht worden, ohne freilich zu ebenso glatten Ergebnissen wie bei der Kälte zu führen. Woran das liegt, vermag ich nicht zu sagen; ich theile jedoch gerade deshalb die Resultate unten mit. Die Kugel blieb vor jedem Versuch 15″ in warmem Quecksilber. Um nun ungefähr zu wissen, wieviel Wärme die Kugel im Augenblicke des Aufsetzens enthält, ging ich auf die früher besprochene Thatsache zurück, dass man zwei Temperaturreize mit einem geringen, zwei Zehntel Grad C. oder mehr betragenden Fehler gleich schätzen kann. Ich habe nun auf sämmtlichen zu erwähnenden Hautstellen die in einer gewissen Temperaturhöhe eine bestimmte Zeit verbliebenen Kugeln aufgesetzt und mit der Wärme bezw. Kälte eines mit thermometrisch gemessenem Wasser gefüllten Probirgläschens verglichen. Es ergiebt sich nun beispielsweise, dass von einer Versuchsperson am Daumenballen die Kugel 2, die 15 Secunden lang in Quecksilber von 50⁰ C. erwärmt worden war, als gleich warm bezeichnet wird mit einem Probirgläschen, das Wasser von 48·5⁰ C. enthält. Da die Grössenschwelle an dieser Stelle für die betreffende Person 0·3⁰ C. beträgt, so kann der Fehler nicht grösser als diese Zahl sein, die objective Temperatur also nur innerhalb der Grenzen von 48·2—48·8⁰ gelegen sein, was ich so andeuten werde, dass ich 48·5₃ schreiben werde. Ganz ähnlich sind die objectiven Temperaturen für das Thermotopoaesthesiometer bestimmt worden.

Nunmehr wird die folgende Tafel verständlich sein.

Person	Datum	°C	Ort	A. M.	M. V.	
v. Bentivegni	11. V. 1891	38·5₁	Daumenballen	677	116	
		42·7₃		540	42	Ohne Einschalg.
		48·5₃		501	60	
		52·5₃		461	69	
		38·5₂		(808—96) 712	167	
		42·7₈		(771—96) 675	121	Mit Einschalg.
		48·5₃		(645—96) 550	60	
		52·5₃		(583—96) 477	55	

Die Topographie der an Reactionen gemessenen Temperaturempfindlichkeit ist für Wärme den Angaben Goldscheider's entsprechend und deshalb hier nicht mitgetheilt. Dagegen verdienen unsere Untersuchungen über den Einfluss der Vorbereitungszeit auf Wärmereactionen eine Erwähnung, weil sie neu sind. Gewöhnlich galt dem Beobachteten das Auslösen des Chronoskop-Uhrwerkes, das etwa 6 Secunden vor Beginn des Experimentes erfolgte, als Signal. Nunmehr wurde die Zeit zwischen Signal und Beginn variirt und in einer Reihe noch die Erleichterung

hinzugefügt, dass kurz vor dem Aufsetzen des nicht in den Stromkreis
eingeschalteten Sensibilometers „Jetzt" gerufen wurde. Die nächste Tafel
zeigt die Ergebnisse, die mit denen von Wundt, Lange, Cattell,
Bertels, Dwelshauvers, Martius sehr schön übereinstimmen, indem die
kürzeste Reaction bei einer Vorbereitungszeit von 2 Secunden eintritt.

Person	Datum	Kugel II Hg. °C.	Ort	A. M.	M. V.	Bemerkungen
v. Bentivegni	12. V. 1891	55	Knöchel des 1. Zeigefingers	419	65	Vor dem Exp. „Jetzt".
				415	90	6 Sec. zw. Sign. u. Ber.
				474	96	4 „ „ „ „ „
				363	98	2 „ „ „ „ „

Hieran schliesst sich eine Tabelle, die den Factor „Zerstreuung" in
seiner Bedeutung für die Wärmereaction illustriren soll.

Person	Datum	Kugel II Hg. °C.	Ort	A. M.	M V.	Bemerkungen
v. B.	13. V. 1891	55	Knöchel des 1. Zeigefingers	425	49	Ratteln eines Inductionsapparates. Bentivegni fühlt sich wenig gestört.
				395	60	M. D. spricht. Wenig gestört, aber doch mehr als bei 1.
				389	70	Induct. u. Sprechen. B. glaubt, die sehr angreifende Störung durch Energie überwunden zu haben.
				431	58	Bewegen von Fingern vor B.'s Augen. Wenig gestört.
				508	67	Etwa gleichzeitig ein Finger in der Nähe der berührten Stelle aufgesetzt. Sehr gest.
				420	135	Gleichzeitiger schwacher Kältereiz. Sehr gestört.
				450	102	Gleichzeitiger schwacher Wärmereiz. Sehr gestört.

In den Exp. der letzten 3 Reihen reagiert B. am schnellsten, wenn der Nebenreiz zuerst
kommt, weniger schnell, wenn er gleichzeitig, am langsamsten, wenn er später erfolgt.

Ich brauche den Zahlen nichts weiter hinzuzufügen als dies, dass die letzte Reihe nicht eigentlich eine Störung des psychischen Vorganges misst, sondern vielmehr die ursprünglich einfache Reaction in eine zusammengesetzte verwandelt, bei der Unterscheidung und Wahl eine bedeutende Rolle spielen. Die Versuche nach dieser Richtung hin zu erweitern, lag nicht im Plane unserer Arbeit. -

3. Bei dem durch Kälte erzeugten Schmerz hat man zweierlei zu unterscheiden. Geringe Kälte wie die des Eises führt sehr langsam einen ziehenden, „nervösen" Schmerz herbei, über dessen Latenzperiode bereits zahlenmässig berichtet worden ist. Aber auch Kältemischungen bis zu —20° C. hinab erzeugen erst nach verhältnissmässig recht langer Zeit den Schmerz, der freilich dann den Charakter des Brennens, des Prickelns trägt. „Berühre ich z. B. mit dem neutralen Finger auf —10° C. abgekühltes Quecksilber, dann fühle ich das Prickeln mit unmittelbar darauf folgendem Stechen nach weniger als 15 Secunden ungemein deutlich. Viele Minuten lang bleibt hierauf die Hautstelle kalt, tauche ich aber den Finger sogleich nach jener Abkühlung (während etwa 30 Secunden) in Wasser von 70°, dann hört augenblicklich die Kälteempfindung, welche überhaupt nur an den Grenzen der Berührungsfläche rein war, auf, und das Stechen dauert fort, so dass ich nicht im Stande bin zu sagen, ob die fragliche Hautstelle kalt oder heiss ist, während das stechende Gefühl praevalirt."[1] Genau dieselben Wahrnehmungen macht man auch bei —20° C., d. h. das Prickeln und Brennen tritt erst nach einer Zeit von 10—15 Secunden ein. Eine constante niedrigere Temperatur in einer für meine Experimente zweckmässigen Weise herzustellen, ist mir bisher nicht gelungen.

Desto genauer kann schon jetzt über das Zeitverhältniss zwischen der Wärmeempfindung und der durch Wärme verursachten Schmerzempfindung berichtet werden. Die grundlegenden Versuche sind sehr einfach anzustellen. Tropft man Wasser von 65° C. auf den Handrücken, so bemerkt man den früher besprochenen Unterschied zwischen Berührung und Wärme, wählt man Wasser von 72—80 " C., so setzt sich den beiden Phasen noch eine dritte auf. Man unterscheidet dann drei durch je eine Empfindungspause getrennte Stadien, nämlich Berührung, Wärme, Schmerz. Sobald der Schmerz aufgehört hat, fühlt man ein leichtes Aufflackern der Wärme, und nach deren Verschwinden, wenn das Glück gnädig ist und man scharf Achtung giebt, eine leise, an Kitzel erinnernde Berührungsempfindung. Diese rückläufige Bewegung durch die drei Etappen ist deshalb so wichtig, weil sie einen neuen Beweis dafür liefert, dass alle drei Empfindungsarten Summationsempfindungen sind. Uebrigens bedarf

[1] Preyer in Pflüger's Arch. XXV, 77.

es eines längeren Herumprobirens, ehe die für jedes Individuum wechselnde
günstigste Temperatur gefunden ist. Wärme und Schmerz nimmt man
auch beim Hineintauchen eines Fingers in heisses Wasser recht schön
wahr. Das empfindungsleere Intervall bleibt bei Temperaturen von 68—75° C.
zu beobachten, bei höheren Graden verschwindet es. Taucht man sehr
schnell den Finger in eine Flüssigkeit von 75°, so kann man bemerken,
dass nach dem Herausziehen die Wärmeempfindung abklingt, eine Pause
eintritt und nun unvermittelt ein kurzes Stechen erfolgt: ein Beweis, dass
der Schmerz nicht die höchste Stufe der Wärmeempfindung darstellt, sondern etwas Neues, Anderes ist, was für eine Theorie des Schmerzes nicht
übersehen werden darf.

Ich stelle zuerst die mittelst des Tropfverfahrens am Chronoskop gefundenen Zahlen für die Differenzzeit zwischen Wärme und Schmerz zusammen.
Versuchsanordnung wie oben beschrieben.

Person	Datum	Zimmer-Temp.	Wasser-Temp.	Ort	A. M.	M. V.
Wreschner	21. III. 1891	17° C.	65° C.	Oberarm, etwa der Insertion des M. delt. entsprechend	628	72
					504	85
					469	86
			70		386	31
	23. III. 1891	18			391	52
					243	27
			75		208	38
					300	28
					198	75
M. D.	18. III. 1891	16	65		470	77
					531	28
					432	62
			70		350	34
					372	49
					305	26
	31. III. 1891	17	75		291	40
					162	37
					174	38

Die starken Schwankungen innerhalb der Zahlen erklären sich wahrscheinlich durch die Schwierigkeit, den Augenblick des Schmerzeintrittes
gleichmässig zu fixiren. Mit derselben Schwierigkeit haben die Eintauch-
Experimente zu kämpfen. Ueber sie lässt sich im Allgemeinen sagen, dass
das eingetauchte letzte Glied des linken Zeigefingers schon bei 50° C. und

zwar nach durchschnittlich 6 Secunden Schmerz verspürt. Im Zeitraume einer Secunde erzeugt Schmerz: am ersten Gliede des Zeigefingers eine Temperatur von 76°, des Mittelfingers 71°, des Ringfingers 69°, des kleinen Fingers 68°. (Mittel aus 124 Versuchen an sechs Personen.) Im Allgemeinen tritt der Temperaturschmerz um so früher ein, je empfindlicher einerseits die Berührungsstelle und je abweichender anderseits die Temperatur des Reizgegenstandes ist. Für die chronoskopischen Versuche galt es nun, immer bei derselben Wärmeempfindung den Contact zu schliessen und bei derselben Schmerzempfindung den Contact zu öffnen; es versteht sich, dass diese Aufgabe nur in beschränktem Maasse erfüllt werden kann. Zwischen den einzelnen Experimenten lagen Pausen von je einer Minute, um Ermüdung und Adaptation nach Möglichkeit auszuschalten; der Finger wurde mit dem letzten Gliede in das ebenso tiefe Wasser senkrecht eingelassen, während des Versuches nicht bewegt und nach demselben sorgfältig abgewischt. Auf die Empfindung an der Dorsal-Seite wurde reagirt.

Person	Datum	Temp. + °C.	A. M.	M. V.	Bemerkungen
Wreschner	5. III. 1891	50	5920	402	
			5384	410	
		55	2259	339	
			2728	409	
			3041	132	
	4. III. 1891	60	1818	333	
			1643	249	
			1558	234	
			1536	181	
		65	1385	339	
			1078	145	
			1305	90	
	6. III 1891	70	1013	47	
			827	52	
			953	105	
	9. III. 1891	75	750	81	
			673	88	
			609	104	
		80	481	80	
			566	77	
			513	64	

Fortsetzung.

Person	Datum	Temp. + °C.	A. M.	M. V.	Bemerkungen
Bartel	26. I. 1891	55	2380	266	
		60	1664	390	
	23. II. 1891	70	740	121	
			888	196	
		75	612	115	
			751	67	
v. Bentivegni	30. IV. 1891	50	6994	691	
		50	6159	746	
		55	2012	255	
	1. V. 1891	65	1112	68	
			843	85	
		70	796	130	
			790	122	
	15. V. 1891	75	587	51	
M. D.	6. III. 1891	50	5867	512	
	5. III. 1891		5772	790	
	4. III. 1891		7087	1252	Zimmer bloss 12 °
	90. IV. 1891		5403	877	
	6. III. 1891	55	2074	311	
	23. II. 1891		2566	526	
	2. III. 1891		2498	441	
			1849	272	
	6. III. 1891	60	1274	43	
	28. II. 1891		1330	251	
	15. V. 1891		1335	107	
	26. II. 1891	65	1036	133	
	2. III. 1891		1146	152	
	23. II. 1891		1060	89	
	26. II. 1891	70	809	78	
	25. II. 1891		965	52	
	15. V. 1891		991	71	
	28. II. 1891	75	792	43	
	28. IV. 1891		793	76	
	26. II. 1891		719	127	
		80	477	117	
	28. IV. 1891		398	56	
	31. IV. 1891		362	83	

Schon ein flüchtiger Blick auf die Tabellen lehrt, dass die Ergebnisse sowohl für die einzelnen Beobachter unter sich als auch für die Gesammtheit der Versuchspersonen recht gut übereinstimmen; der Verfasser selber hat an einer grossen Reihe von Tagen an sich experimentirt und doch ziemlich gleichmässige Zeiten gewonnen. Die Zimmertemperatur war gewöhnlich die von 15—18° C., wo sie besonders abwich, ist es notirt worden.

Fassen wir jetzt kurz zusammen. Die Topographie des an Reactionen messbaren Kälte- und Wärmesinnes ist von Goldscheider richtig beschrieben worden. Seine Angaben über die Länge der Temperaturreaction konnten wir im grossen Ganzen und damit auch Tanzi's und Herzen's Ermittelungen bestätigen, während uns Vintschgau's Zahlen als viel zu klein erscheinen mussten. Bei Reizung einer mittelempfindlichen Hautstelle durch kalte Wassertropfen verfliesst für die Temperaturen von —10 bis +20° C. zwischen der Empfindung der Berührung und der Empfindung der Kälte eine Zeit von 209—951 σ. Reizung mittelst einer auf etwa —10° C. abgekühlten Messinghalbkugel lässt zwischen Druck- und Kälteempfindung verstreichen: bei einem Durchmesser von ¹/₂ cm 251 σ, 1 cm 246 σ, 1¹/₂ cm 211 σ. Tropfversuche für Berührung und Wärme ergaben folgende Unterschiedszeiten:

Wr. 40 bis 55° C.: 643 bis 293 σ

B. 40 „ 50° C.: 520 „ 436 σ

M. D. 40 „ 55° C.: 609 „ 502 σ

Experimente mit dem Sensibilometer:

v. B. 40 bis 55° C.: 694 bis 469 σ

Und zwar war die Reaction am kürzesten, wenn zwischen dem Signal und der Reizung 2 Secunden verflossen; sie wurde am meisten beeinträchtigt durch etwas später erfolgende Nebenreizung der Haut. Des Intervall zwischen Wärme- und Schmerzgefühl stellte sich bei Tropfversuchen folgendermaassen:

Wr. 65 bis 75° C.: 628 bis 198 σ

M. D. 65 „ 75° C.: 470 „ 174 σ

Bei Eintauch-Experimenten ergaben sich endlich die folgenden Maximal-Werthe:

Wr. 50 bis 80° C.: 5920 bis 481 σ

B. 55 „ 75° C.: 2330 „ 751 σ

v. B. 50 „ 75° C.: 6997 „ 587 σ

M. D. 50 „ 80° C.: 7087 „ 362 σ.

328   MAX DESSOIR:

IV. Theorie des Temperatursinnes.

A. Körperwärme und Reiztemperatur.

1. Die Biologie[1] unterscheidet zwischen einer physikalischen und einer physiologischen Wärmeregulirung des menschlichen Körpers. Für jene kommt neben minderwerthiger Betheiligung des Respirations- und Digestionstractus vorzugsweise die Thätigkeit der Haut in Betracht, deren Veränderungen aber nicht den Schwankungen der umgebenden Temperatur parallel laufen; für diese der Umstand, dass ganz parallel mit dem Wärmeverlust die Wärmeproduction im Körper angefacht wird.

Die Frucht im Mutterleibe erzeugt, nach Raudnitz, selbständige Wärme, wenngleich in Folge der beschränkten Wärmeabgabe nur in geringem Umfange. Preyer leugnet sogar jede Wärmeregelung der Frucht und damit die Möglichkeit einer Temperaturempfindung, ist aber wohl im Unrecht. Nach der Geburt tritt durch die erste grosse Abkühlung ein Abfall der Körperwärme ein, an den sich eine zweigipfelige Welle anschliesst, bis etwa am sechsten Lebenstage auf dieser Welle die Tagesfluctuation zum Durchbruche gelangt. Von da ab entwickelt der Organismus durch seinen Lebensprocess eine ziemlich constante Summe thierischer Wärme, d. h. natürlich nicht Wärmemenge, sondern Innentemperatur. Und zwar liegt die Normaltemperatur der inneren Theile des erwachsenen Menschen zwischen + 37·25° und 38° C., die Temperatur der Mundhöhle beträgt durchschnittlich 37°, diejenige der Achselhöhle schwankt zwischen 36·25 und 38° C. Beträchtliche Abweichungen, die bekanntlich 4° nicht übersteigen dürfen, werden als warnende Hitze oder Kälte empfunden, während die Scala der erträglichen Aussentemperaturen etwa 150° umfasst — hat man doch einige Minuten in einer auf + 110° erwärmten trockenen Schwitzkammer ausgehalten und andererseits am Fort Reliance Kälte bis zu — 50° C. ertragen. Um sich gegen eine Erniedrigung seiner Körpertemperatur zu schützen, hält der Mensch entweder (durch Kleider, Zimmerheizung u. dgl.) die einmal im Körper gebildete Wärme zusammen oder er steigert seine Wärmeproduction (durch Aufnahme grösserer Nahrungsmengen und vor Allem durch körperliche Bewegung). Die körperliche Bewegung hat einmal Muskelcontractionen zur Folge und diese erzeugen auf doppelte Weise Wärme: primär durch den Vorgang der Contraction selber, secundär durch die be-

---

[1] Rubner, *Biologische Gesetze.* Marburg 1887; Kunkel in *Zeitschrift für Biologie.* XXV. 84; Preyer. *Specielle Physiologie des Embryo.* S. 363; Raudnitz in *Zeitschrift für Biologie.* XXIV. 427ff.; Oertel, *Therapie der Kreislaufstörungen.* 1885. S. 179.

wegenden Kräfte, die durch innere Widerstände verbraucht und daher nicht in Spannkraft, sondern in Wärme umgewandelt werden (Fick). Alsdann ruft Körperbewegung folgende Erscheinungen hervor: Zunahme des Blutdruckes, Erregung der depressorischen Nerven, Erweiterung der Gefässe unter Abnahme der Arterienwandspannung und Vermehrung der Blutmenge im arteriellen System. Hiermit muss eine erhöhte Wärmeabgabe, sowohl durch die Haut als auch im Inneren des Körpers, zugleich aber eine erhöhte Wärmebildung Hand in Hand gehen.

An diese allgemein bekannten Thatsachen musste ich in aller Kürze erinnern, um die ausserordentliche Bedeutung der Körpertemperatur für die Empfindungen des Temperatursinnes vor Augen zu führen. Die Eigenwärme mit ihren Schwankungen ist Schuld daran, dass wir die Beziehungen zwischen Reiz und Wahrnehmung so selten in das Netz mathematischer Formeln einfangen können. Angenommen die Hautwärme an einer bestimmten Stelle betrage 34^0 und es würden Reize von $(34 + 10' =) 44^0$ und $(34 - 10 =) 24^0$ gewählt — wer will zu behaupten wagen, dass die Empfindungen der Reizwärme und Reizkälte gleichweit vom Nullpunkte entfernt und der Nullpunkt stetig seien? Wir können ja nicht einmal Temperaturdifferenzen mit beliebigem Genauigkeitsgrade messen! Denn wenn wir dies zu thun scheinen, drücken wir doch nur Temperaturänderungen durch die entsprechenden Aenderungen eines Bezugskörpers aus, die dieser innerhalb derselben Zeit- und Temperaturgrenzen erfährt. Der thierische Organismus aber und Quecksilber sind unvergleichbar.

So erhebt sich die Forderung nach einem angepassten Maasse der Wärmevorgänge im Organismus, nach einem biologischen Thermometer.[1] Bekanntlich misst jedes Gasthermometer die Temperatur mittelst der ihr entsprechenden Ausdehnung des Gases. Es bezeichne nun V_0 das Volumen, welches das Gas bei der Nulltemperatur des gefrierenden Wassers einnimmt, V_1 das Volumen bei der Siedetemperatur des Wassers unter Atmosphaerendruck, α den Ausdehnungscoefficienten des Gases für das Intervall 0^0—100^0, so besteht zwischen diesen Grössen die Gleichung:

$$\frac{V_1 - V_0}{V_0} = 100\,\alpha$$

Eine dazwischen liegende Temperatur Θ, die dem Volumen V entspreche, wird durch die Gleichung gemessen:

---

[1] Wronski, *Nouveaux systèmes de machines à vapeur* 1834/35: ein sehr geistreiches, von allgemeinen Gesichtspunkten getragenes, leider unvollendetes Werk; F. Lucas in *Compt. rend. de la Soc. internat. des Electriciens* 1886/87 *passim* u. *Compt. rend.* CIII. 1251; Ch. Henry in *Compt. rend. de la Soc. de biol.* 8. Februar 1890 u. in *Compt. rend. de l'Assoc. franç. pour l'avancem. des sciences.* 1889. S. 1075ff.

$$\frac{V - V_0}{a\,V_0} = \Theta$$

Bezeichnet man ferner die unbekannte Function der wirklichen Temperatur t mit $q\,(t)$ und setzt unbewiesenermaassen $t = \Theta$, so erhält man:

$$\frac{V}{V_0} = 1 + a\,\Theta = q\,(t)$$

$$\therefore q\,(t) = 1 + a\,t$$

Die unbewiesene Gleichsetzung von t und Θ lässt sich jedoch vermeiden, sobald man auf Carnot's Lehrsatz zurückgreift. Dieser lautet: Unter allen zwischen denselben Grenztemperaturen verlaufenden Kreisprocessen, durch welche die Wärme in Arbeit verwandelt wird, ist der umkehrbare Kreisprocess der vortheilhafteste, da bei ihm ein grösserer Bruchtheil der zugeführten Wärme in Arbeit verwandelt wird als bei jedem anders verlaufenden Kreisprocesse. Nennen wir die zugeführte Wärme Q, die abgeführte Q_1, so ist $\dfrac{Q - Q_1}{Q}$ das Verhältniss der in Arbeit verwandelten Wärme zur zugeführten d. h. der sogenannte Verwandlungscoefficient. Da nun, wie Thomson[1] gezeigt hat, die Grösse der Arbeit, die beim umgekehrten Kreisprocesse aus der zugeführten Wärmemenge Q gewonnen werden kann, nur von den Grenztemperaturen $t\,t_1$ abhängt, so ist folgende Weiterbildung möglich:

$$Q - Q_1 = Q \cdot f(t - t_1) \quad \text{und da}$$

$$\frac{Q}{Q_1} = \frac{q\,(t)}{q\,(t_1)}, \quad \text{so wird hieraus}$$

$$1 - \frac{q\,(t_1)}{q\,(t)} = f(t - t_1) \quad \text{und wenn } \beta \text{ der Ausdehnungsdurchmesser}$$

$$\frac{Q - Q_1}{Q} = f(t - t_1) = (e^{\beta t} - e^{\beta t_1}) / e^{\beta t} = 1 - 1 / e^{\beta(t - t_1)}$$

Zwischen der thermometrischen Angabe Θ und der aus Carnot's Lehrsatz abgeleiteten Temperatur t besteht also das Verhältniss:

$$e^{\beta t} = 1 + a\,\Theta$$

$$\therefore t = \log (1 + a\,\Theta) / \beta \log e.$$

Ch. Henry hat nun den Werth des physiologischen β ermittelt als $\log (1 + 100\,a) / 100 \log e$ und somit die folgende Gleichung gewonnen:

$$t = \log (1 + a\,\Theta) / \beta \log e$$

oder bequemer $t = \log (\Theta + \tfrac{1}{a}) - \log \tfrac{1}{a} / \beta \log e.$

Damit ist theoretisch die Aufgabe der Herstellung eines biologischen Thermometers gelöst. Für die praktische Verwerthung mache

---

[1] Ueber den Zusammenhang zwischen absoluter Temperatur und Carnot'scher Function vgl. Lippmann in Compt. rend. XCV. 1058.

ich darauf aufmerksam, dass $\alpha = 0 \cdot 0_2$ 366 254[1] und folglich für $t = 40^0$
$\vartheta = 36 \cdot 3$ und für $t = 40 \cdot 8$ $\vartheta = 37 \cdot 07$.[2] Die wirkliche Construction eines
solchen Thermometers hat Ch. Henry durch G. Berlemont ausführen lassen.
2. Die Feststellung der Beziehungen zwischen Körperwärme und Reiztemperatur muss ferner den grössten Werth auf die Messung der Hauttemperatur legen. Das von mir häufig verwendete Flächenthermometer
hat in der üblichen Form eine elastische Basis und dadurch den Fehler,
dass die Höhe der Quecksilbersäule durch die geringste Bewegung verändert
werden kann. Ich habe es daher nach dem Muster des Fourier'schen
Contactthermometers[3] verbessert und selbstverständlich auch calibrirt.
Trotzdem und obwohl die Glasglocke unten mit Watte umgeben wurde u. s. f.,
nahm jede zuverlässige Messung, d. h. eine bei der mindestens eine Viertelstunde lang das Thermometer denselben Grad zeigte, ziemlich zwei Stunden
in Anspruch. Weniger zeitraubend und qualvoll ist Kunkel's[4] Verfahren,
das mir leider erst zu spät bekannt wurde. Der vorher calibrirte Apparat
besteht aus einem Neusilber-Eisen-Thermo-Element. Von den beiden Löthstellen ist die eine dauernd in Wasser eingetaucht und wird darin auf
constanter, stets controlirter Temperatur erhalten; die andere ist so eingerichtet, dass sie genau schliessend der äusseren Haut angelegt werden
kann. Die freien Drahtenden des Thermo-Elementes stehen durch einen
elektrischen Schlüssel in Verbindung mit einem Spiegelgalvanometer, dessen
Ausschläge in bekannter Weise abgelesen werden. Noch bequemer wäre
es übrigens, wenn in das Thermo-Element eingeschaltet würde ein lautlos
arbeitender Unterbrecher und die primäre Rolle eines Inductoriums, während
die secundäre Spirale ein Telephon enthält.[5] Haben dann nämlich die
beiden Löthstellen verschiedene Temperaturen, so werden durch den Thermo-
strom und den Unterbrecher in der Spirale Inductionsströme erzeugt, die
als summendes Geräusch im Telephone hörbar sind.

Nach diesen Bemerkungen über die Instrumente der Untersuchung
gehen wir gleich zu ihren Ergebnissen über. Die mittlere Hauttemperatur liegt zweifellos zwischen 32 und 35° C. Aber die Abweichungen
der einzelnen Körpertheile hinsichtlich ihrer Temperatur von einander,
selbst im Zustande der Ruhe und Behaglichkeit, sowie bei der angenehmen
Zimmertemperatur von 20° C. sind nicht unerheblich. Ich gebe im Fol-

[1] *Beiblätter zu Wiedemann's Annalen.* XIII. 72.
[2] Rankine berechnet den absoluten Nullpunkt mit 274·6, Lucas mit 275·7.
Rühlmann in seinem *Lehrbuch der mechan. Wärmetheorie,* S. 555, giebt für Thom.
son's absolute Scala t die Gleichung $t = 273 \cdot 89 + 1 \cdot 0_4 \, 26 \, \vartheta - 0 \cdot 0_5 \, 26 \, \vartheta^2$.
[3] Fourier in *Ann. de chimie et de physique.* XXXVII. 291.
[4] Kunkel in *Zeitschrift für Biologie.* XXV. 57 ff.
[5] Verfahren von Lenz, s. *Bull. des scienc. de St. Pétersb.* XXIX. 291 ff.

genden die von Kunkel und die an meiner Person gefundenen Zahlen neben einander:

	Kunkel	M. D.
Stirn	34·1—34·4	33·7
Auf Jochbogen	34·1	33·5
Wange oder Jochbogen	34·4	34·8
Ohrläppchen	28·8	29·0
Handrücken	32·5—33·2	31·0
Handfläche (längere Zeit geschlossen)	34·8—35·1	34·9—35·3
Handfläche (geöffnet)	34·4—34·8	33·2
Handgelenk	33·1	32·3
Vorderarm	33·7	32·0
Vorderarm, höher	34·0	32·4
Oberarm	34·3	32·4
Sternum	34·4	34·4
Rücken	34·2—34·5	33·7
Oberschenkel	34·2	33·8
Wade	33·6	33·8

Eine leidliche Gleichmässigkeit lässt sich in beiden Reihen nicht verkennen. Auch die meisten Abweichungen von der mittleren Hauttemperatur haben ihren guten Grund in anatomischen Verhältnissen. Die nächste Umgebung einer oberflächlich liegenden grösseren Arterie ist natürlich besser angewärmt als eine gefässarme Gegend; über dichten Muskellagen steht in der Regel die Temperatur höher, als über Sehnen und Knochen und überhaupt zeigt die Oberflächentemperatur einen unmittelbaren Zusammenhang mit der Regsamkeit des Stoffwechsels der unter einer Hautstelle gelegenen Organe. (Kunkel.) Aber ziemlich unverständlich ist die Thatsache,[1] dass schon bei leichtem Streichen des Brustkorbes und Unterleibes ein auffallender Temperaturwechsel dort wahrnehmbar wird, wo ein lufthaltiges Organ unmittelbar neben einem luftleeren liegt. Die Entdecker dieser von mir bestätigten Thatsache gründen hierauf sogar eine die Percussion ergänzende Methode der „Thermopalpation" und benutzen sie, um die Grenzlinien unter pathologischen Verhältnissen aufzufassen. Das Gebiet der Dämpfung ist kälter und diejenigen Hautstellen, die über lufthaltigen Organen liegen, sind manchmal um 0·9" C wärmer, als die über Herz, Leber, Milz.

3. An der Haut nun giebt es nicht nur eine mehrweniger constante

---

[1] Brenczúr und Jónas im *Deutschen Archiv für klin. Medicin.* XLVI. 198.

Temperatur, sondern es spielen sich auch an ihr Vorgänge ab, die den
Organismus gegen die Schädlichkeiten übergrosser Kälte und Wärme schützen
sollen. Die Gänsehaut und das Frösteln warnen uns vor Kälte, das
Schwitzen zeigt uns erhebliche Hitze an. Wie wir aus den Untersuchungen
von Goltz, Kendall, Luchsinger u. A. wissen, ist die Wasserausschei-
dung durch die Haut eine echte, durch Nervenerregung erzeugte Secretion
und ihr Centrum den höheren Reflexcentren des verlängerten Markes unter-
geordnet. Ob freilich das zugehörige centrale System so functionirt, wie
ein völlig zweiseitig angelegtes, mit anderen Worten, ob bei einseitig be-
dingtem Schwitzen immer gleichzeitig auch an der symmetrisch gelegenen
Stelle der anderen Seite eine Secretion erfolgt, erscheint mir nach meinen
Erfahrungen zweifelhaft.

Aber diese Vorgänge in der Haut sollen hier bloss kurz erwähnt
werden, denn sie interessiren uns weniger als die bei Temperaturreizung
gewöhnlichen Grades ablaufenden. Wie schnell und wie stark die Empfindung bei einer solchen auftritt, ist offenbar theilweise von der Dicke der
Epidermisschicht abhängig, welche die temperaturvermittelnden Nervenendigungen bedeckt. Den physikalischen Widerstand dieses leitenden Mediums werden wir uns wechselnder vorzustellen haben, als den mehr gleichmässigen physiologischen Process in den Nervenbahnen; die Dicke der
obersten Haut, ihre hornige Beschaffenheit, ihr Reichthum an Gefässen,
ihre eigene Temperatur, ihr Feuchtigkeitsgehalt an der Oberfläche sind
unter vielen anderen Bedingungen einer Verzögerung der Wärmezuleitung.
Das kann man jeden Augenblick beobachten, wenn man die zu prüfende
Hautstelle mit einem schlechten Wärmeleiter, z. B. mit dünner Leinwand
bedeckt und an den erhitzten Lampencylinder anlegt oder sie anfeuchtet
oder endlich Stellen mit zarter Epidermis wie die Schläfen etwa mit der
Fusssohle vergleicht. Also die Dicke der über der empfindlichen
Schicht gelegenen Oberhautpartien bildet den ersten wichtigen
Factor in den algebraischen Summen, die wir in der Psychophysik des
Temperatursinnes zu ermitteln pflegen.

Der zweite Factor ist das Leitungsvermögen. Wahrscheinlich
leiten Oberhaut und Fettgewebe schlechter als die Lederhaut und innerhalb
der Oberhaut die tieferen Zellschichten besser, als die Hornschicht. Da
wir die Temperaturen der Grenzebenen nicht kennen, so ist der Coëfficient
der inneren Wärmeleitungsfähigkeit auch nicht nach der bekannten Formel
$k = Wd/zq \, (t_1 - t_2)$ zu berechnen.[1] Aber wir haben es mit Geweben

---

[1] Für die Theorie der Wärmeleitung in festen Körpern vgl. Axel Harnack in
Zeitschrift für Mathematik und Physik. XXXII. 91 ff.; besonders den Abschnitt, der
den von zwei parallelen Ebenen begrenzten Körper behandelt. — Die Thatsachen nach
Landois, Klug, Goldscheider.

zu thun, bei denen jede stärkere Leitung zugleich eine Veränderung setzt. Ist es als festgestellt zu betrachten,[1] dass die Epidermis zwar durch einen Temperaturwechsel innerhalb 0°—63° sich wenig verändert, die Haut im Ganzen aber unter überwiegendem Einflusse des elastischen Gewebes durch die Kälte gedehnt, durch Erwärmung zusammengezogen wird, so wird durch Aenderung der Temperatur eine Moleculäränderung der Gewebe, die die Haut bilden, derart bewirkt sein, dass ihr Einfluss auf die Nervenendigungen möglicherweise als Wärme, bezw. Kälte empfunden wird. Wir müssen uns also den wirklichen Betrag der die Nervenerregung bewirkenden Wärme als ungemein niedrig vorstellen und zu der Einsicht gelangen, dass erstens die Feinheit des Temperatursinnes der des Sehens und Hörens gleichkommt, zweitens sein wahrer Gegenstand nicht das Object der Aussenwelt, sondern ein Miniaturbildchen dieses Objectes ist.

In engerer Verbindung hiermit steht ein drittes Moment: die Eigenwärme der Haut. Ihr statisches Gleichgewicht bleibt unterhalb der Merklichkeitsschwelle, die für die verschieden gewohnten Körpertheile schwankt, nur ihre dynamischen Veränderungen setzen, der Differenztheorie entsprechend, Empfindungen.[2] So lange also der Wärmestrom in einem Beharrungszustande die Haut von innen nach aussen durchfliesst, fehlen deutliche Empfindungen. Empfindungen der Wärme entstehen: wann die Bedingungen des Wärmezuflusses von aussen günstiger oder die des Wärmeabflusses ungünstiger werden, Kältewahrnehmungen unter den entgegengesetzten Bedingungen. Das Bestimmende für die Temperaturempfindung ist jedenfalls die Eigentemperatur des thermischen Apparates in der Haut. So oft dieser an irgend einer Stelle eine Temperatur hat, welche über seiner Nullpunkttemperatur liegt, empfinden wir Wärme, im entgegengesetzten Falle Kälte. Und zwar ist die eine oder die andere Empfindung um so stärker, je mehr die jeweilige Temperatur des thermischen Apparates von seiner Nullpunktstemperatur abweicht. (Hering.) Aber Näheres über die Dissociationsvorgänge, die diese Molecularbewegungen begleiten, wissen wir nicht. Die von Franz Goldscheider geführte mathematische Untersuchung über die Wärmebewegung in der Haut bei äusseren Temperatureinwirkungen hat wahrscheinlich gemacht, dass Betrag und Geschwindigkeit der Erwärmung proportional der Differenz zwischen Reiz- und Hauttemperatur, d. h. der Reizstärke, sowie unabhängig von der Bluttemperatur sind. Dagegen besteht keine einfache Beziehung zur Zeit.

[1] Lombard und Walton im *Centralblatt für die med. Wissensch.* XXI. 578.
[2] Delboeuf, *Théorie gen. de la sensibil.* S. 35; Hering in *Sitzungsberichte der Wiener Akademie.* 3. Abth. LXXXV. 101.

Um die Ergründung dieser Beziehung zur Zeit, des vierten Factors in unserer Aufzählung, hat sich Alfred Goldscheider besonders verdient gemacht. Wir können seiner Analyse im Wesentlichen folgen, obwohl gegen Einzelheiten derselben, z. B. die Verwerthung der Eulenburg'schen Differenzzahlen als Minimalwerthe, Bedenken vorliegen. Wenn ein kalter oder warmer Gegenstand mit der Haut in Berührung kommt, so wird die eintretende Temperaturveränderung der obersten und der empfindlichen Schicht zunächst mit wachsender, dann (bei erfolgter Annäherung an die Objecttemperatur) mit nachlassender Geschwindigkeit sich vollziehen. Die Schnelligkeit dieser Temperaturveränderung ist nun bei Kältereizen eine geringere als bei Wärmereizen, woraus sich die Schwierigkeit erklärt, schnell vorübergehende Kältereize zu empfinden; länger dauernde Kältereize werden natürlich um so deutlicher wahrgenommen, je mehr die Temperatur der Haut der ihrigen sich nähert. Bei allen Temperaturreizen aber werden die Nervenendigungen nur so lange erregt, wie die Temperatur der empfindlichen Schicht wirklich steigt oder fällt, werden es aber nicht mehr, wenn sie bei irgend einer Höhe constant bleibt. Wir bemerken z. B. nicht, ob unsere Stirn oder unsere Hand wärmer ist, ehe wir nicht etwa die Hand an die Stirn legen. Nun kommen zu der Zeit, welche die Wärme braucht, um durch die unempfindliche Schicht bis zur empfindlichen geleitet zu werden, noch zwei Zeiten hinzu, nämlich diejenige der Umsetzung des Wärmevorganges in Nervenerregung und diejenige der Fortpflanzung durch die Nervenbahnen bis zum Rindenbezirk. Die Summe dieser drei Zeiten kann man die Latenzzeit der Temperaturempfindung nennen. Ihr erstes Glied ist uns am durchsichtigsten und wir werden daher ein gut Theil der früher besprochenen Langsamkeit des Merklichwerdens von Temperaturreizen auf ihr Conto schreiben dürfen. Dass indessen auch in den Leitungsbahnen Hemmungen eingeschaltet sind, ist darzuthun versucht worden.

B. Die Vorgänge im Nervensystem.

1. Die Art des Processes im nervösen Endorgane der Peripherie bei Einwirkung von Wärme oder Kälte ist in tiefes Dunkel gehüllt. Dass man mit Lotze von „Oscillationen" spricht, thut wenig zur Sache, dass man mit Fick-Wunderli den Unterschied zwischen Temperatur- und anderen Hautempfindungen erklären dürfte durch die Verschiedenheit in der räumlichen Anordnung der Intensitätsabstufung der Erregungen, die vielen Fasern des oberflächlichen Systems zu Theil werden, ist durchaus unwahrscheinlich. An verschiedene Nerven und „Punkte" für Wärme und Kälte glauben wir nicht. Es besteht auch eine auffallende Incongruenz zwischen

Goldscheider's Befunden in vivo und bei der histologischen Untersuchung. zwischen der behaupteten Trennung von Punkten und der gleichmässigen Ausbreitung der Epithelnervenenden. Dagegen finden wir mit Unna[1] die Beziehung zwischen der empfindlichen Schicht und den Gefässen sehr wichtig, obwohl nicht lediglich massgebend, da ja die Hornhaut nicht nur an ihrem gefässhaltigen Rande, sondern auch in der gefässlosen Substantia propria corneae Temperaturempfindungen vermittelt. Jedenfalls knüpfen subjective Wärme- und Kältegefühle an eine wechselnde Fülle der Gefässe an, und die Gefässweite, obschon keine einfache Function der Eigenwärme der Hautgewebe, geht doch sicherlich auf diese als auf ihre wichtigste Bedingung zurück. Das Gefässendothel steht in der That mit peripheren Ganglien, die sowohl an den Gefässen, wie im subepithelialen Netze nachgewiesen und die anatomische Grundlage der Angioneurosen sind, und auch mit der Grosshirnrinde einerseits, dem vasomotorischen Centrum anderseits in Verbindung.

Eine sehr allgemeine Theorie der Vorgänge im peripherischen Nervensysteme hat Hering entwickelt. Er geht — nach seinen eigenen Worten[2] — von der Annahme aus, dass beide Qualitäten der Temperaturempfindung durch einen und denselben Nervenapparat vermittelt werden, und begründet diese Annahme insbesondere durch die Thatsache, dass jeder Temperaturreiz, welcher eine Temperaturempfindung erzeugt, in demselben Maasse als er die Empfindlichkeit des thermischen Apparates für die Reize gleicher Art herabsetzt, zugleich die Disposition zur Erzeugung der gegensätzlichen Empfindung erhöht und also die Erregbarkeit für die entgegengesetzten Temperaturreize steigert. Demnach schreibt Hering der nervösen Substanz des thermischen Apparates zwei verschiedene Erregbarkeiten zu: eine für die positiven, die andere für die negativen Eigentemperaturen, und zwei verschiedene Erregungszustände, deren einer der Empfindung warm, der andere der Empfindung kalt entspricht. Endlich leitet Hering die Erscheinungen der Adaptation und des Contrastes aus seiner allgemeinen Theorie der Nervenfunction ab, welche sich auf die Annahme gegensätzlicher Processe (Assimilirung und Dissimilirung) in der nervösen Substanz gründet. Das wäre Alles so weit ganz gut und schön, wenn nicht folgerichtigerweise auch für die leitende Nervenfaser je zwei Modificationen des Erregungsvorganges angenommen werden müssten; und diese Hypothese ist kaum gerechtfertigt. Die Verschiedenheiten liegen entweder in der Peripherie, worüber wir soeben gehandelt haben, oder im Centrum, von dem nunmehr die Rede sein wird, oder in beiden zusammengenommen.

[1] Unna in den *Monatsheften für prakt. Dermatologie.* VIII. 259 ff.
[2] Hering in Hermann's *Handbuch.* III. 2. S. 439.

2. Es hat sich gezeigt, dass die Länge der zur Entstehung von Temperaturempfindungen erforderlichen Einwirkung zum Theil in den eigenthümlichen Verhältnissen der Haut begründet ist. Es ist aber auch im allgemeinen Theile dargethan worden, welche Gründe für eine Summation der Erregung im Marke sprechen. Hält man daneben die Thatsache[1] der Auslösung von Schmerzempfindung, sowie von Reflexen durch Summation sich zeitlich folgender sensibler Reize, so wird man die Bedeutung der grauen Rückenmarkssubstanz nicht unterschätzen können. Aeltere pathologische Erfahrungen lehren, dass Unterbrechung der Hinterstränge das Kälte-, Druck- und Muskelgefühl aufhebt, die Wärmeempfindung weniger schädigt, dass dagegen die Entartung der mittleren Gebiete der grauen Substanz einen Ausfall der Wärmeempfindung bewirkt. Und aus den neueren Forschungen über die Höhlenbildungen, besonders also über Syringomyelie, scheint sich eine Fortpflanzung der Temperaturwahrnehmungen längs der Hinterhörner zu ergeben.[2] Aber mit solchen dürftigen Daten ist einer Theorie des Temperatursinnes noch nicht gedient. Hier besteht vielmehr eine sehr bedauerliche Lücke in unseren Kenntnissen die erst durch die geduldige Arbeit langer Jahre wird ausgeglichen werden können.

Welche abschliessende Allgemeinanschauung die den bis jetzt bekannten Thatbeständen entsprechendste zu sein scheint, wird vielleicht aus einem Schluss-Résumé hervorgehen.

C. Zusammenfassender Rückblick.

1. Der Temperatursinn ist eine einheitliche, zu den Summationsempfindungen gehörende Wahrnehmungsmodalität mit zwei Qualitäten, die sich in wachsender Grösse von einem Nullpunkte entfernen. Der Versuch, aus vivisectorischen und pathologischen Beobachtungen eine Trennung in zwei Modalitäten herzuleiten, ist ebenso wenig geglückt, wie der Versuch, zwei verschiedene Endapparate nachzuweisen. Die Blix'schen Punkte sind ein Kunsterzeugniss. Dass sie bisher ohne Widerspruch blieben, verschuldet hauptsächlich die Leichtigkeit, mit der man feststellen kann, dass an einzelnen Hautstellen die Kälte, bezw. Wärme einer Metallspitze besser gefühlt wird, als an anderen. Diese Thatsache erklärt sich jedoch theils durch peripherisch bedingte Schwankungen der Aufmerksamkeit und durch

---

[1] Naunyn im *Archiv für experimentelle Pathologie und Pharmakologie.* XXV. 272 ff. Dort auch Stellennachweise aus den Arbeiten von Minkowski, Stirling, Ward, Schreiber, Bach, Miescher und Worolischoff.
[2] Genauere Auseinandersetzungen werden in dem Abschnitte über Pathologie der Haptik gegeben werden.

Suggestionen, theils durch Aenderungen in der Stärke des Aufdrückens, der Temperatur der Spitze, der Verhältnisse in der Haut u. s. w. Das wirklich entscheidende Experiment scheint erfolglos zu bleiben. Ob wir Wärme oder Kälte fühlen, ist also unseres Erachtens nicht davon abhängig, ob ein Wärme- oder Kältepunkt von einem beliebigen Reize getroffen wird, sondern davon, welcher Reiz auf den einheitlichen Endapparat einwirkt. Wir denken uns, dass bei der Kälteempfindung die Hautwärme sinkt, hierdurch der nervöse Endapparat sich ausdehnt und einen ganz bestimmten Reiz mit Hülfe des indifferenten Leitungsnerven an das Grosshirn übermittelt, während ein andersartiger Reiz an das Centrum gelangt, sobald die Hautwärme durch Zufuhr von aussen oder durch Behinderung ihrer normalen Ausstrahlung steigt und der Endapparat sich verdichtet. Dehnt nun Abkühlung die Haut aus und zieht Wärme sie zusammen, so entsteht eine Molecularveränderung der Hautgewebe und im Kaliber der Gefässe eine Modification, die durch directe Nervenverbindungen an die Rinde gemeldet wird.

2. Die Intensität einer Temperaturempfindung entspricht nicht schlechthin der lebendigen Kraft der Bewegungen der Wärmereize, sondern ist noch durch fünf andere Factoren bedingt. Diese sind: die Grösse der getroffenen Fläche, die Zeit der Einwirkung des Reizes, die Dicke der Oberhaut, ihr Leitungsvermögen und — letztens, aber nicht schlechtestens — ihre Temperatur. Die mittlere Hauttemperatur liegt zwischen + 32 und 35° C., die mittlere Temperatur des Körpers ist als mit einem Punkte der gewöhnlichen Thermometer-scala zusammenfallend vorzustellen, welcher dem indifferent warmen Bade entspricht. (34—35° C. nach Liebermeister.) Die Abweichungen von der mittleren Hauttemperatur erregen nur irgend einen nervösen Endapparat, vielleicht die sogenannten freien Endigungen. Die Entscheidung über den Endapparat muss sich aus der histologischen Untersuchung derjenigen Theile ergeben, die alle anderen Hautempfindungen, aber keine Temperaturempfindungen vermitteln; das Hauptaugenmerk ist dabei auf die Epidermis zu richten, weil die Prüfung an Narben und mit Ziehpflastern zeigt, dass die empfindliche Schicht in ihr oder wenigstens an der Grenze zwischen ihr und Cutis zu suchen ist.

Erkrankungen der peripheren Nerven, des Rückenmarks und des Gehirns, sowie die Wirkungen einzelner Arzneimittel lehren, dass der Temperatursinn in einem bestimmten Umfange unabhängig von den übrigen Sensibilitätsmodalitäten ist und am nächsten dem Schmerze steht. Gegen diese Unabhängigkeit sprechen auch nicht die Interferenzerscheinungen zwischen Druck- und Temperaturempfindungen: im Gegentheil, der Umstand, dass diese Phaenomene nur ausnahmsweise auftreten und gewöhnlich eine sehr deutliche Sonderung zwischen beiden Wahrnehmungen besteht, ist ein Beweis für die Unabhängigkeit beider Bewusstseinszustände. Was über das zeitliche Verhältniss zwischen ihnen und dem Schmerz festgestellt wurde, lässt sich kurz folgendermaassen zusammenfassen: Reizung einer mittelempfindlichen Hautstelle durch Kälte von -10° C. lässt ungefähr $^{2}/_{10}$ Secunden zwischen Druck- und Kälteempfindung, Wärme von $+40^{\circ}$ C. etwa $^{6}/_{10}$ Secunden verstreichen; das Intervall zwischen Wärme- und Schmerzgefühl schwankt je nach der Stärke des Reizes von 7 Secunden bis hinunter zu $^{1}/_{10}$ Secunde.

3. Die Reizung eines sensiblen Nerven in seinem Verlaufe durch unmittelbare Reize setzt zwar eine Erregung, aber nach unseren Erfahrungen nicht die Sinnesempfindung, die man erwarten könnte, in unserem Falle also Wärme oder Kälte. Sollte es aber auch der Fall sein, so wäre damit für die übliche Lehre von den specifischen Energien nichts gewonnen, denn man dürfte vasomotorische Vorgänge oder die Thätigkeit der Terminalkörper in den Nervenscheiden für das etwaige Auftreten der Empfindung verantwortlich machen.